2018年天河区科技计划项目医疗联合体项目（2018YT026）
国家自然科学基金资助项目（81470219）

# 浅浅的医学知识
## 儿童常见病科普加油站

陈壮桂　主编

### ·过敏性鼻炎篇·

杨钦泰　分册主编

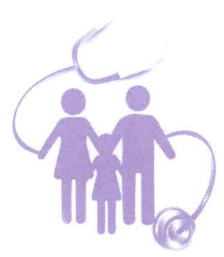

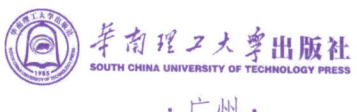

·广州·

图书在版编目（CIP）数据

浅浅的医学知识：儿童常见病科普加油站．过敏性鼻炎篇/陈壮桂主编；杨钦泰分册主编．—广州：华南理工大学出版社，2019.3
 ISBN 978-7-5623-5887-9

Ⅰ.①浅… Ⅱ.①陈…②杨… Ⅲ.①过敏性鼻炎－儿童读物 Ⅳ.①R-49

中国版本图书馆CIP数据核字（2019）第009401号

Qianqian De Yixue Zhishi——Ertong Changjianbing Kepu Jiayouzhan：Guominxing Biyan Pian
浅浅的医学知识——儿童常见病科普加油站：过敏性鼻炎篇
杨钦泰　分册主编

出 版 人：卢家明
出版发行：华南理工大学出版社
　　　　　（广州五山华南理工大学17号楼，邮编510640）
　　　　　http：//www.scutpress.com.cn　E-mail：scutc13@scut.edu.cn
　　　　　营销部电话：020-87113487　87111048（传真）
责任编辑：黄丽谊
印 刷 者：广州市新怡印务有限公司
开　　本：787mm×960mm　1/16　印张：33.5　字数：449千
版　　次：2019年3月第1版　2019年3月第1次印刷
定　　价：135.00元（全九册）

版权所有　盗版必究　　印装差错　负责调换

《浅浅的医学知识——儿童常见病科普加油站》

# 编 委 会

主　编：陈壮桂
顾　问：方建培
主　审：檀卫平

## 《过敏性鼻炎篇》编委会

主　编：杨钦泰
副主编：黄雪琨　王玮豪
编　委：邓慧仪　李美娇
　　　　孔维封　王　艳
绘　图：卢红飞

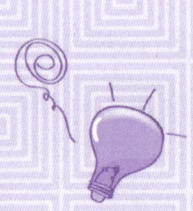

# 序

由中山大学附属第三医院儿科主任陈壮桂教授领衔的儿科学团队，联合皮肤科、感染科、口腔科、耳鼻喉科等学科，为普及儿童健康与常见疾病防治的知识，在百忙的工作之余，以丰富的一线工作经验为基础，充分照顾到儿童，尤其是少年阶段对知识的渴求和理解力水平，以实用、通俗易懂、图文并茂、深入浅出的角度解读，讲述了包括急救以及皮肤、呼吸、血液、口腔、耳鼻、肝肾等特定组织、系统、器官的医学知识。让读者做到"开卷有益"，并且明显感觉到各位作者为达到"喜闻乐见"的效果，花费了大量的心血。在当今一切"唯SCI"的年代，这群大学附属医院的医生们愿意花时间和精力，为科普发力，更值得点赞。

我从事儿科临床医教研工作35年，深知儿童健康科普知识在国内的重要地位，同时却又十分"贫乏"。因此，非常乐意向儿童、少年，甚至非医学群体的家长们推荐这套书。衷心祝愿该书的出版能得到大众的喜爱，并能解决一些儿童健康的实际问题，此为序。

方建培

中华医学会儿科学分会常务委员
中华医学会儿科学分会基层儿科发展委员会主任委员
广东省医学会儿科学分会前主任委员
中国妇幼保健协会脐带血应用专业委员会副主任委员
广东省妇幼保健协会脐带血应用专业委员会主任委员
中山大学博士生导师
中山大学孙逸仙纪念医院儿科主任
2019年1月

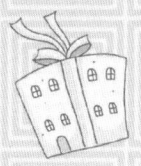

# 前　言

　　儿童是祖国的花朵，是冉冉升起的太阳，是家庭和祖国的未来和希望，少年强则中国强。儿童的健康成长关系着国家和民族的未来和发展。为儿童成长创造一个安全健康的生活空间，既是父母的责任，也是社会共同的责任。

　　《浅浅的医学知识——儿童常见病科普加油站》编者均为来自临床工作的医生专家，具有丰富的临床知识和科普经验，通过长期的工作体会以及对社会人群调研的反馈总结，依托社会各界的力量，发起了此次中国儿童健康知识普及计划，希望为儿童的健康成长贡献自身的一分力量。本丛书主要针对儿童日常生活中经常遇到的健康问题进行科普，包括呼吸、血液、泌尿、肝胆、耳鼻、口腔、皮肤健康以及相关疾病的科普，与儿童健康成长息息相关。内容丰富实用，语言通俗易懂，图文并茂，适合儿童及青少年、家长、教师及学校保健工作者阅读。

　　感谢各位编者在百忙之中仍然积极投身至本丛书的编写及审核之中。真诚感谢各位读者的厚爱，期待大家阅读后提出宝贵意见，共同参与到儿童健康问题的探讨之中。此外，还要特别感谢广州市合力科普基金会的热心资助，与我们在科普的路上并肩作战，一同为繁荣科普创作、提高市民科学素质而努力。感谢您们的支持！

　　最后，愿祖国的花朵健康成长，如日之升，照亮祖国的未来！

陈水桂<br>2019 年 1 月

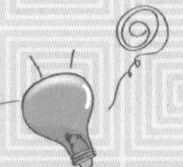

# 目录

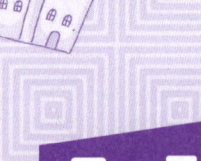

## 第一章　儿童鼻腔鼻窦的解剖学及生理学特点 /1
第一节　鼻腔鼻窦的解剖学 /1
第二节　鼻子的作用 /3

## 第二章　儿童过敏性鼻炎的特点和发病机理 /6
第一节　什么是儿童过敏性鼻炎？ /6
第二节　儿童过敏性鼻炎发病特点 /6

## 第三章　儿童过敏性鼻炎的临床表现 /8
第一节　常被误认为是感冒的过敏性鼻炎 /8
第二节　常见的过敏性鼻炎症状 /8

## 第四章　儿童过敏性鼻炎伴随疾病 /12
第一节　支气管哮喘 /12
第二节　过敏性结膜炎 /13
第三节　慢性鼻-鼻窦炎 /13
第四节　分泌性中耳炎 /14
第五节　上气道咳嗽综合征 /15
第六节　阻塞性睡眠呼吸暂停低通气综合征 /16

## 第五章　儿童过敏性鼻炎多维度治疗方案 /17

第一节　避免过敏原 /17

第二节　药物治疗 /18

第三节　脱敏治疗 /18

第四节　健康教育 /20

## 第六章　儿童过敏性鼻炎的预防保健方法 /21

第一节　"头号元凶"尘螨 /21

第二节　预防花粉过敏 /23

第三节　抑制室内霉菌的繁殖和霉变的发生 /24

第四节　消除蟑螂等害虫 /26

第五节　远离宠物 /26

第六节　维持室内环境清洁 /27

第七节　注意合理饮食 /29

第八节　加强锻炼与日常保健 /29

## 第七章　过敏性鼻炎保健操 /31

第一节　相关穴位 /32

第二节　鼻保健操的手法 /33

**参考文献** /36

# 第一章 儿童鼻腔鼻窦的解剖学及生理学特点

## 第一节

### 鼻腔鼻窦的解剖学

鼻子位于面部中央，是呼吸道门户，也是嗅觉器官。鼻子由外鼻、鼻腔、鼻窦三部分构成。外鼻（图1-1）就是我们肉眼看到的部分，分为鼻根、鼻尖、鼻梁、鼻翼、鼻前孔、鼻小柱等几个部分。

鼻尖、鼻翼皮肤较厚，与皮下组织及软骨膜紧密粘连，加上有较多的皮脂腺、汗腺，是粉刺、痤疮和酒渣鼻的好发部位。面部的静脉没有瓣膜，血液可上下流通，当鼻或上唇(俗称：危险三角区)有疖肿时，不能随意挤压，否则有可能引起严重的颅内并发症。

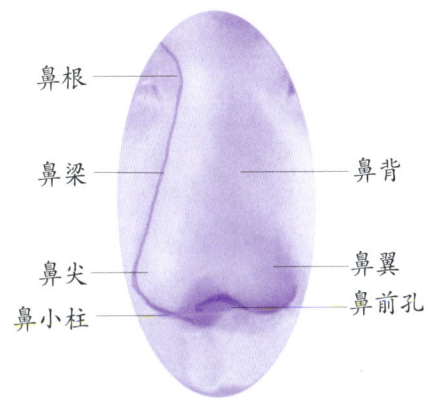

图1-1　外鼻结构

鼻中隔在鼻子里像一堵墙，把鼻腔分为左右各一。鼻腔（图1-2）的内侧壁为鼻中隔，外侧壁有下鼻甲、中鼻甲、上鼻甲、下鼻道、中鼻道、上鼻道等结构。

鼻窦（图1-2）是鼻腔周围颅面骨中的一些含气空腔，左右成对，共4对，依其所在颅骨命名，称为上颌窦、额窦、筛窦、蝶窦（位置较深）。

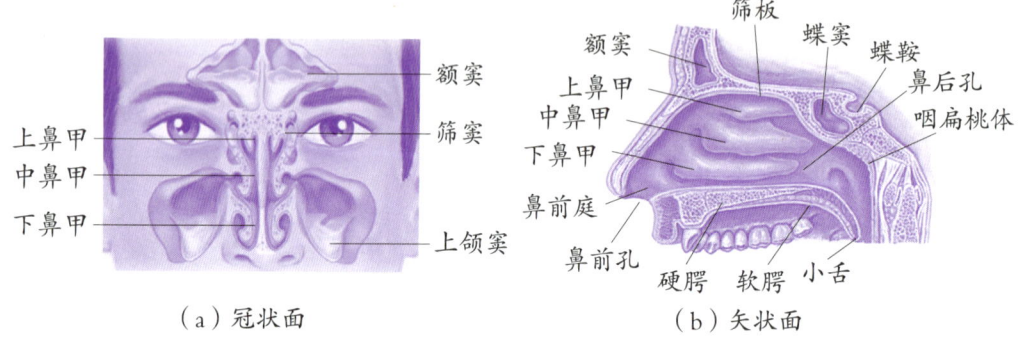

（a）冠状面　　　　　（b）矢状面

图1-2　鼻腔和鼻窦

儿童的下鼻甲与成人比相对较大，所以儿童患鼻炎时鼻塞较重。鼻腔黏膜分为呼吸区黏膜和嗅区黏膜。呼吸区黏膜有保护鼻腔的重要作用，它可以将鼻腔、鼻窦的分泌物、细菌及其他有害物质运送到咽部咽下或吐出（图1-3）。部分鼻分泌物也是保护鼻腔的物质，如免疫球蛋白、溶菌酶等。

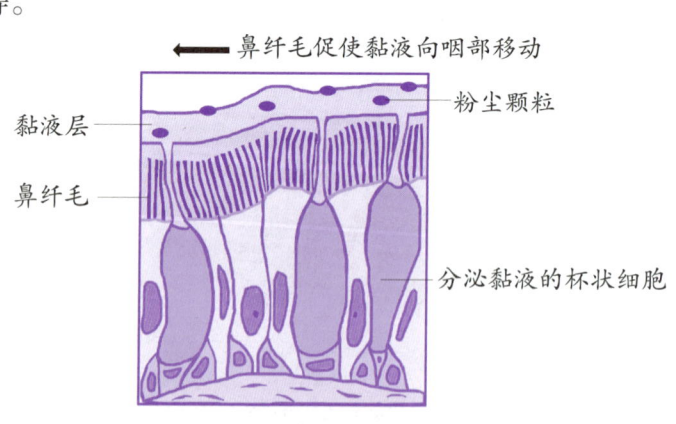

图1-3　鼻腔呼吸区黏膜

## 第二节
### 鼻子的作用

首先，它对人的容貌十分重要（图1-4），而且鼻翼活动有助于面部表情和鼻阻力的调整。其次，鼻子还有呼吸、保护、嗅觉等重要作用。

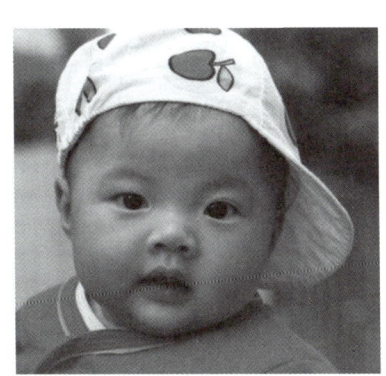

图1-4　鼻子外观

人体的肺部比较脆弱，需要洁净的空气，而且需要温度保持在36~37℃、湿度100%，否则会引起不适或病变，因此鼻子不只是一个简单的空气进出的管道，它像空调器、加湿器、空气过滤器一样把四季不同温度、不同湿度、不干净的空气进行加温、加湿并过滤成温暖、潮湿而且几乎无菌的程度，以满足身体需要，保证了我们的健康。

鼻子的功能，除了呼吸，具体说来有以下几点：

1. 加温作用

鼻子的加温作用主要是依靠鼻腔、鼻窦黏膜上的血管的散热作用完成。和空调的原理差不多，只是流动在管子里的不是冷凝剂，而是温暖的血液。三个鼻甲排列得就像散热片一样。当空气经过这里时，温暖的血液就会使空气迅速加热。神经反射也会调节血管使其扩张或收缩，调节血流量，以控制温度变化，保持其相对恒定。

2. 加湿作用

空气里含有水分，但对人体来说还是太干燥，并不符合人体呼吸道的需要。鼻子的加湿作用就能满足这种需要。鼻腔的加湿也是通过鼻腔黏膜完成的。黏膜里除了有血管外，还含有很多黏液腺，它们就像皮肤的汗腺出汗一样，也会往外分泌液体。这种分泌活动基本上就能保证外界只有40%湿度的空气，到咽部的时候湿度可达到98%。科学家测量过，一昼夜鼻甲黏膜分泌的水分高达1000毫升以上。鼻子是一个名正言顺的"空气加湿器"。

3. 过滤洁净作用

鼻子有四道防线来对付含有灰尘、细菌、病毒或霉菌的空气。第一道防线就是鼻前孔的鼻毛，它就像洞口的荆棘一样，可以挡住较大的灰尘。第二道防线是反射性的喷嚏。打喷嚏并不只是受了凉后才发生，鼻子受异物（比如灰尘）刺激后也会打喷嚏，那是把异物排出体外的过程。第三道防线最为重要，就是黏膜的纤毛运动。黏膜纤毛的表面有一层黏液毯，能够粘住细菌或灰尘颗粒，并把它们送到鼻后孔排出。打一个比方，鼻黏膜中的纤毛就像河流中的水草一样，它表面的黏液毯就像水流。它们总是向一个方向摆动或流动，把水面漂浮的东西送到下游。第四道防线就是黏液层中含有的溶菌酶、干扰素和分泌性IgA等抗体了。它们好比水流中的杀菌剂一样，能打败许多的细菌病毒呢。所以说，鼻子是一台非常强大的"空气过滤器"。

4. 嗅觉功能

鼻子还有闻香纳臭的嗅觉功能。含气味的气体分子随吸入气流到达鼻腔嗅沟处，与嗅黏膜接触，溶解于嗅腺的分泌物中，刺激嗅细胞产生神经冲动，再经嗅神经到达嗅球、嗅束，最后到达延髓和大脑中枢产生嗅觉（图1-5）。

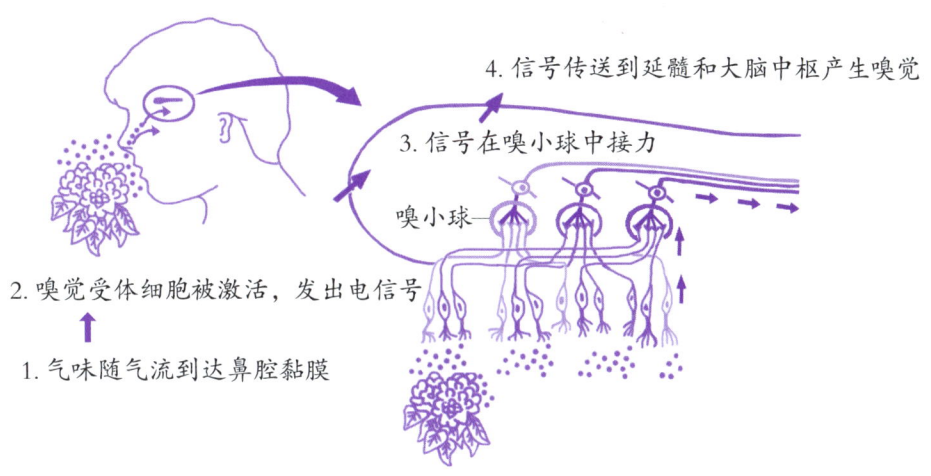

图1-5 嗅觉产生的过程

### 5. 共鸣作用（图1-6）

鼻腔和鼻窦能在说话、唱歌时形成共鸣。共鸣使得声音清晰洪亮、音质圆润而富有个性特色。当鼻腔堵塞失去共鸣时，则会出现混浊的鼻音。鼻腔内的结构可形成一定的鼻阻力，以维持正常的鼻通气和鼻周期，鼻周期促使人在睡眠时反复翻身，有助于缓解疲劳。当异物进入鼻腔，鼻黏膜上的神经末梢受到刺激时，会发生一系列反射动作，最后使声门突然开放，使气体从口腔和鼻腔急速喷出，将其清除。鼻窦的窦腔充满空气可减轻头颅重量，减少颈部的支撑负担，维持平衡。鼻窦还有"安全气囊"的效应，可减少外来撞击对脑部的影响。

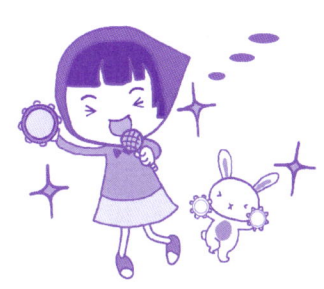

图1-6 共鸣作用

（黄雪琨）

# 第二章 儿童过敏性鼻炎的特点和发病机理

## 第一节

### 什么是儿童过敏性鼻炎？

儿童过敏性鼻炎（AR）是指易感患儿接触过敏原后产生的非感染性炎性反应。全球儿童的 AR 患病率都有上升趋势。如在北京地区 2001 年 9~11 岁患病率为 9.1%，2010 年 3~14 岁患病率为 14.46%；各地不同时间、不同年龄段的患病率波动于 3.7%~35.1%。

## 第二节

### 儿童过敏性鼻炎发病特点

一、发病率

❶ 男孩高于女孩。
❷ 6~18 岁儿童青少年中，年幼的高于年长的。
❸ 城镇儿童高于农村儿童。
❹ 小于 2 岁的婴幼儿出现季节性 AR 的概率小于 2%。因为对花粉等过敏至少需要经过 2 个或 2 个以上花粉播散期。小于 2 岁的婴幼儿会

对尘螨和动物皮屑等常年性变应原产生过敏。

❺ 有遗传倾向。普通人群中过敏性体质儿童占10%～15%；当父母双方均具有过敏性体质时，子女的风险就会达到50%；当父母患有同一种过敏性疾病时，子女患有同种疾病的风险就会上升至72%。

## 二、发病机理

儿童过敏性鼻炎属于鼻黏膜的Ⅰ型变态反应（图2-1），大概过程是：

❶ 鼻子首次吸入过敏原后，刺激机体产生免疫球蛋白E（IgE）。

❷ IgE与肥大细胞等表面高亲和力的IgE受体相结合，使机体处于致敏状态。

❸ 再次接触同一过敏原后，肥大细胞等活化，释放组胺等炎症介质。

❹ 炎症介质刺激鼻黏膜，出现鼻痒、打喷嚏、清水样涕等症状，此为速发相反应。

❺ 炎症介质进一步释放，鼻黏膜出现明显水肿导致鼻塞，此为迟发相反应。

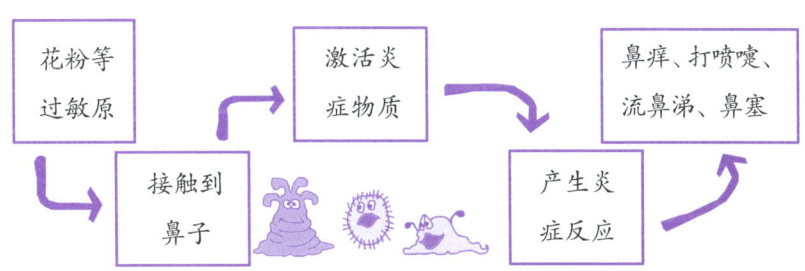

图2-1　Ⅰ型变态反应

过敏性鼻炎的发病与遗传和环境都有关。"卫生假说"认为由于环境卫生过于清洁使得生命早期暴露于细菌和病毒等微生物的机会减少，日后发生过敏性鼻炎和哮喘等过敏性疾病的风险增高。

（黄雪琨）

# 第三章  儿童过敏性鼻炎的临床表现

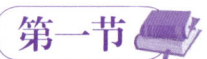

### 常被误认为是感冒的过敏性鼻炎

很多家长都有这样的疑问：为什么自己的孩子老是在感冒？小孩子经常鼻塞、鼻痒、打喷嚏、流涕不止，很多家长的第一反应就是：怎么又感冒了？其实很多时候，小孩子"鼻涕虫"有可能是过敏性鼻炎在作怪！不少过敏性鼻炎常被误认为是感冒，其原因是两者的症状非常相似，所以了解、熟悉过敏性鼻炎的临床表现是有必要的，这样才可以清楚地鉴别过敏性鼻炎和感冒，以后才不会"病急乱投医"，把过敏性鼻炎当作感冒来医。那么过敏性鼻炎的临床表现又有哪些呢？

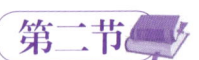

### 常见的过敏性鼻炎症状

#### 一、鼻痒

鼻痒是过敏的特征性表现，尤其是小朋友在接触到过敏原如螨虫、猫狗毛屑等之后鼻腔瘙痒感最为剧烈。年龄较大的患儿发生鼻痒

时会跟家长反映，但是较小的宝宝却无法清楚地表达自己鼻痒，所以家长应多留意小孩子是否有以下表现：鼻痒发生时患儿会不断地用手指、手掌抠鼻或揉擦鼻部（图3-1），也有不少患儿因鼻痒做出歪口、耸鼻等动作。

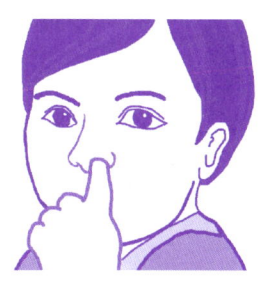

图3-1 鼻痒

## 二、喷嚏连连和流鼻涕

过敏性鼻炎患儿打喷嚏有一个最大的特点：在较短时间内突然剧烈地连打好几个、十几个甚至几十个喷嚏（图3-2）。流鼻涕可伴随喷嚏发生，也可不因打喷嚏发生。过敏性鼻炎患儿的鼻涕一般都是量比较多，呈清水样。如继发感染时可为脓涕。

## 三、鼻塞

鼻塞（图3-3）或者鼻子"不透气"可谓是过敏性鼻炎发作时最折磨患儿的症状了，患儿常常不得不张口呼吸，严重影响日常活动以及睡眠。所以小朋友经常张着嘴巴呼吸时，家长应该注意下是不是鼻子有毛病了。

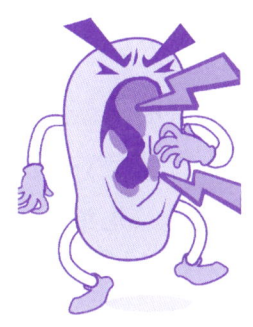

图3-2 喷嚏连连

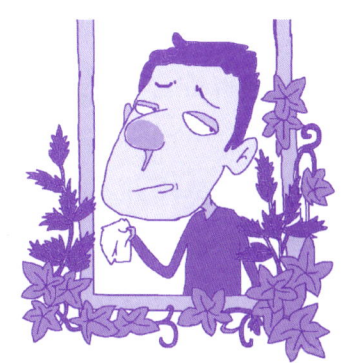

图3-3 鼻塞

## 四、过敏性黑眼圈

过敏性黑眼圈指儿童眼眶下可见灰蓝色环形暗影,这是由于眶下水肿而出现的下睑暗影。

## 五、过敏性敬礼征

过敏性敬礼征是指患儿因鼻子痒或鼻塞而用手掌向上揉鼻的动作(图3-4)。

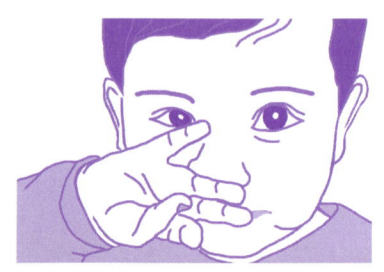

图3-4　过敏性敬礼征

## 六、过敏性鼻皱痕

家长细心观察的话,可在患儿鼻尖和鼻背表面看到因经常揉鼻、擦鼻或者耸鼻后留下来的横行皱痕。

一说起过敏性鼻炎的症状,大多数人的第一印象就是鼻痒、鼻塞、打喷嚏和流鼻涕。没错,这确实是过敏性鼻炎的典型症状。但其实有时候过敏性鼻炎并不局限于以上这些症状,特别是对于过敏性鼻炎的儿童患者来说,很多症状都与成人的不太一样。儿童发生过敏性鼻炎主要有以下这些表现:清嗓子或慢性咳嗽、鼻出血、眼睛痒、结膜充血、水肿、睡觉不老实、失眠、打呼噜、磨牙等。

若小朋友出现打喷嚏、流鼻涕,家长都会第一反应是"感冒"了,但过敏性鼻炎和感冒还是有区别的。感冒病程较短,一般为

7～10天，而过敏性鼻炎病程较长，有季节性或常年性的发病特点，且感冒全身症状比较严重，可伴有全身无力、肌肉酸痛等，而过敏性鼻炎则少见这些症状。

通过学习儿童过敏性鼻炎的临床表现，在日常生活中多留意观察下患儿的症状，可以加强家长对这个疾病的认识。当然不能只从症状上简单地判断儿童是否患有过敏性鼻炎，必要时要前往医院专科进行检查诊治，如进行过敏原皮肤点刺试验（SPT）（图3-5），或抽血检查过敏原特异性IgE（图3-6）。过敏原皮肤点刺激试验是将常见过敏原的提取液通过点刺的方法注入受检者的前臂皮肤表层，若过敏原点刺部位出现明显风团，则表明该受检者对该过敏原过敏。

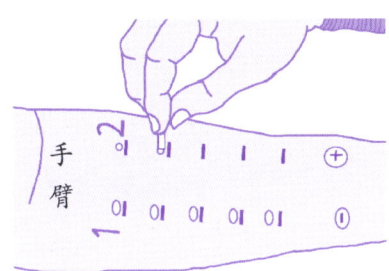

图3-5　过敏原皮肤点刺试验

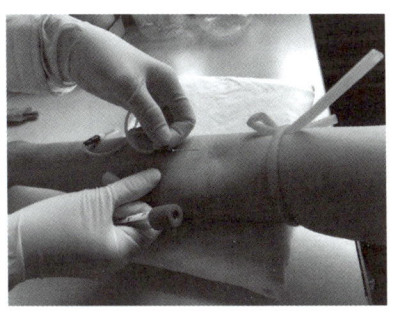

图3-6　抽血检查过敏原特异性IgE

（王玮豪）

# 第四章 儿童过敏性鼻炎伴随疾病

儿童患了过敏性鼻炎，如果不及时治疗，就会引来一些疾病的"小伙伴"：支气管哮喘、过敏性结膜炎、慢性鼻-鼻窦炎、分泌性中耳炎等。下面就让我们分别来看看过敏性鼻炎的"小伙伴"的面目吧！

## 第一节

### 支气管哮喘

过敏性鼻炎（AR）和哮喘常共同发病，40%的AR患儿可合并哮喘（图4-1），加重哮喘症状。因此有哮喘的患儿应评估是否有过敏性鼻炎，反之亦然。

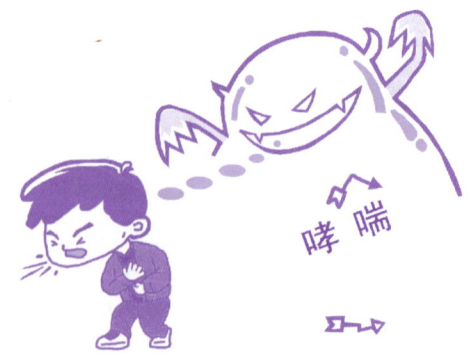

图4-1　支气管哮喘

## 第二节

### 过敏性结膜炎

当过敏性鼻炎患儿经常揉眼睛（图4-2），或者出现频繁的眨眼时，家长需要注意小孩是否患上了过敏性结膜炎。

32%～59%的AR患者可出现眼部症状，在季节性AR患者中眼部症状更多见，甚至可高达85%。儿童过敏性结膜炎表现为眼痒、流泪、畏光、异物感、反复眼红、晨起黏稠样分泌物、喷嚏、流涕等症状，其中以眼痒和异物感为主要症状，而婴幼儿则以揉眼和流泪为主要症状。也有以咳嗽及全身不适为主要症状的儿童过敏性结膜炎。

儿童过敏性鼻炎伴过敏性结膜炎时，可以进行眼部冷敷，并尽快前往医院专科进行检查及诊治。

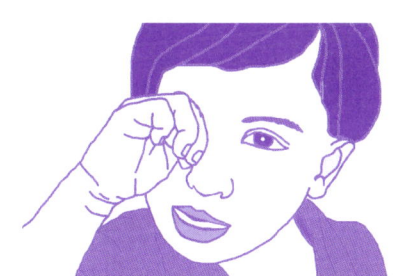

图4-2　过敏性结膜炎

## 第三节

### 慢性鼻-鼻窦炎

过敏性鼻炎患儿若从流清涕转为流脓涕，那么家长要警惕，患儿的过敏性鼻炎可能已经并发鼻窦炎了。

过敏性鼻炎不仅累及鼻腔，还可以波及鼻窦，其主要表现为鼻塞、流涕、咳嗽、头痛，有时可伴有嗅觉障碍、听力下降、行为异常等。常可表现为注意力不集中、易烦躁、易激惹等。有的儿童鼻塞可表现为张口呼吸、气粗或夜间睡眠打鼾等。

儿童慢性鼻-鼻窦炎如无特殊情况，不建议进行鼻部CT检查。原则上不采用手术治疗，除非具有下列情况之一：

❶ 腺样体肥大和（或）扁桃体肥大，影响鼻腔通气和引流；

❷ 鼻息肉和（或）上颌窦后鼻孔息肉对窦口鼻道复合体引流造成阻塞；

❸ 出现颅内、眶内或眶周的并发症。

## 第四节

### 分泌性中耳炎

分泌性中耳炎（OME）是以中耳积液及听力下降为主要特征的非化脓性炎性疾病。OME儿童伴发AR的比例约为25%。

分泌性中耳炎主要表现为耳痛、耳闷、耳鸣或听力下降，由于儿童难以描述自身症状，家长容易忽视，临床上也常易漏诊和误诊。对于过敏性鼻炎的儿童来说，家长平日需注意儿童的听力表现，如看电视的声音是否过响。儿童OME诊断需有三个客观证据：鼓膜变化、鼓室积液以及听力下降。可用鼓气耳镜或显微耳镜检查鼓膜；可用声导抗、颞骨CT及鼓膜穿刺检查鼓室有无积液；可用纯音测听、行为测听、电反应测听（ABR）等主客观检查以明确诊断是否有听力下降。

由于 OME 会对患儿听力和言语造成影响，因此，如何治疗及选择什么时机治疗成为临床关注的焦点。

## 第五节

### 上气道咳嗽综合征

鼻部炎性疾病会引起鼻腔分泌物倒流至鼻后和咽喉等部位，直接或间接刺激咳嗽感受器，可以导致以咳嗽（图 4-3）为主要临床表现的综合征，称为上气道咳嗽综合征 (UACS)，是儿童慢性咳嗽的常见病因之一。

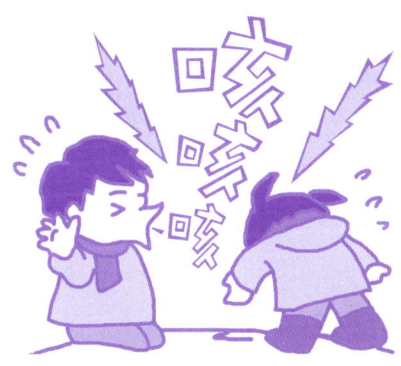

图 4-3　咳嗽

UACS 患儿常有液体滴流至咽喉的感觉，咽部有鼻涕的感觉，或有频繁"清嗓"的表现。鼻咽部和口咽部检查显示有黏液性或脓性分泌物附着或黏膜有鹅卵石样改变。有些患儿的慢性咳嗽可能是 UACS 的唯一症状。

## 第六节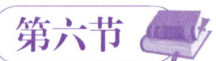

### 阻塞性睡眠呼吸暂停低通气综合征

过敏性鼻炎患儿由于鼻塞容易发生阻塞性睡眠呼吸暂停低通气综合征（OSAHS）（图4-4），可表现为睡眠打鼾、张口呼吸、憋气、反复惊醒、睡觉姿势异常等。

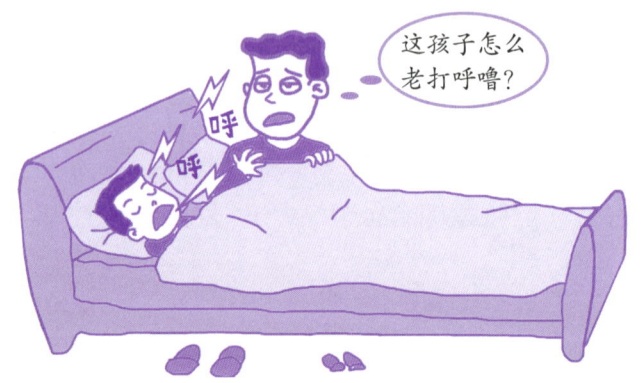

图4-4 OSAHS

儿童OSAHS常伴有梦魇、多汗、惊恐及遗尿等症状。患儿由于张口呼吸易频发咽喉疼痛，长期张口呼吸可影响面部及牙齿发育。由于夜间缺氧，干扰脑组织能量代谢，患儿白天可表现为晨起头痛、嗜睡、烦躁、易激惹、注意力不集中，甚至性格、行为异常。30%~50%患儿的生长发育不同程度落后于同龄儿。严重的低氧血症、高碳酸血症还会引起心血管并发症，危及患儿生命。OSAHS患儿出现的认知行为问题包括多动、学习障碍、注意力缺失、有攻击行为、人际交往困难、社会适应力下降等。

对于因扁桃体和腺样体肥大引起睡眠呼吸障碍的AR患儿，可以行扁桃体切除及腺样体切除手术。

（邓慧仪　黄雪琨）

# 第五章 儿童过敏性鼻炎多维度治疗方案

儿童过敏性鼻炎（AR）的发病取决于患儿的过敏体质和环境中过敏原的存在，两者缺一不可。过敏体质与遗传相关，目前的医学水平尚不能将过敏体质变为不过敏体质，从这一点来说过敏性鼻炎是难以根治的。但通过避免接触过敏原，进行正确、规范的用药和必要的脱敏治疗及健康教育可以有效地控制症状。

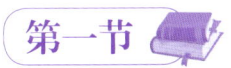

## 第一节 避免过敏原

对于经常暴露于高浓度室内变应原（尘螨、动物皮屑）的 AR 儿童，应采取多方面措施避免尘螨和宠物等。对花粉过敏的 AR 儿童，在空气中花粉浓度较高的季节进行户外活动时，最好避开致敏花粉播散的高峰期，以减少症状发作；在自然暴露于花粉的环境中，患儿可使用特制的口罩、眼镜、鼻腔过滤器、花粉阻隔剂等减少花粉吸入鼻腔或与结膜接触，从而缓解鼻、眼症状。

## 第二节 药物治疗

### 一、药物

1. 抗组胺药：盐酸西替利嗪、氯雷他定。
2. 鼻喷糖皮质激素：糠酸莫米松、丙酸氟替卡松。
3. 抗白三烯药：孟鲁司特。

### 二、鼻腔盐水冲洗

这是改善症状、清洁鼻腔、恢复鼻黏膜功能的辅助治疗方法，推荐使用生理盐水或1%～2%的高渗盐水。

## 第三节 脱敏治疗

脱敏治疗即特异性免疫治疗，通过应用逐渐增加剂量的特异性变应原疫苗，减轻由于变应原暴露引发的症状，使患儿实现临床和免疫耐受，具备远期疗效，可提高患儿的生活质量，延缓变应性疾病的进展，是目前唯一有可能通过免疫调节机制改变疾病自然进程的治疗方式。

应采用标准化变应原疫苗。目前临床常用的变应原免疫治疗方法有皮下免疫治疗（图5-1）和舌下免疫治疗（图5-2），分为剂量累加和剂量维持两个阶段，总疗程3年左右。

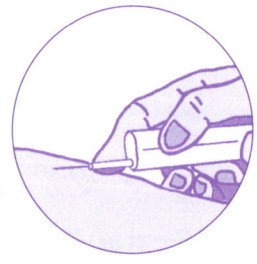

图5-1　皮下免疫治疗

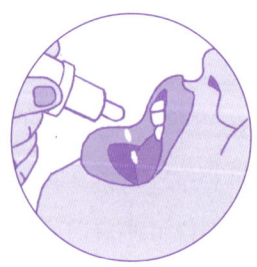

图5-2　舌下免疫治疗

## 一、适应证

❶ 5岁以上、对常规药物治疗无效、主要由尘螨过敏导致的变应性鼻炎患者；

❷ 诊断明确，合并其他变应原数量少（1～2个）；

❸ 患儿家长理解治疗的风险性和局限性。

## 二、禁忌证

❶ 变应性鼻炎合并持续性支气管哮喘同时发作；

❷ 正在使用β受体阻断剂；

❸ 合并有其他免疫性疾病；

❹ 5岁以下儿童；

❺ 患儿家长无法理解治疗的风险性和局限性，或无法接受治疗方案。

## 三、不良反应

免疫治疗的不良反应可分为局部反应和全身反应。

局部不良反应：皮下免疫治疗表现为注射部位瘙痒、红肿、硬结甚至坏死等；舌下免疫治疗表现为舌下瘙痒、红肿等，还有可能引起腹痛、腹泻等胃肠道反应。局部不良反应一般24小时内症状可自行消退，不影响治疗。

全身反应分为速发性全身反应（注射后30分钟内发生）和迟发型全身反应（注射后30分钟后发生）。

## 四、疗效评估

儿童AR免疫治疗的疗效评估主要包括主观评估和客观评估两个方面的内容。

主观评估包括症状评分、用药计分评价、生活质量评价等。家庭内主要采用视觉模拟量表（visual analogue scale，VAS）（图5-3），该量表对评估疾病严重程度具有重要的价值，并且简单易懂。VAS为一个0～10分的标尺，由患儿对自身病情的严重程度进行主观评价，0分代表无困扰，10分代表能想到的最严重的困扰，患儿将自身疾病的严重程度在VAS标尺上标出。

客观评估可选用的功能指标包括：鼻腔最大吸气流量和鼻阻力、鼻激发试验等。

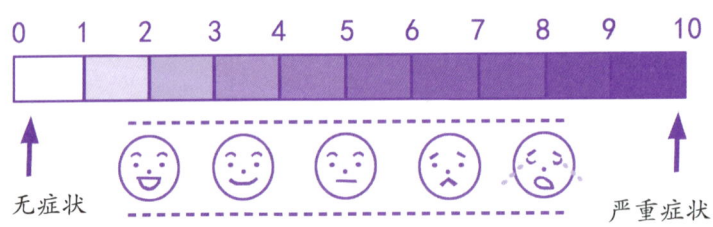

图5-3　视觉模拟量表（VAS评分）

## 第四节

### 健康教育

做好与患儿及家长的沟通，让家长了解儿童AR的慢性和反复发作的特点，以及对生活质量、学习能力和下呼吸道的影响（尤其是可诱发支气管哮喘），以提高治疗的依从性。

（邓慧仪　黄雪琨）

# 第六章　儿童过敏性鼻炎的预防保健方法

儿童过敏性鼻炎的最根本保健措施是了解引起自己过敏性疾病的物质，即过敏原，并尽量避免它。在户外的一般为季节性过敏原，在室内的一般为常年性过敏原。那么怎样远离"讨厌"的过敏原呢？

## 第一节

### "头号元凶"尘螨

引起过敏性鼻炎最主要的过敏原是尘螨（图6-1）。尘螨在棉质家纺用品中活动频繁，是强大的人体过敏原，是引发过敏性鼻炎、支气管哮喘和过敏性皮炎等过敏性疾病的"头号元凶"。

鸡蛋过敏可以不吃，牛奶过敏可以不喝，而螨虫过敏就"不能不吸"喽。这就是尘螨是最重要的过敏原的原因。已经明确，过敏性鼻炎症状与病人周围环境中尘螨的密度相关，所以过敏性鼻炎患者要避免接触灰尘，特别是要避免接触含有大量尘螨的屋尘，这是最有效的控制过敏性鼻炎发作的方法。

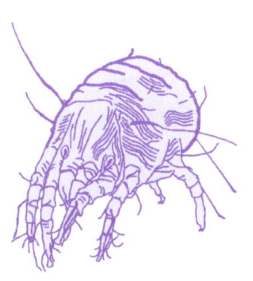

图6-1　尘螨

如何**避免尘螨**呢？

## 一、"湿式作业"除尘去污

小朋友有没有试过在打扫房间卫生时喷嚏不止啊？那是灰尘夹带着螨虫等过敏原漫天飞舞所致。以前人们常说某人对灰尘过敏，这些人一碰到灰尘就会打喷嚏、咳嗽、气喘。但其实灰尘是种混合物，混有许许多多过敏原。由于屋内灰尘比屋外含有更多的过敏原，特别是尘螨，所以患儿吸入屋内灰尘后容易产生症状。因此，打扫沙发等棉质家纺时，要用湿抹布或特制的除螨抹布，养成"湿式作业"的习惯。先用湿毛巾拍打沙发表面，去除浮尘，再用湿毛巾擦拭表面。避免灰尘扬起，减少螨借助空气播散。若沙发表面沾有污渍，可用干净抹布蘸水或沙发专用清洁剂从外向内抹拭，直至去掉污渍。另外，沙发靠垫的清洁也非常重要，空调过滤网也要经常清洁。

## 二、床上用品勤洗晒

要经常给衣物清洁除尘，勤换勤洗；新买或久贮的衣物要清洗、翻晒。毛毯、床垫套每两周用55℃以上的热水洗一次可杀死螨和去掉绝大多数螨过敏原。枕头、棉被等需置于阳光下暴晒，一则可以消除湿气并杀死霉菌；二则螨虫畏光、畏紫外线，暴晒能有效清除附着在纯棉家纺上的螨虫。

另外，国外研究表明：一张睡床有500万尘螨，一个从没洗过的枕芯里，有一半的成分是尘螨和霉菌。所以，普通家庭的枕芯，建议每3个月洗、晒一次。而对于凉席则要每天擦抹，定期用热水清洗或置于阳光下暴晒，一旦发现尘螨，可将樟脑丸敲碎，并把樟脑丸碎末均匀地撒在凉席面上，随后卷起凉席捂一小时，然后除去樟脑丸碎末，再以清水擦抹凉席两次，再次置于阳光下吹晒，使樟脑丸的气味尽快挥发。

## 三、使用地毯的要求

用木板、地砖等代替地毯，尤其是固定于地板上的地毯更应去除。原则上，过敏性鼻炎患儿的家中不要使用地毯。因为地毯极易聚积尘螨和宠物毛屑以及来自杀虫剂、家用清洁用品、厨房油脂以及烟灰的残留物。

若确实需要地毯，可选择使用可机洗的棉毯、印度手纺纱棉毯等，应确保这些地毯清洗时能耐受杀死尘螨所需的高温。每天用真空吸尘器打扫一次，清除尘螨的尸体、粪粒以及它们的某些食物（皮屑、头发、宠物毛屑等）。

## 四、填充玩具的要求

床上尽量减少放置孩子们喜欢的毛公仔等棉布软玩具（因为螨虫也很喜欢）。对于儿童来说，可爱的填充玩具会让他们爱不释手，但这会有滋生尘螨的危险。因此，一定要购买耐用可洗的玩具，还应每周将玩具连同其"外衣"一起清洗。另外，采用低温冷冻的方法也能除螨虫。用保鲜袋包装玩具置于 −17～−20℃冷冻至少 24 小时后，再清洗这些物品以去除死螨和过敏原。平时将玩具装在防尘的盒子内，不要放在床上或地板上。尽量不要让孩子抱着玩具入睡，或至少应在孩子睡着后将玩具拿走。

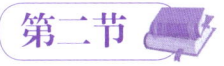

### 第二节

## 预防花粉过敏

当过敏症状主要发生在户外时，要考虑室外过敏原，主要有花粉（图6-2）和空气污染物。

在中国，引起过敏的植物多为风媒花。能引起呼吸道过敏反应的

主要是以风为传播媒介的风媒花粉（又称气传花粉），其粉粒多而细小，重量轻，极易飘浮在空气中。风媒花粉在空气中飘散具有明显的季节性。春天的风媒花粉多来源于树木；晚春和初夏的风媒花粉多来源于牧草；夏末和秋初的风媒花粉主要来源于杂草。

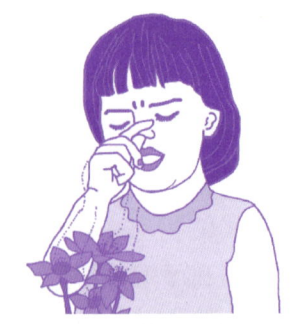

图6-2　花粉过敏

在空气中花粉浓度高的季节或是有风天气时，应尽量减少户外活动，尤其是应避免接触花草或者腐烂的树叶，以及柳絮和法国梧桐的果毛，尽可能地避免吸入花粉。

最好留在室内并关闭门窗，使用空调或空气过滤器进行通风换气。开窗通风可选在清晨或雨后，或开窗时挂湿窗帘。需要晾干的衣服应用干衣机干燥而避免将衣服晾在屋外。

若要外出活动，应佩戴口罩，且口罩内塞纱布会更有效。口罩需经常清洗，随时换新。外出尽量不要穿亚麻、毛线质地这种容易吸附花粉的衣服，如有必要可选择穿长袖，冬季时围围巾保护皮肤。坐汽车时要使用换气设备而不要开窗。外出后回家，进屋前先脱鞋，避免把黏在鞋底的花粉带进屋内。外出回家后及时洗澡可以祛除积聚在人的头发和衣服上的花粉，从而祛除身体上的过敏原。

## 第三节

### 抑制室内霉菌的繁殖和霉变的发生

霉菌（图6-3）也是过敏原。真菌的孢子、菌丝也都有过敏性，以孢子较强。霉菌喜欢温暖潮湿的环境，一有合适的环境就会大量繁殖。霉菌在不同的区域、不同的时间均大量存在，它广泛存在于人们的各个生活角落，户外如土壤、蔬菜和腐烂的木头中，户内如阁楼、地下室、地毯、冰箱以及卫生间和垃圾箱等。霉菌可以释放孢子从而引起过敏症状。

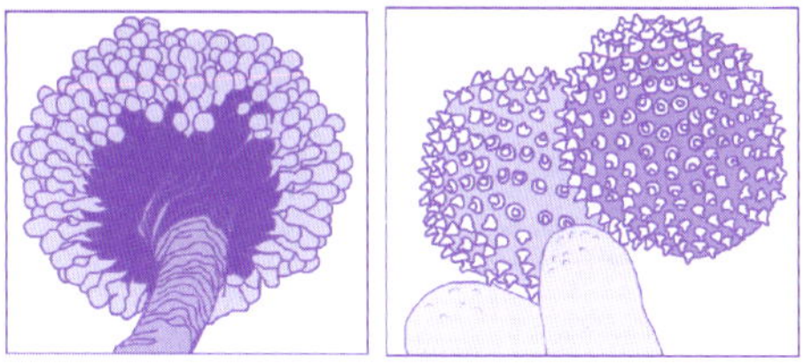

图 6-3 霉菌过敏原

❶用漂白粉清洁，用漂白粉或者其他清洁剂清洗上述霉菌容易滋生的地方。

❷如果衣物发生霉变要尽早扔掉，或者酌情处理，去除霉菌。

❸保持干燥，地毯应注意防止潮湿，并保持书籍、报纸和衣物的干燥通风，食物也应合理保存，防止霉变。

❹房间和阳台上最好不要摆放经常需要浇水的喜阴类植物，因为潮湿的土壤里可能隐藏着大量的霉菌。

❺每周清洗一次浴帘，也可以用含有抗霉菌药物的浴帘。用肥皂水和刷子清洁可能会滋生霉菌的浴具表面。进行清洁时应保持室内通风，可选择使用抗霉菌的清洁用品。

❻厨房内保持良好的通风条件。做饭时一定要打开抽油烟机或者排气扇，因为做饭时蒸汽会飘浮到厨房的墙角、天花板、橱柜门和被大物件掩盖的各个难以清洁的区域，令其潮湿导致霉菌滋生。

## 第四节

### 消除蟑螂等害虫

蟑螂的存在已经超过3亿年了,它们大部分生长在温暖和湿热的环境中,并在办公室、家庭房间内普遍存在。蟑螂不仅是一种令人讨厌的家伙,其排泄物中的蛋白还是引起过敏性鼻炎及哮喘的重要物质。避免接触蟑螂及其排泄物,室内经常进行大扫除,从环境中消除蟑螂及其残留物,是控制过敏性鼻炎发作的有效方法。

❶ 最好采用木质、金属、塑料、陶瓷或玻璃器具等易于清洁的厨房器具。未吃完的食物要及时放到冰箱内,否则极容易吸引蟑螂。

❷ 定期打扫厨房的各个角落及主要器具的下方,清除所有食物的碎屑。特别是微波炉和烤箱下面,这是蟑螂最喜欢的环境。

❸ 餐后立即清洗所有碗筷,脏盘子不宜长期浸泡在水中。

❹ 所有食物垃圾应倒在密封的垃圾容器中,并及时地清洗垃圾桶,为垃圾处理设施除臭。厨房内不要堆放杂物,如牛皮纸或报纸。

❺ 要封死柜橱之间以及管道和门孔周围的空隙,防止蟑螂在狭小的地方进出。

## 第五节

### 远离宠物

过敏性鼻炎患儿最好不要接触以及喂养宠物。与一般的认识相反,动物的毛发大多不会引起过敏,而动物的皮屑、唾液及尿中的蛋白质则容易引起过敏性症状，这时不可见的蛋白质可以通过空气进入人的眼睛或者肺部和鼻腔。

一只猫或狗每周可以产生大量的过敏性物质，且猫类和犬类都能产生皮屑。

❶ 对过敏性鼻炎患儿，最好的办法是远离宠物（图6-4），或者接触的时间尽可能少。

❷ 如果一定要养宠物，最好先花一些时间和小动物在一起，确定对它有无过敏反应，或者喂养无皮屑的动物，如海龟、鱼类等。

❸ 定期给动物清洁，可以请无过敏性疾病的人为动物洗澡。

❹ 定期清洗动物的笼子。即使在动物搬出后数月，动物的笼子内都可能存在过敏原。

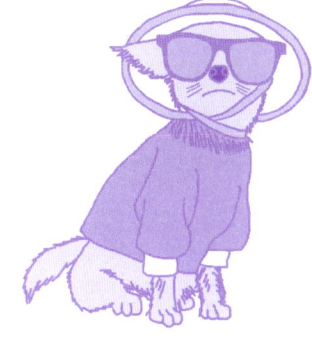

图6-4　远离宠物

## 第六节

### 维持室内环境清洁

维持室内环境清洁是减少过敏发作不可或缺的工作（图6-5）。为避免室内过敏原确实需要一定的生活条件。如果生活在卧室、厨房和洗手间都不能分开的环境，就很难避免过敏原，这时应尽量多清洁，尽力而为。

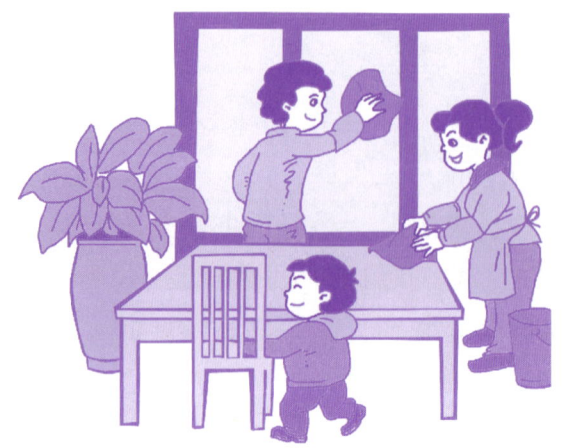

图6-5　环境清洁

❶ 使用空气调节设备可以过滤室外的过敏原，减少室内的潮湿。空调的过滤网要每3个月清洁一次，或者在换季之前把它清洗干净。电风扇的扇叶和罩子要每月清洗一次，电风扇容易将灰尘吹起，所以要经常用潮湿的布擦拭家居和地板上的灰尘。

❷ 空气过滤器可以改善空气质量，有效祛除空气中的过敏原。可以安置在密闭房间中部的地板上，同时远离灰尘区域，以免设备中的风扇吸进尘粒。可利用吸尘器经常打扫卫生。

❸ 可以使用温度调节器来降低室内的湿度，最好使空气湿度降到50%以下。消除室内过多的湿气，可防止真菌传播，降低尘螨和蟑螂的存活率。

❹ 收拾好小物件，如书籍、录音盒、CD、光盘以及长毛动物玩具等，这些物品都极易沾上灰尘，从而引起过敏。除去过敏原，包括宠物、烟，甚至可疑的家具。去除室内或者阳台上的花草，不要种植喜潮湿的花草，因为潮湿的土壤有利于霉菌的生长。

## 第七节

### 注意合理饮食

一般来说，过敏性鼻炎的患儿不必盲目忌口，但在发病期间，应适当忌食虾、蟹等海鲜还是必要的。平时可多吃一些抗过敏食物：蜂蜜中含花粉粒，常喝的人可对花粉过敏产生一定的抵抗能力；蜂蜜中含微量蜂毒，蜂毒有促肾上腺皮质激素样作用，能改善人体内环境状态，调节机体免疫力，具有抗过敏、抗辐射、增强机体抗病能力的作用。乳酸菌能增强人体抵抗力，从而可以在一定程度上缓解过敏症状。维生素C在体内能够抑制组织胺的生成，改善毛细血管通透性，减少组织液的渗出，从而减轻流涕、喷嚏等过敏性鼻炎的症状。红枣、胡萝卜、金针菇、洋葱、大蒜等食物含有大量抗炎症、抗过敏物质，能够有效预防花粉过敏症。

发病时可多喝白开水和果汁，使鼻分泌物软化，减少呼吸道分泌物的堵塞。如流黄浊鼻涕则饮食清淡为宜，勿食辛热煎炒的食物。如果流清涕，面色苍白，则多体虚，饮食勿过苦寒、生冷，饮食疗法可适当温补，以增强体质，有利于病情好转。

## 第八节

### 加强锻炼与日常保健

过敏性鼻炎的儿童应多参加体育活动，比如海水浴、日光浴、跳绳、体操等（图6-6）。精神、物理化学刺激是过敏性鼻炎的发病诱因，适度运动可改善植物神经紊乱，运动负荷试验可提高鼻黏膜组胺阈值……坚持锻炼，能增强身体抵抗力，提高人体对不良条件的适应能力，避免过敏性鼻炎的发生。需要注意的是，运动场所若含有较多污染物质，可能会起到适得其反的效果，所以场所的选择要谨慎。

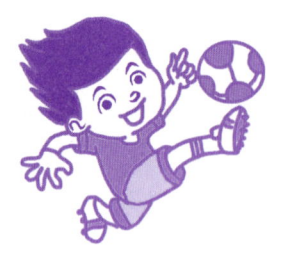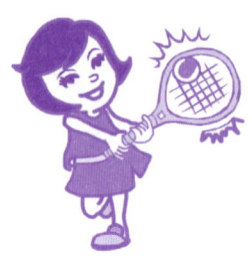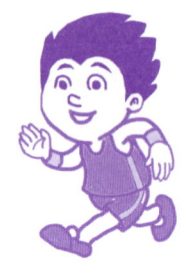

图6-6　加强锻炼

平时提倡用冷水给儿童洗脸，每日用食指在鼻翼外侧"迎香"穴位（见第七章）及鼻腔周围皮肤做数十次以上的来回按摩，以改善鼻内血液循环，提高抗冷御寒能力，减少感冒，增强体质，有利于缓解鼻炎的症状。

清洗鼻腔可以祛除一些过敏原，也是预防和减轻过敏性鼻炎的良方。清洗鼻腔时，用手捧清水灌入儿童的鼻腔（图6-7），连续进行5～8次即可。然后用拇指和食指掐住鼻梁，上下揉搓20～30次。冷水清洗鼻腔可增强鼻腔的耐寒能力，同时可以湿润鼻腔黏膜，清洁鼻腔。

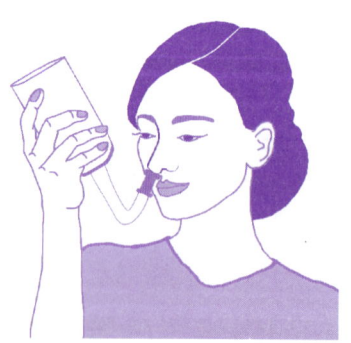

图6-7　清洗鼻腔

（李美娇）

# 第七章 过敏性鼻炎保健操

过敏性鼻炎又称变态反应性鼻炎，临床以鼻痒、鼻塞、流清鼻涕以及打喷嚏为主要特征，常伴随眼痒、头昏、头痛等不适症状。过敏性鼻炎在中医称为"鼻鼽"，中医认为是内外因素相互作用的结果。内因为脏腑功能失调，外因为感受风寒、异气之邪侵袭鼻窍所致。内因为肺、脾、肾三脏虚损，这一观点同时涵盖了环境、体质和遗传的因素。目前，传统的方法治疗过敏性鼻炎难于达到理想的疗效。实践证明除了药物治疗外，采用中西医结合，按照传统的中医理论，采用穴位按摩的保健治疗方法在控制过敏症状，如鼻痒、眼痒、喷嚏、流涕、鼻塞、头昏、头痛等方面能够取得良好的效果。据此我们在总结前人的基础上，结合自身实践经验，通过按摩相关穴位的方法总结出了过敏性鼻炎的一套鼻保健操，以辅助提高过敏性鼻炎的临床疗效。同时，此保健操对各种鼻病，如急慢性鼻炎、鼻窦炎以及感冒等均有疗效，为患儿日常保健较佳的辅助治疗方法。

## 第一节 相关穴位

### 一、风池穴（图7-1）

位于头部后方，先往耳后部位寻找，碰到骨头凸出的地方，再往靠近发际凹陷处的下方，左右各一。

### 二、百会穴（图7-2）

位于头顶，双耳尖连线与鼻梁正中向头顶延长线的交汇处。

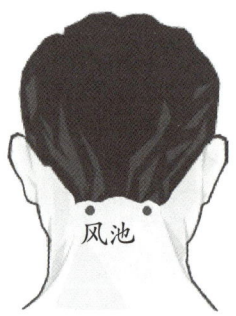

图 7-1　风池穴

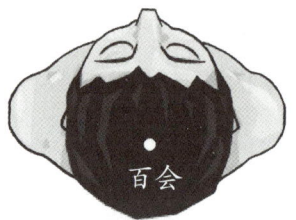

图 7-2　百会穴

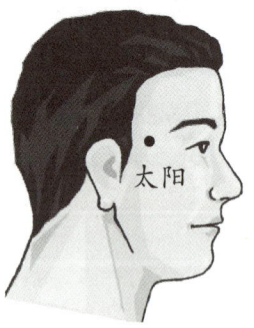

图 7-3　太阳穴

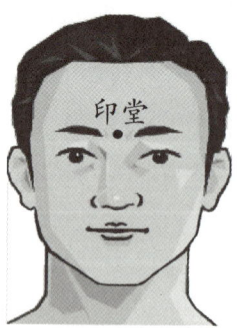

图 7-4　印堂穴

## 三、太阳穴（图7-3）

位于眉毛尾端与眼睛尾端的中央，向鬓角滑动时，所接触到的骨头凹陷处就是太阳穴，左右各一。

## 四、印堂穴（图7-4）

位于两眉的中间。

## 五、睛明穴（图7-5）

位于眼睛最内侧上方3毫米，左右各一。

## 六、迎香穴（图7-6）

位于鼻翼两侧凹陷处，鼻翼底部正侧方与鼻唇沟附近的穴位，左右各一。

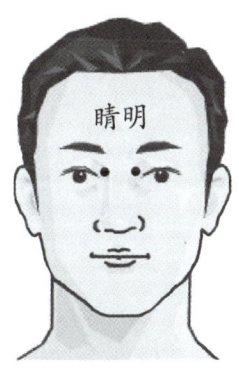
图7-5　睛明穴

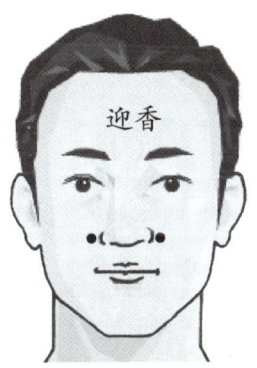
图7-6　迎香穴

## 第二节

### 鼻保健操的手法

预备动作（图7-7）：上身端正坐位，眼平视前方，注意力集中，全身放松,双手掌相互搓热。

保健操第一节(图7-8):以双手拇指分别抵住两边风池穴,其余手指可包住头部,用力旋转揉按四个8拍。(旋转1次为1拍)

保健操第二节(图7-9):以右手食、中指旋转揉按百会穴四个8拍。

保健操第三节(图7-10):以双手食指旋转揉按太阳穴两个8拍。

保健操第四节(图7-11):用双食指按下印堂穴,然后沿眉骨下方向外推至太阳穴两个8拍。

保健操第五节(图7-12):以双手食指旋转揉按睛明穴两个8拍。

保健操第六节(图7-13):以双手食指旋转揉按迎香穴两个8拍。

保健操第七节(图7-14):搓热双手小鱼际,掌面半合并左右小鱼际,从上到下来回按摩睛明穴和迎香两穴各两个8拍。

保健操第八节(图7-15):再次搓热双手掌,以掌面从内到外按摩整个面部。

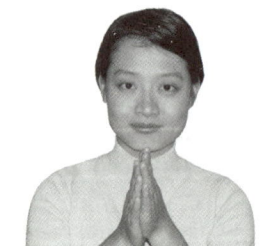

图7-7 预备动作——搓暖双手

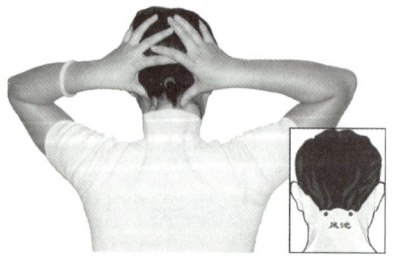

图7-8 第一节:按摩风池穴

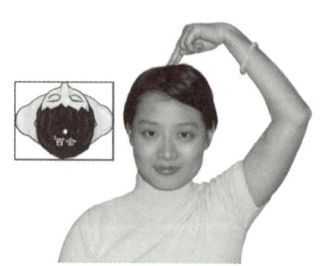

图7-9 第二节:按摩百会穴

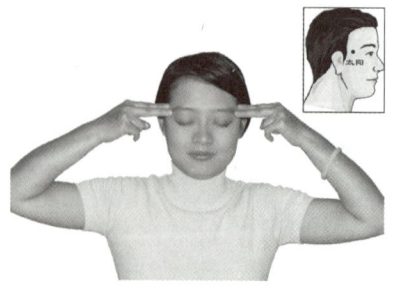

图7-10 第三节:按摩太阳穴

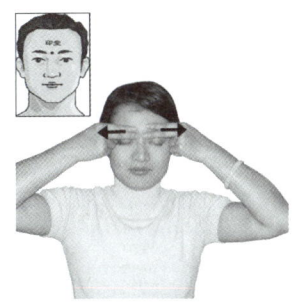
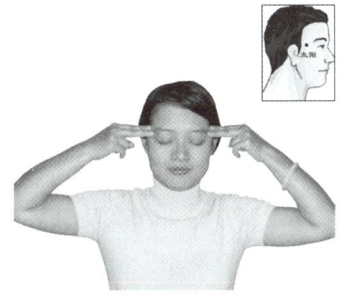

图 7-11　第四节：按摩印堂穴 ↔ 太阳穴

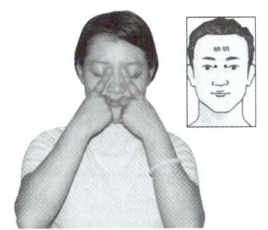
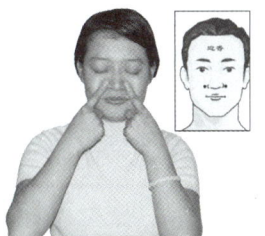

图 7-12　第五节：按摩睛明穴　　图 7-13　第六节：按摩迎香穴

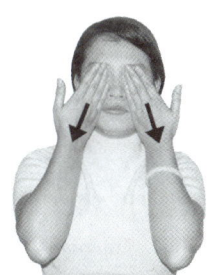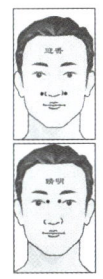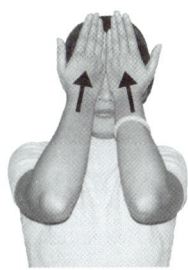

图 7-14　第七节：按摩迎香穴 ↔ 睛明穴

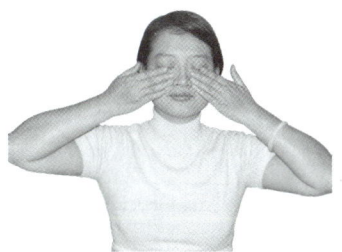

图 7-15　第八节：按摩面部

（孔维封　王艳　杨钦泰）

# 参考文献

[1] 许庚,李华斌. 儿童变应性鼻炎变应原特异性免疫治疗的疗效评价. 中华耳鼻咽喉头颈外科杂志,2011,46(1):19-20.

[2] 程雷. 儿童变应性鼻炎治疗中的药物选择和疗程依据. 中华耳鼻咽喉头颈外科杂志,2011,46(1):15-16.

[3] 中华耳鼻咽喉头颈外科杂志编辑委员会鼻科组,中华医学会耳鼻咽喉头颈外科学分会鼻科学组、小儿学组,中华儿科杂志编辑委员会. 儿童变应性鼻炎诊断和治疗指南. 中华耳鼻咽喉头颈外科杂志,2011,46(1):7-8.

[4] BROZEK J L,BOUSQUET J,AGACHE I,et al. Allergic rhinitis and its impact on asthma (ARIA) guidelines-2016 revision. Journal of Allergy and Clinical Immunology,2017,140:950-958.

[5] CALDERON M A,BOUSQUET J,CANONICA G W,et al. Guideline recommendations on the use of allergen immunotherapy in house dust mite allergy:Time for a change.Journal of Allergy and Clinical Immunology,2017,140:41-52.

[6] LIN S Y,MELVIN T A,BOSS E F,et al. The association between allergic rhinitis and sleep-disordered breathing in children: a systematic review. International Forum of Allergy & Rhinology,2013,3:504-509.

[7] OKUBO K,KURONO Y,ICHIMURA K,et al. Japanese guidelines for allergic rhinitis 2017. Allergology International,2017,66:205-219.

[8] TURNER P J,KEMP A S. Allergic rhinitis in children. J Paediatr Child Health,2012,48:302-310.

[9] 王丰,周成勇,张京红,等. 儿童OSAHS和变应性鼻炎的关系探讨. 临床耳鼻咽喉头颈外科杂志,2012,26(6):260-262.

2018年天河区科技计划项目医疗联合体项目（2018YT026）
国家自然科学基金资助项目（81470219）

# 浅浅的医学知识
## 儿童常见病科普加油站

陈壮桂 主编

· 口腔篇 ·

卢红飞 分册主编

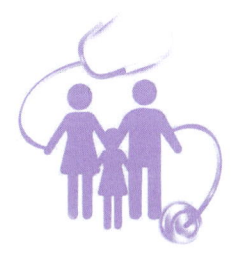

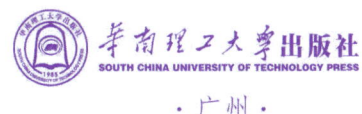

·广州·

图书在版编目（CIP）数据

浅浅的医学知识：儿童常见病科普加油站．口腔篇 / 陈壮桂主编；卢红飞分册主编．—广州：华南理工大学出版社，2019.3
　　ISBN 978-7-5623-5887-9

Ⅰ.①浅…　Ⅱ.①陈…②卢…　Ⅲ.①口腔保健-儿童读物　Ⅳ.①R-49

中国版本图书馆CIP数据核字（2019）第021003号

Qianqian De Yixue Zhishi——Ertong Changjianbing Kepu Jiayouzhan：Kouqiang Pian
**浅浅的医学知识——儿童常见病科普加油站：口腔篇**
卢红飞　分册主编

出 版 人：卢家明
出版发行：华南理工大学出版社
　　　　　（广州五山华南理工大学17号楼，邮编510640）
　　　　　http：//www.scutpress.com.cn　E-mail：scutc13@scut.edu.cn
　　　　　营销部电话：020-87113487　87111048（传真）
责任编辑：黄丽谊
印 刷 者：广州市新怡印务有限公司
开　　本：787mm×960mm　1/16　印张：33.5　字数：449千
版　　次：2019年3月第1版　2019年3月第1次印刷
定　　价：135.00元（全九册）

版权所有　盗版必究　　印装差错　负责调换

《浅浅的医学知识——儿童常见病科普加油站》

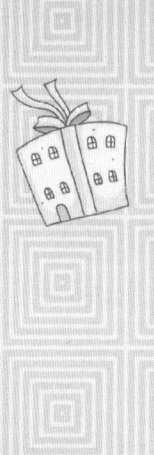

## 编 委 会

主　编：陈壮桂
顾　问：方建培
主　审：檀卫平

### 《口腔篇》编委会

主　编：卢红飞
编　委：王　萍　田　词
绘　图：卢红飞

# 序

  由中山大学附属第三医院儿科主任陈壮桂教授领衔的儿科学团队，联合皮肤科、感染科、口腔科、耳鼻喉科等学科，为普及儿童健康与常见疾病防治的知识，在百忙的工作之余，以丰富的一线工作经验为基础，充分照顾到儿童，尤其是少年阶段对知识的渴求和理解力水平，以实用、通俗易懂、图文并茂、深入浅出的角度解读，讲述了包括急救以及皮肤、呼吸、血液、口腔、耳鼻、肝肾等特定组织、系统、器官的医学知识。让读者做到"开卷有益"，并且明显感觉到各位作者为达到"喜闻乐见"的效果，花费了大量的心血。在当今一切"唯SCI"的年代，这群大学附属医院的医生们愿意花时间和精力，为科普发力，更值得点赞。

  我从事儿科临床医教研工作35年，深知儿童健康科普知识在国内的重要地位，同时却又十分"贫乏"。因此，非常乐意向儿童、少年，甚至非医学群体的家长们推荐这套书。衷心祝愿该书的出版能得到大众的喜爱，并能解决一些儿童健康的实际问题，此为序。

方建培

中华医学会儿科学分会常务委员
中华医学会儿科学分会基层儿科发展委员会主任委员
广东省医学会儿科学分会前主任委员
中国妇幼保健协会脐带血应用专业委员会副主任委员
广东省妇幼保健协会脐带血应用专业委员会主任委员
中山大学博士生导师
中山大学孙逸仙纪念医院儿科主任
2019年1月

# 前 言

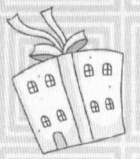

儿童是祖国的花朵,是冉冉升起的太阳,是家庭和祖国的未来和希望,少年强则中国强。儿童的健康成长关系着国家和民族的未来和发展。为儿童成长创造一个安全健康的生活空间,既是父母的责任,也是社会共同的责任。

《浅浅的医学知识——儿童常见病科普加油站》编者均为来自临床工作的医生专家,具有丰富的临床知识和科普经验,通过长期的工作体会以及对社会人群调研的反馈总结,依托社会各界的力量,发起了此次中国儿童健康知识普及计划,希望为儿童的健康成长贡献自身的一分力量。本丛书主要针对儿童日常生活中经常遇到的健康问题进行科普,包括呼吸、血液、泌尿、肝胆、耳鼻、口腔、皮肤健康以及相关疾病的科普,与儿童健康成长息息相关。内容丰富实用,语言通俗易懂,图文并茂,适合儿童及青少年、家长、教师及学校保健工作者阅读。

感谢各位编者在百忙之中仍然积极投身至本丛书的编写及审核之中。真诚感谢各位读者的厚爱,期待大家阅读后提出宝贵意见,共同参与到儿童健康问题的探讨之中。此外,还要特别感谢广州市合力科普基金会的热心资助,与我们在科普的路上并肩作战,一同为繁荣科普创作、提高市民科学素质而努力。感谢您们的支持!

最后,愿祖国的花朵健康成长,如日之升,照亮祖国的未来!

陈旭林

2019 年 1 月

# 目 录

**第一章 儿童口腔特点** /1

第一节 牙齿的主要结构 /1

第二节 正常的乳牙表现 /2

第三节 常见的乳牙问题 /3

第四节 正常的恒牙表现 /6

第五节 常见的恒牙问题 /7

第六节 易被误解的正常现象 /12

**第二章 常见口腔疾病的治疗方法** /13

第一节 补牙 /13

第二节 拔牙 /15

第三节 牙外伤 /16

第四节 镶牙 /17

第五节 矫牙(正畸) /18

第六节 牙周治疗 /21

第七节 颞下颌关节治疗 /22

### 第三章　家长常见疑问解答 /23

一、我牙齿不舒服，到口腔医院一看就蒙了，不知该挂哪个号？ /23

二、什么是正确的刷牙方法？ /23

三、为什么补完牙还会出现牙痛？ /27

四、牙痛都是牙齿疾病引起的吗？ /28

五、为什么根管治疗后需要做牙冠修复？ /29

六、儿童为什么要在全麻下进行牙齿治疗？ /29

七、为什么要尽早拔掉没有价值的牙齿？ /30

八、为什么牙龈会出血？ /31

九、牙齿随着年纪增大会发生哪些变化？ /32

十、出现口腔溃疡是不是得癌症了？ /34

十一、智齿为什么一般需要拔掉？ /34

十二、拔智齿可以瘦脸吗？ /35

十三、拔牙后仍然出血怎么办？ /36

十四、拔牙后脸出现肿胀该冷敷还是热敷？ /36

十五、女性拔牙和口腔疾病预防需要注意什么？ /36

十六、牙本质敏感需要治疗吗？ /37

十七、什么是牙隐裂？ /38

十八、儿童矫正的最佳时期 /39

十九、矫正牙齿后有不良后果吗？ /39

二十、牙齿矫正的时间为什么那么长？ /41

二十一、矫正牙齿为什么需要拔牙？ /42

二十二、矫牙过程为什么会感到疼痛？如何缓解？ /44

二十三、矫治牙齿为什么要打种植钉？ /45

二十四、成人牙齿矫正与儿童有什么不一样？ /45

二十五、为什么不同的医生会有不同的矫正方案？ /46

二十六、种植牙好用吗？种植手术疼痛吗？ /47

二十七、为什么会有口臭？ /48

二十八、为什么张口时耳前的关节会有咔嚓响？ /49

二十九、夜磨牙需要治疗吗？ /50

三十、有什么方法能让牙齿变白？ /50

**参考文献** /52

# 第一章 儿童口腔特点

## 第一节

### 牙齿的主要结构

每颗牙齿都是由牙冠、牙颈及牙根三部分组成的,牙根外面包裹着牙周膜、牙龈,牙齿之间有牙槽骨支撑(图1-1)。

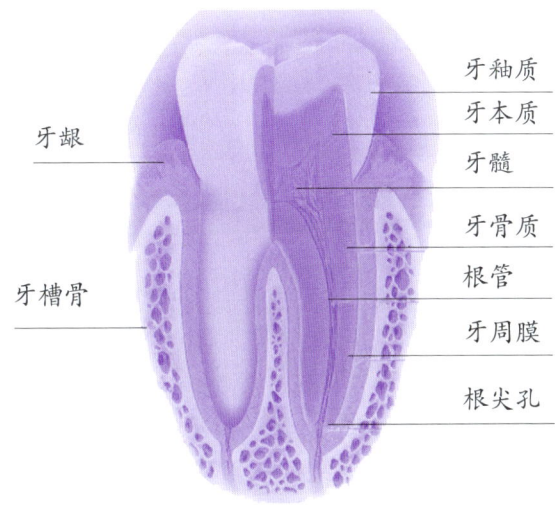

图1-1 牙齿结构示意图

从牙冠的外层往里看，第一层是牙釉质，是牙体最坚硬的部分。第二层是牙本质，容易敏感。第三层是牙髓腔和根管，里面装着由血管、神经和淋巴管组成的牙髓组织，末端是一个细小的根尖孔，当牙髓发生炎症时会因为无法扩张来减轻压力而产生剧痛。所以俗话说得好：牙疼不是病，疼起来要命！（图1-2）

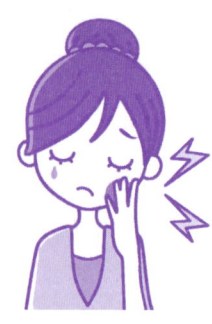

图1-2　牙疼

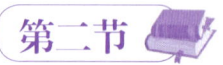

## 正常的乳牙表现

乳牙共有20颗，一般在出生后6~7个月开始萌出（图1-3）。如果在孩子1岁后牙齿还没萌出，应及时去医院口腔科检查。

有的宝宝牙齿萌出时可能出现低热、拒食等表现，牙齿萌出后可自行缓解。但如果出现高热等严重不适，家长应及时带着宝宝去看医生，不要想当然地归咎于长牙，以免耽误病情。

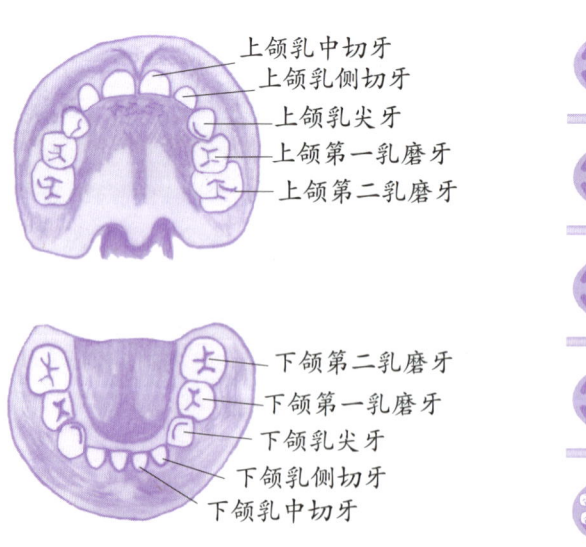
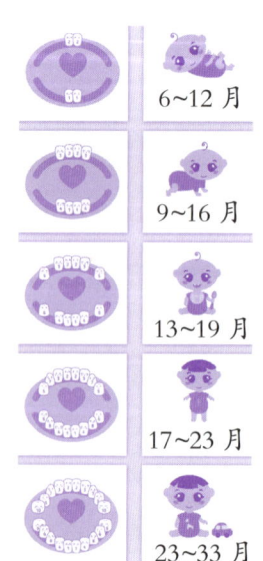

图1-3　乳牙示意图

## 第三节

### 常见的乳牙问题

#### 一、奶瓶龋

奶瓶龋（图1-4）是由于婴儿睡眠时不断吸吮奶瓶而造成，表现为上颌乳切牙的唇侧和邻面大面积的龋坏。预防奶瓶龋的方法：

❶ 食物含糖量不要太高，宝宝应取坐位（图1-5）或半坐卧位，妈妈最好不要躺着给宝宝喂奶。

❷ 戒除幼儿用奶瓶吸奶诱导入睡的习惯。喂完奶后要喝一点清水。一周岁后停止使用奶瓶，训练用杯子喝奶。

❸ 有牙齿后即可开始刷牙，应使用婴儿专用的软毛指刷。难以清洁的邻接位可使用牙线。

❹ 喂完奶后用干净的温水纱布或棉签轻轻擦拭口腔，清除口腔内残留的奶汁。

❺ 定期检查。做到龋齿的早发现、早诊断、早治疗，避免龋齿发展到很严重时才就诊，贻误最佳的治疗时机。

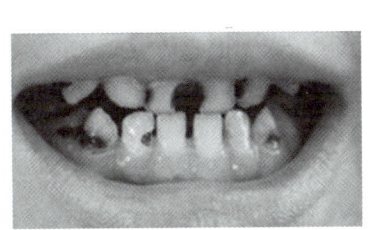
图1-4 奶瓶龋

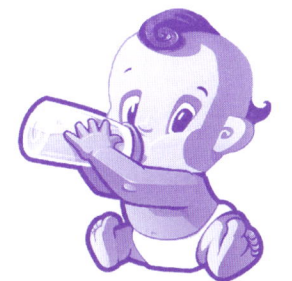
图1-5 宝宝应该坐着喝奶

#### 二、舌系带过短

幼儿伸舌困难，舌尖伸出时被过短的舌系带限制而呈明显W形（图1-6），或舌尖不能接触上腭。由于舌体运动受限，影响发音，要及时到医院就诊行舌系带修整术。

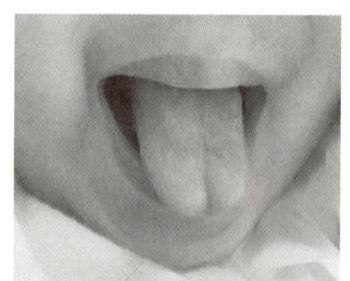

图1-6　舌系带过短伸舌呈W形示意图

## 三、口腔不良习惯

吮指咬唇、睡觉时张口呼吸、偏侧咀嚼、吐舌吞咽、夜磨牙等是儿童常见的不良习惯，会影响牙齿和面型的发育。如果3岁以上仍存在，要及时到医院诊治。

### 1. 吮指咬唇

在1岁半前没有戒除吮指习惯的必要。但3岁后若仍有吮指（图1-7）、咬铅笔、咬衣角、咬嘴唇（图1-8）等习惯，需要及时纠正。

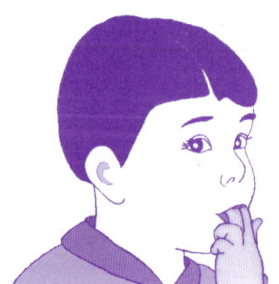

图1-7　吮指

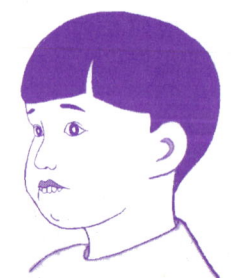

图1-8　咬嘴唇

### 2. 口呼吸

正常呼吸为鼻呼吸，口呼吸只有在运动时才发挥辅助作用，如游泳、跑步。但在平静状态下，如睡眠时应该闭起嘴巴，用鼻子呼吸，而不是张口呼吸（图1-9）。

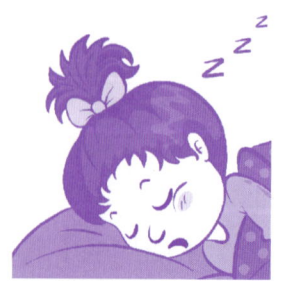

图1-9　睡觉张口呼吸

### 3. 偏侧咀嚼

正常情况下，我们会用两侧牙齿交替咀嚼，如果习惯于只用一侧牙齿咀嚼则为偏侧咀嚼。

### 4. 吐舌吞咽

牙齿萌出后，吞咽时舌头应该被牙齿挡住看不见。如果舌头位于上下牙之间，吞咽时能被看见，则为吐舌吞咽（图1-10），是一种不良习惯。

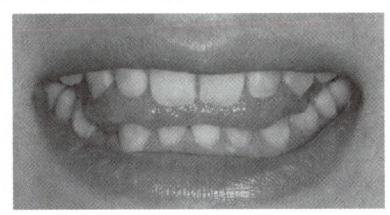

图1-10 吐舌吞咽

### 5. 夜磨牙

夜磨牙原因未明，有的学者认为这与精神情绪紧张有关，表现为夜晚睡觉时，出现上下颌牙齿咬紧、摩擦并发出"咯吱"的声音。如果磨牙时间持续过久，会导致乳牙磨损，若持续到成年会发生牙周疾病或者颞下颌关节异常。

## 四、乳牙"地包天"

正常的咬合关系应该是上牙盖着下牙，"反合"顾名思义就是下牙咬在上牙的外面，俗称"地包天"（图1-11）。乳牙"地包天"可以在3～4岁进行早期矫正。

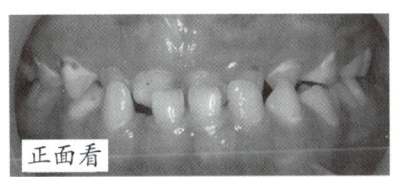 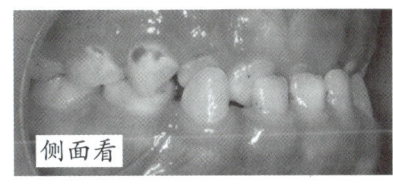

图1-11 乳牙"地包天"

## 第四节 正常的恒牙表现

### 一、恒牙的名称

恒牙的名称如图 1-12 所示。

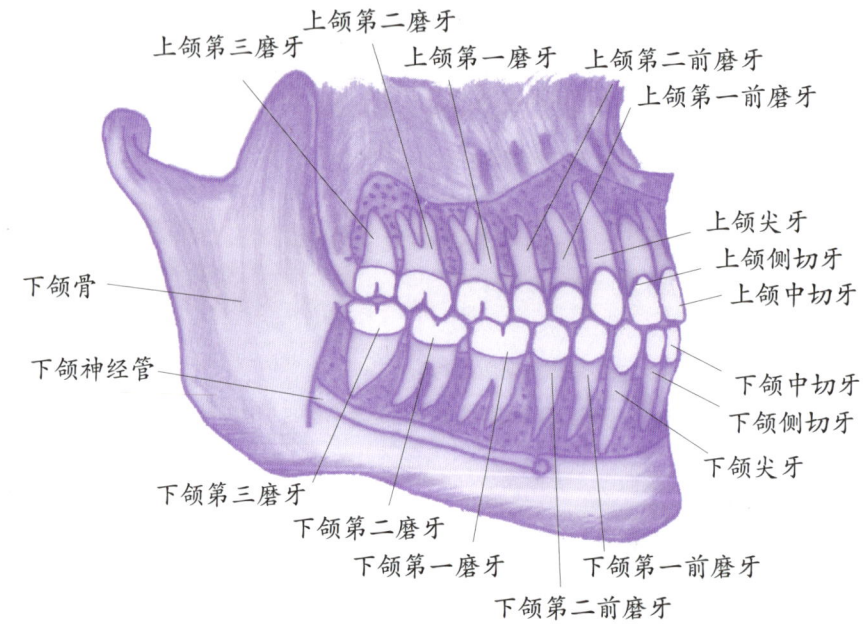

图 1-12 恒牙的名称

### 二、恒牙的排列

❶ 牙齿的大小、形态正常，排列整齐。牙龈连线呈规则对称的波浪状，呈淡红色。

❷ 上下中线对齐，并与面部中线一致。

❸ 咬合时，上牙咬在下牙外侧 1～3mm，上牙在垂直方向上覆盖下牙 1/3 左右。

图 1-13 为正常咬合的标准。

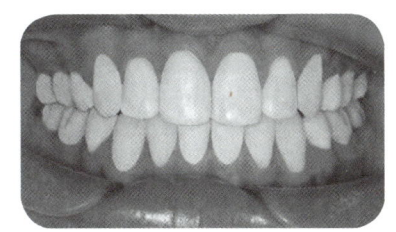

图 1-13　正常咬合的标准

## 第五节

### 常见的恒牙问题

#### 一、龋齿

俗称虫牙、蛀牙。不仅乳牙，恒牙的龋齿也是最常见的牙齿问题。它的发生有一个较长的过程，其机理为在致龋细菌、适宜环境和易感宿主同时存在的情况下，经过一段时间的作用，牙齿发生龋坏（图1-14）。

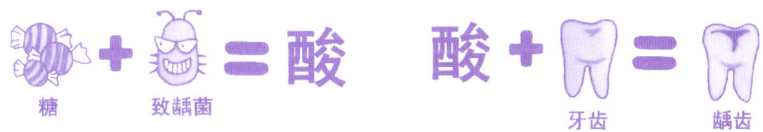

图 1-14　龋齿发生机理

#### 二、多生牙

有些儿童会在上前牙区长出锥形的牙齿，医学上称为"多生牙"（图1-15），需要及时拔除。

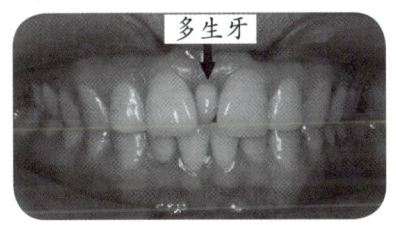

图 1-15　多生牙

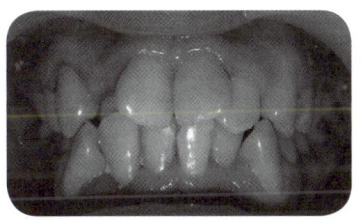

图 1-16　牙列拥挤

## 三、牙列拥挤

牙列拥挤（图1-16）不仅影响美观，而且牙齿不易清洁，容易患龋齿，并形成牙结石，易造成牙龈红肿、刷牙出血等。

## 四、牙间隙过大

正常情况下，上颌两个中切牙在萌出时会有间隙，还有一点外翻。若间隙小于2mm，可以观察至四颗切牙全部萌出时再行处理。若间隙大于2mm，如图1-17所示，则需要到医院口腔正畸专科检查。

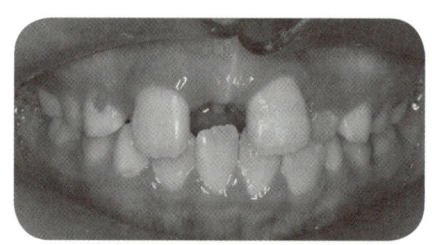

图1-17　牙间隙过大

## 五、恒牙反合

前面已经介绍过乳牙的"地包天"，也就是反合。恒牙反合（图1-18）经常伴有或轻或重的下颌前突和上颌后缩等面部骨骼畸形。

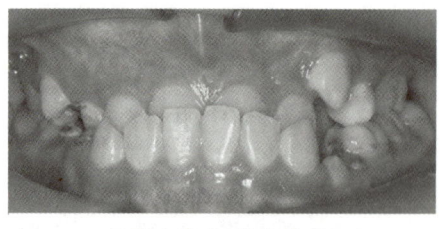

下牙咬在上牙的外面

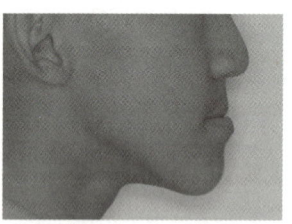

反合的侧面呈中部凹陷

图1-18　恒牙反合

## 六、龅牙

龅牙（图1-19）不仅影响美观，而且容易导致前牙受伤。

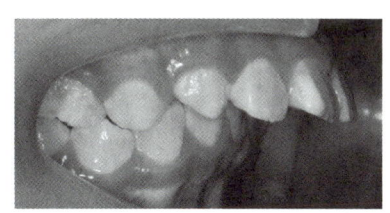
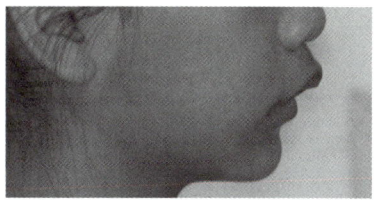

图1-19 龅牙

## 七、前牙深覆合

正常情况下，上牙会盖住下牙的1/3左右。如果盖得过多，甚至根本看不到下切牙，就叫前牙深覆合（图1-20），这对牙周和颞下颌关节影响较大。

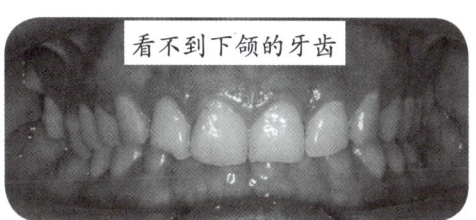

图1-20 前牙深覆合

## 八、前牙开合

在后牙咬紧时，上下前牙没有重合，称为前牙开合（图1-21）。这种情况不仅使前牙丧失了切割食物的功能，甚至还会影响发音。

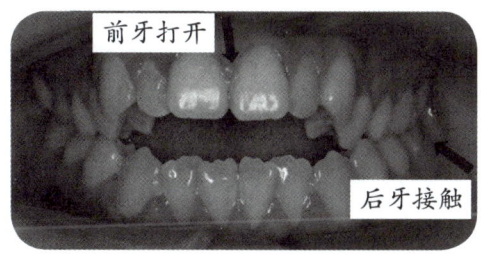

图1-21 前牙开合

## 九、偏合

偏合（图1-22）即牙齿上下不对称歪到一边。不仅影响美观，而且影响颞颌关节的功能。

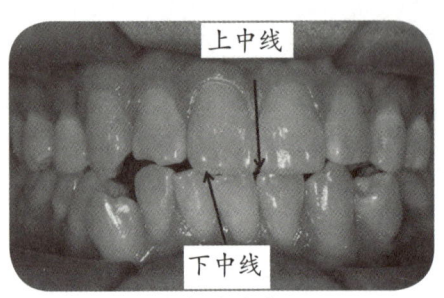
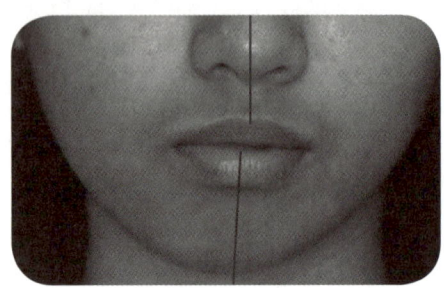

偏合的牙齿　　　　　　　偏合的脸型

图1-22　偏合

## 十、牙龈炎、牙周炎

一般的牙龈炎是由牙石的堆积而引起，而青春期牙龈炎则是由于青春期激素水平变化引起的。

随着年龄的增长，牙结石向牙龈下发展，一般的牙龈炎发展为牙周炎（图1-23），包裹牙齿的牙槽骨慢慢吸收，从而导致完整的牙齿逐渐松动，甚至脱落。

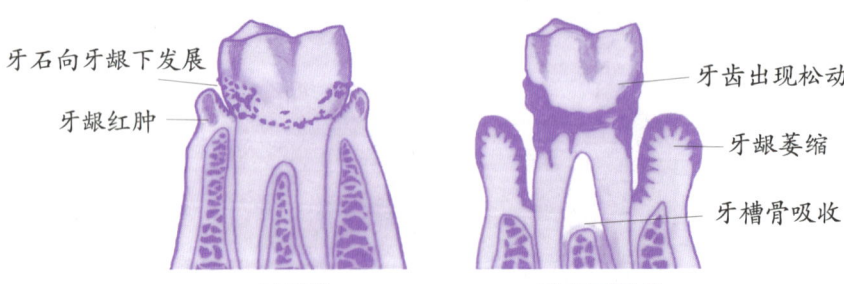

图1-23　牙龈炎发展至牙周炎的过程

## 十一、楔状缺损

牙齿颊侧颈部发生的楔状缺损（图1-24），常常由拉锯式的刷牙方式和咬合创伤造成，患者会感觉牙齿酸痛，需要到医院补牙。

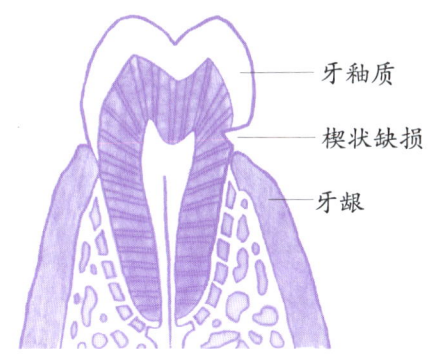

图1-24 楔状缺损

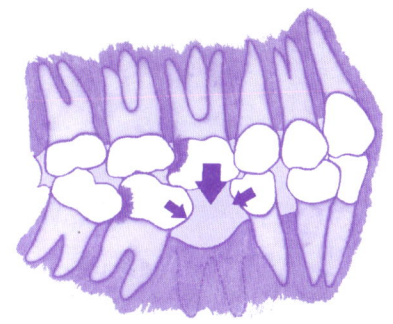

图1-25 牙齿缺失

## 十二、牙齿缺失

牙齿长期缺失（图1-25）后，会引起对合牙下垂、邻近牙齿倾斜，继而发生龋齿、咬合创伤等问题，需要及时镶牙修复。

# 第六节

## 易被误解的正常现象

### 一、新萌出的切牙形态

新萌出的前牙切端不平，呈锯齿状（图1-26），同时恒牙的颜色也发黄，不像乳牙那样白，这是正常现象。

因为恒切牙（共8颗）由3个发育叶融合而成，所以在发育叶融合处就呈现出"锯齿状",牙面可见两条浅的纵行发育沟。由于恒牙的矿化程度较好,外层牙釉质更为透明,透射出内层牙本质的颜色,因此恒牙比乳牙显得黄一些,这是一个正常的现象。

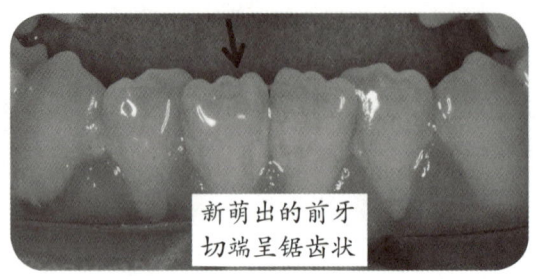

图1-26 新萌出的切牙

## 二、"丑小鸭"阶段

上颌两个中切牙在萌出时出现间隙,称为"丑小鸭"阶段。一般间隙在2mm内,会随着旁边侧切牙的萌出而关闭,无需特殊处理。如果间隙大于3mm,可以到医院就诊,排除多生牙和唇系带附丽过低的因素。

下颌恒牙萌出时,位置常常在乳牙里面,看起来象两排牙齿。随着颌骨的发育,新牙在舌肌的力量下会慢慢把对应的乳牙"挤松",这是一个正常的过程,不一定要提前拔除还比较牢固的乳牙。

文字:卢红飞、王萍

临床图片由卢红飞、王萍提供

绘画:卢红飞

# 第二章 常见口腔疾病的治疗方法

## 第一节

## 补牙

凡是因为龋病、外伤等原因造成牙齿缺损的情况，都需要到医院补牙。

### 一、补牙

补牙的一般过程（图2-1）：去腐（去净腐烂龋坏的部分）→窝洞（补牙部位）隔湿消毒→充填。

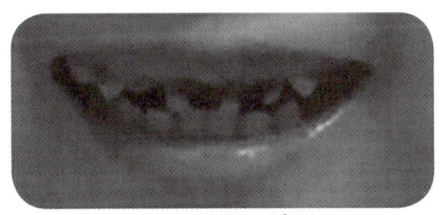
龋齿树脂充填前

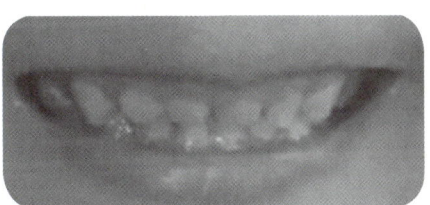
充填后

图2-1 龋齿树脂充填

### 二、根管治疗

根管治疗的一般过程（图2-2）：去腐（清除根管内、外的感染组织）→根管冲洗、封药→充填→冠修复。

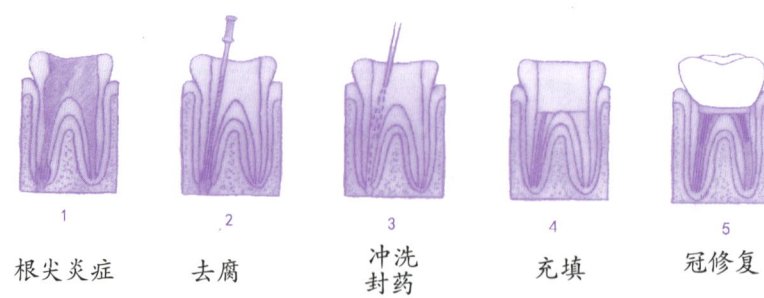

图 2-2　根管治疗示过程意图

## 三、预防

首先是养成良好的口腔卫生习惯；其次对儿童来说，最好每 3~6 个月进行 1 次口腔检查。

还有就是对容易患龋的牙齿实施窝沟封闭（图 2-3）。乳牙进行窝沟封闭的最佳年龄是 3~4 岁，第一恒牙在 6 岁萌出后也可以进行窝沟封闭。

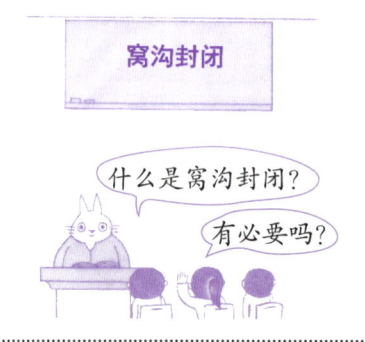
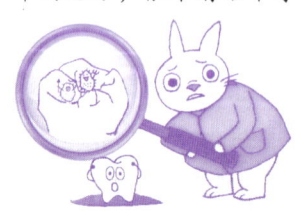
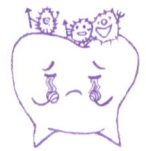
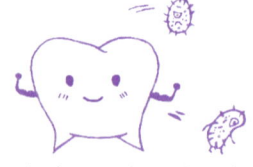

图 2-3　窝沟封闭

## 第二节

## 拔牙

有多余的、烂得没法补的牙就需要拔除（图2-4）。

**有以下情况就要避免拔牙**

① 若伴有严重的高血压、心脏病等，即使牙齿的炎症尚未得到控制，也应在控制病情后再考虑拔牙。

② 女性在月经期、妊娠前三个月和后三个月都应避免拔牙。

**拔牙前、中、后的注意事项**

① 拔牙前先吃点东西。空腹打麻药易头晕，并且拔牙后也不方便吃东西。

② 拔牙前仔细刷牙，因为拔牙后24小时是不能刷牙漱口的。

③ 拔牙时放松心情，配合好医生的操作。

④ 拔牙后创面上的纱布或棉球，需咬0.5～1小时后才能吐出，24小时内唾液有少量血液属正常现象。

⑤ 拔牙后2小时才能进食，1～2日内可吃流质或半流质食物，避免吃过硬、过热的食物。24小时内不能漱口以防拔牙创口内的血凝块脱落导致出血。

⑥ 麻醉药效消失后，拔牙创口略有疼痛。若有发热、疼痛剧烈、肿胀或大量出血的情况则应及时就诊。

⑦ 拔牙牙槽窝感染多发生在术后3～4天，若疼痛明显，应马上进行治疗。

⑧ 复杂拔牙的伤口缝线一般7天后可拆除，术后可在医生指导下适量服用止痛、消炎药物。

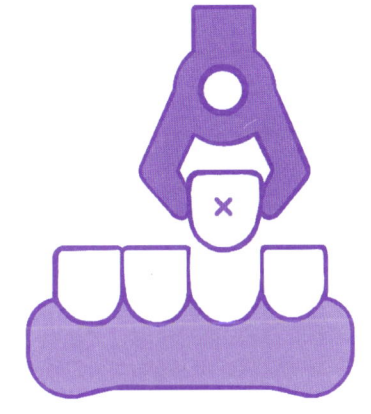

图2-4 拔牙

## 第三节

# 牙外伤

儿童和青少年活泼好动，前牙容易因外伤而折断或脱位等。

**牙外伤后怎么办？**

❶ 保护好受伤的牙齿，脱落的牙齿应含在舌下，或泡在牛奶中，并尽快去医院急诊处理。

❷ 到医院后向医生详细交代外伤发生的原因，以及外伤牙是否曾经治疗过等情况。

❸ 脱落的牙齿在30分钟内重新植入的效果比较好（图2-5）。

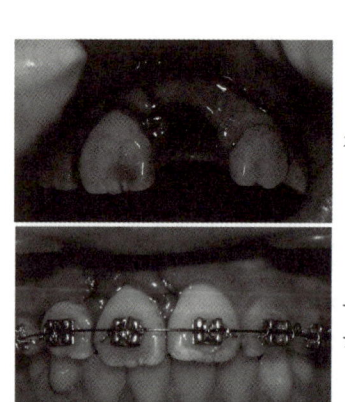
外伤脱落

手术复位并缝合

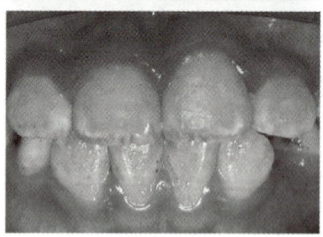
牙齿重新稳固，但会逐渐变色，需要进一步治疗

图2-5 牙齿脱落后重新植入

## 第四节

# 镶牙

牙齿掉了不镶,时间久了周围的牙齿会向缺牙处倾斜(见图1-25),不镶牙还会使剩余的牙齿负担过重,从而进一步松动、脱落。所以缺失牙后应及时就诊镶牙。

**种植牙**是目前最好的镶牙方法。它是通过一个小手术在牙槽骨中埋植入钛及钛合金制成的人工牙根,再在人工牙根上镶牙(图2-6)。但种植牙在18岁后才能进行。

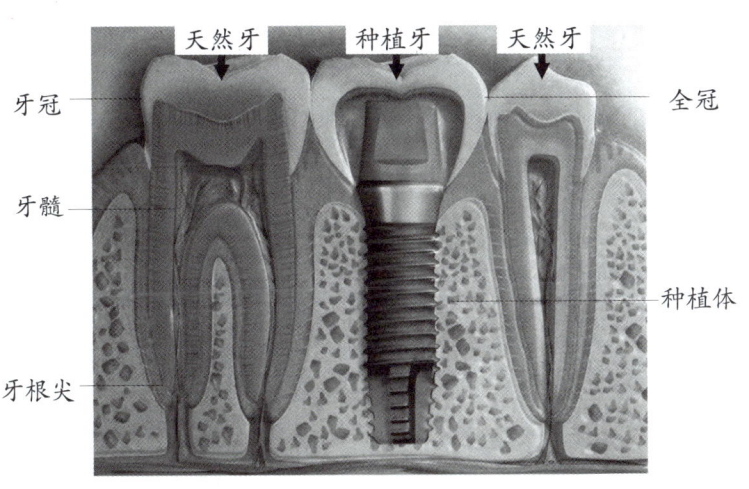

天然牙通过牙髓在根尖处与外界毛细血管相通

图2-6 种植牙示意图

## 第五节

# 矫牙（正畸）

### 一、预防性矫治器

❶ 间隙保持器（图2-7）可以维持乳牙过早脱落后的间隙，保证继承恒牙的正常萌出。

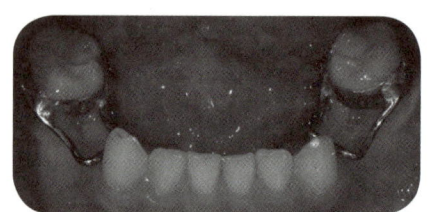

图2-7 间隙保持器

❷ 舌刺为一种常用的舌不良习惯矫治器（图2-8），适用于因吐舌习惯形成开牙合的儿童。使用方法：进食时摘下矫治器，每4～12周复诊，必要时更换矫治器至习惯解除。

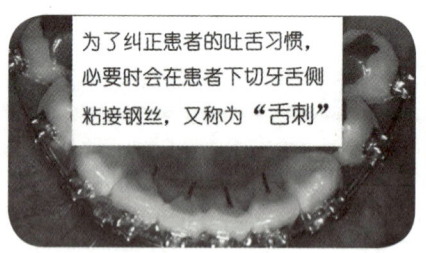

图2-8 舌不良习惯矫治器——舌刺

### 二、功能性矫治器

就像锻炼身体能让人长得更高大一样，若希望容纳上牙的上颌骨，或者容纳下牙的下颌骨的骨量多一些，能排齐拥挤牙齿，就需要使用功能矫治器。

❶ 促进下颌骨生长最常用的是Twin-block双合垫矫治器（图2-9）。

❷ 促进上颌骨生长最常用的是上颌快速扩弓器+前牵引装置（图2-10）。

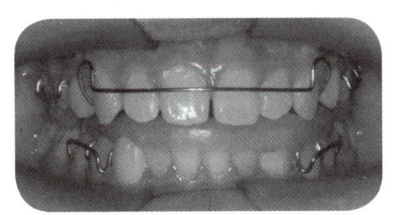

图2-9　双合垫矫治器

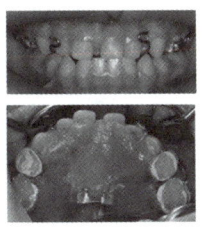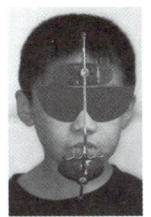

图2-10　上颌快速扩弓器+前牵引装置

## 三、固定矫治器

固定矫治器（图2-11）黏结固定在牙面上，至矫牙结束再取下来。

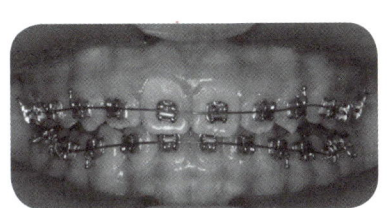

图2-11　固定矫治器

## 四、种植支抗钉

根据不同的植入部位和功能，种植支抗钉（图2-12）有不同的尺寸，一般在矫正治疗结束后取出。

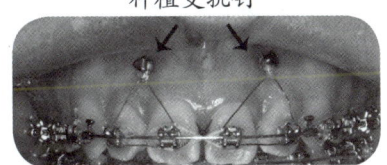

图2-12　种植支抗钉

## 五、隐形矫治器

这种矫治器是透明的（图2-13），可以自己摘戴，既美观又舒适，不会增加刷牙的难度，但是需要佩戴者非常高的配合度，其使用寿命较短，而且价格偏贵。

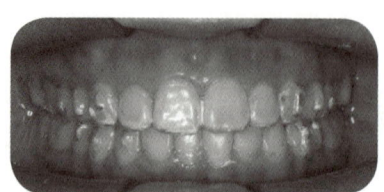

图2-13 隐形矫治器

## 六、正畸-正颌联合矫治

面部骨骼严重畸形的孩子，需要在成年后通过手术，即正畸-正颌联合矫治，才能达到理想的矫正效果。

## 七、保持器

矫正后的牙齿必须戴保持器3～5年，某些特殊情况甚至需要终生佩戴防止复发。保持器一般有以下3种。

❶ Hawley保持器（图2-14）比较结实，透气。可以自己摘戴、调节松紧。

❷ 透明保持器（图2-15）美观、舒适，但透气性较差。可以自己摘戴，但不能调节松紧。

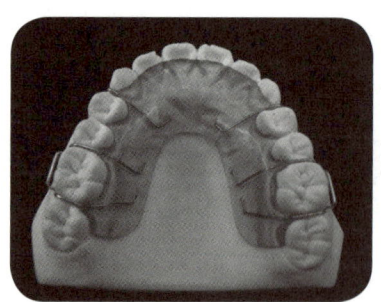
图2-14 Hawley保持器

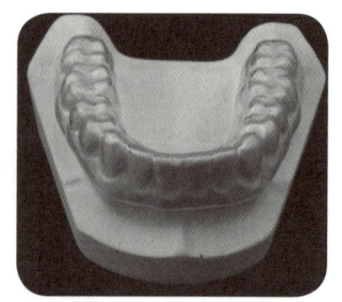
图2-15 透明保持器

❸ 舌侧固定保持丝（图2-16）的优点是体积小，孩子感觉舒适，不妨碍发音，能有效防止个别牙齿的扭转复发；缺点是不能自己摘戴，不利于牙齿的自我清洁。

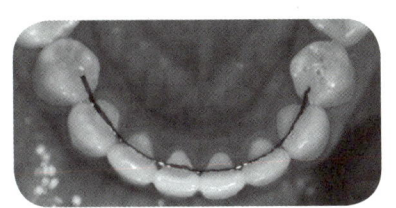

图2-16　舌侧固定保持丝

## 第六节

## 牙周治疗

牙周病是常见的口腔疾病。轻者牙龈发炎、出血、疼痛、口臭，重者牙齿松动移位、牙齿酸软、咀嚼无力、牙齿脱落，甚至还会引发风湿性心脏病、血液病等。早发现、早诊断、早治疗是关键，而超声洗牙（图2-17）则是第一步，接下来还要进行系统的牙周治疗。

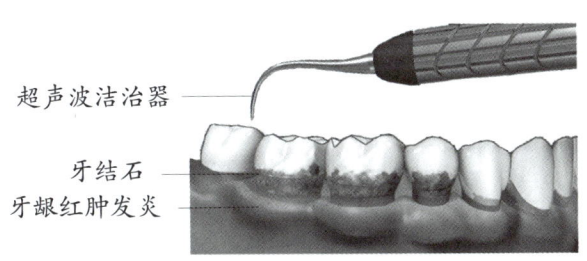

图2-17　超声洗牙

## 第七节

### 颞下颌关节治疗

颞下颌关节疾病的症状主要有三种：张嘴疼痛、张嘴时关节有咔嚓声，还有就是嘴张不大。造成这种现象的原因可能是曾经摔伤下巴、突然咬硬物、张口过大（如打呵欠）、夜磨牙等。不良的牙齿咬合因素和精神紧张也可以是起病的原因。

如果你发现自己有以上的情况时，就要去医院的口腔科就诊了（图2-18）。

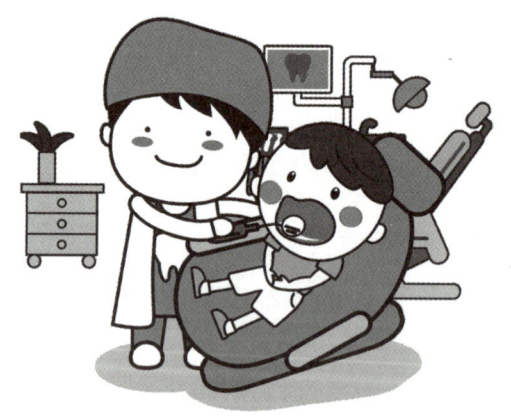

图2-18 到医院就诊

文字：卢红飞、王萍、田词
临床图片由卢红飞、王萍提供
绘画：卢红飞

# 第三章 家长常见疑问解答

**一、我牙齿不舒服，到口腔医院一看就蒙了，不知该挂哪个号？**

如果考虑在口腔医院就诊，由于专科分得比较细，需要提前了解挂什么号看什么病。

如果您是牙痛或者需要补牙（烂牙还能用），建议挂【口腔内科】或者【牙体牙髓科】；

如果您需要拔牙（烂牙不能用），建议挂【口腔颌面外科】；

如果您需要镶假牙，建议挂【口腔修复科】；

如果您需要矫牙（牙齿不美观），建议挂【口腔正畸科】；

如果您的牙龈经常出血（牙齿松动），建议挂【牙周专科】；

如果您张嘴疼痛（张嘴困难），建议挂【颞下颌关节专科】；

如果儿童看牙，建议挂【口腔儿童牙科】；

如果您分不清，建议挂【口腔内科】。

**二、什么是正确的刷牙方法？**

一般来说，孩子到了两岁半就可以开始学刷牙了。3岁左右就应该让孩子养成早晚刷牙、饭后漱口的习惯。

刷牙好处多多，不仅可以防龋，还能预防牙周病的发生。但很多人并没有掌握正确的刷牙方法，往往导致事倍功半。我们简单地小结为"三三三"制：即3岁开始刷牙，每天刷3次，每次刷3分钟。

下面介绍两种刷牙法以及牙线的使用方法。

1. 水平颤动刷牙法

水平颤动刷牙法也叫 Bass 刷牙法（图3-1），多用于成人。

刷牙要领：刷牙时，选择合适的牙刷，将刷毛与牙长轴呈45°角，刷毛头指向牙龈方向，刷头放于牙颈部使牙刷部分刷毛进入龈沟和邻间区（也就是通常所说的牙缝），部分刷毛压于龈缘上，在前后方向短距离来回颤动10次左右，颤动时牙刷移动仅1～2mm。

每次刷2～3个牙，然后移动牙刷至下一组牙齿，注意每组有重叠放置，重复拂刷。刷上下前牙时，竖起刷头即可。刷咀嚼面时，刷毛应紧压合面，使毛端深入裂沟区，作短距离的前后颤动。按一定顺序将全口牙的内外侧面和咬合面刷干净，包括最后一颗牙的后面。

建议每日刷牙早晚两次为最佳。为了确保刷牙质量，每次刷牙至少要3～5分钟，以口腔、牙面不滞留食物残渣为准则。晚上睡前刷牙更为重要，因为它能清除当日三餐积存于牙齿上的食物残渣污垢。否则，在夜间睡眠状态下，口腔内滋生细菌，污物与唾液的钙盐沉积形成菌斑及牙石，日久便会发生龋齿及牙周病。

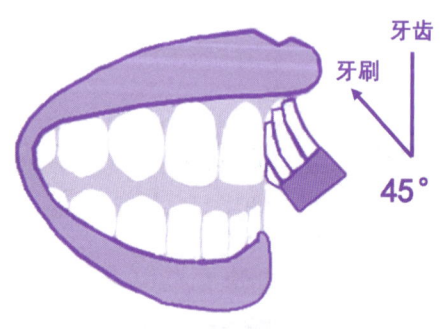

图3-1 Bass 刷牙法

在每次刷牙后必须用清水把牙刷清洗干净并甩干，将刷头朝上置于通风干燥处。应注意，牙刷使用时间长了，刷毛就会弯曲蓬乱甚至脱落，减弱了洁齿能力。因此，必须每3个月更换一把牙刷，切忌几个人合用一把牙刷。

## 2. 圆弧刷牙法

圆弧刷牙法也叫 Fones 刷牙法（图3-2），多用于儿童。

刷牙要领：在闭口即上下牙咬在一起时，将牙刷放入口腔前庭（牙弓与唇、颊之间的空隙），刷毛轻度接触上颌最后磨牙的牙龈区，用较快、较宽的圆弧动作，较小的压力从上颌牙龈拖至下颌牙龈。前牙切缘对切缘接触，牙刷作连续的圆弧形颤动，舌侧面与腭侧面需往返颤动，由上颌牙弓到下颌牙弓。

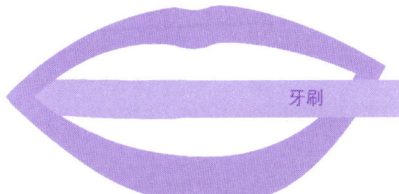

上下牙咬在一起时，将牙刷放入口腔前庭，圆弧动作刷后牙区

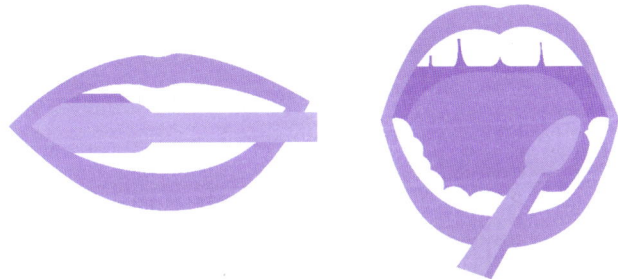

前牙切缘对切缘接触，牙刷作连续的圆弧形颤动，舌侧面与腭侧面需往返颤动，由上颌牙弓到下颌牙弓

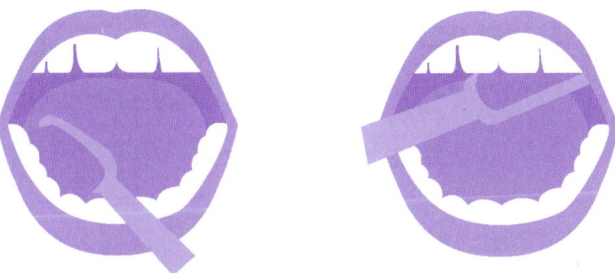

图 3-2　Fones 刷牙法

### 3. 牙线的使用方法

首先拉出50厘米左右的牙线，松松地绕在两手中指上，留5～7厘米于两指之间。再用拇指和食指拉紧牙线，轻轻压入牙缝后里外拉动。最后把牙线绕着每个牙齿呈"C"形，清洁牙龈上下的食物残渣。重复上述步骤，全口牙按顺序依次完成（图3-3）。

① 拉出50厘米左右的牙线
② 松松地绕在两手中指上，一边长，一边短

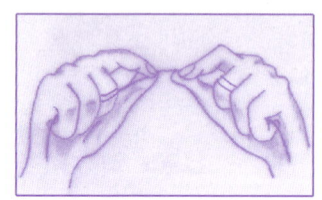

③ 用拇指和食指拉紧牙线，压入牙缝后里外拉动

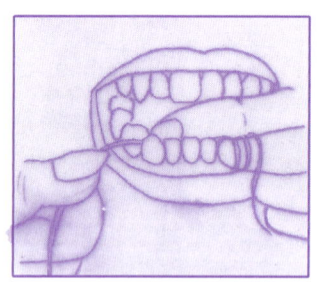

④ 把牙线绕着每个牙齿成"C"形，清洁牙龈上下的食物残渣

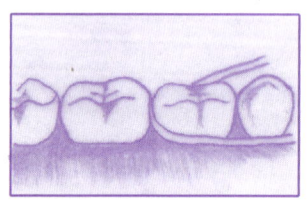

图3-3 牙线的使用方法

另外，需要注意的是，第一次使用牙线时，有些人可能会出现牙龈出血。原因有两个：

一是由于牙龈有炎症。在经过系统治疗后，只要使用方法正确，持续几天，一旦菌斑清除，出血现象就会停止。

二是方法不正确。如果持续几天仍有出血,建议去医院复查,因为不正确地使用牙线亦会导致牙龈损伤。

小朋友不必担心,使用牙线不会让你的牙缝加大。

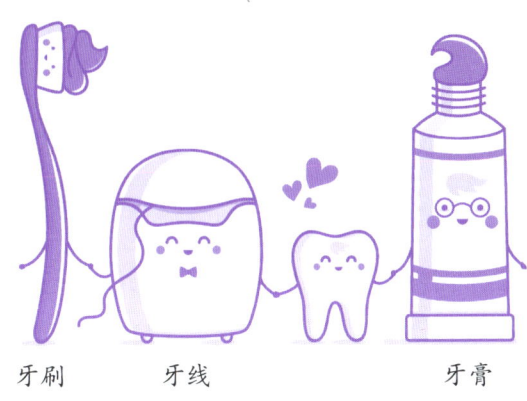

牙刷　　　牙线　　　　　牙膏

### 三、为什么补完牙还会出现牙痛?

很多孩子会有疑问:为什么去医院补了牙后还会出现疼痛呢?大致可以分为以下几种情况:

❶ 出现近期疼痛的原因,是在治疗深龋齿时,因龋坏组织距离牙髓较近,在去除腐烂的牙体组织、制备洞形的过程中产热,可能出现短时的冷热刺激痛,此类情况不需作特殊处理,一般1~2日后可自行恢复。

❷ 如果补牙后近期出现咬合痛,多半是由于填充材料太高,咬合时有早接触引起。经过医生调合数日后即可恢复正常。如果不能缓解,则需要到医院检查排除根尖周病的可能。

❸ 出现远期疼痛的原因,常为继发性龋或牙髓炎。应视具体情况到医院进行治疗。

总之,除医生明确告诉孩子可能出现的暂时性牙痛(如牙髓失活)外,其他补牙后出现的各种牙痛情况均应去医院复查,以便找出原因,及时处理。

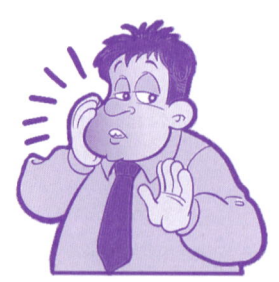

### 四、牙痛都是牙齿疾病引起的吗？

牙痛虽然是多种牙齿疾病都可出现的一个共同症状，但牙痛并非都是牙齿疾病所致，也可能是其他病因引起的，明白这点对于我们了解全身的其他疾病也有帮助。

❶ 冠心病。有些冠心病人发生心绞痛时，心脏的症状不是很明显，却出现一侧或上下多个牙齿同时疼痛。这种牙痛，如按牙齿疾病治疗，则会误诊，而含服硝酸甘油，反而会很快缓解症状。

❷ 高血压。血压升高，可引起外周小动脉硬化，若发生痉挛，可致牙龈出血；若牙组织营养不足，可出现牙痛。

❸ 三叉神经痛。三叉神经为面部感觉神经。当一侧三叉神经下支发生疼痛时，酷似牙痛，其疼痛剧烈难忍，呈跳痛或刺痛，比普通牙痛厉害得多。

❹ 流行性感冒。由流感病毒引起，常常侵犯呼吸系统。如侵犯口腔黏膜时，就会出现牙齿阵发性胀痛。

❺ 上颌窦炎。上颌窦为副鼻窦之一，位置接近上牙。当其发生炎症时，可殃及牙齿，出现牙痛。

❻ 神经衰弱。有些患神经衰弱的人，牙神经也较一般人敏感，当受到外界刺激时，也可发生牙痛。

既然牙痛并非都是牙齿疾病所致，所以，当小朋友牙痛时，不仅要想到牙齿疾病，还要警惕其他疾病，以免贻误治疗时机，造成不良后果。

## 五、为什么根管治疗后需要做牙冠修复？

根管治疗，俗称杀神经，就是指医生把有病变的牙齿打开，将牙齿里面发炎、坏死的牙髓组织用各种器械移除干净，并把牙髓腔消毒、清理干净，最后再用牙胶等材料把牙髓腔紧密地封填起来。

为什么根管治疗后需要做牙冠修复？原因主要是在根管治疗中，必须去除不少被细菌感染的部分牙齿，以及不得不修整的牙体组织。所以整个牙齿的支持力量明显减弱，在某些特定条件下可能不足以支持咀嚼压力而容易发生牙冠劈裂，所以要及时做个牙冠把它保护起来。

做过根管治疗的孩子，经常在根管治疗之后会听到医生建议做牙冠。但是对于为什么要做牙冠却并不了解。根管治疗后是否需要做牙冠修复要看牙体的破坏程度，若破坏程度不高，则用永久性补牙材料充填即可；若牙齿破坏到无法用补牙材料充填，或充填后无法获得足够的强度以恢复咀嚼功能，就需要做牙冠修复。

## 六、儿童为什么要在全麻下进行牙齿治疗？

提到全身麻醉，人们总是习惯性地将它与大手术联系在一起，要说在全麻下治疗牙齿，大多数人会感到不可思议。那么，我们为什么要在全麻下进行牙齿治疗呢？

❶ 全身麻醉下牙齿治疗可以避免对儿童的心理造成伤害，避免成年后患口腔科焦虑症、口腔科恐惧症。

❷ 全身麻醉下牙齿治疗可以避免孩子不配合的问题。

❸ 全身麻醉下牙齿治疗可以同时治疗多颗牙齿，一般是一次性治疗全口所有需要治疗的患牙。

随着麻醉技术的发展，全麻的安全性越来越高。现代医学对人的心理健康越来越重视。正是在这样的背景下，全麻下的牙齿治疗越来越被全世界的口腔科医生所关注和认可。全麻下的牙齿治疗在欧美日等发达国家开展相对较多。国内一些大型的专科医院也有开展，并且逐渐被越来越多的家长接受。

那么什么情况下比较适合全麻下的牙齿治疗呢？主要有以下几种情况：

❶ 年龄太小（3岁以下）不能配合治疗，而患牙需要立即治疗的孩子。

❷ 孩子有全身性疾病或智力障碍，无法配合治疗。有智力障碍的成年人或有特殊疾病不能配合治疗的成年人当然也适用。

❸ 非常恐惧、非常不合作，短期内其行为不可能改善，而患牙需要立即治疗的孩子。

❹ 多颗患牙需要治疗，因为各种原因不能多次就诊的孩子。

❺ 因各种原因，局部麻醉无效的孩子。

❻ 家长担心束缚下牙齿治疗会对孩子心理造成伤害，可以用全麻下牙齿治疗的方法，避免造成其心理伤害和医疗危险。

当然，全身麻醉下的牙齿治疗首先也需要检查孩子的全身健康状况，排除有全身麻醉禁忌证的情况，只有这样才能确保安全。

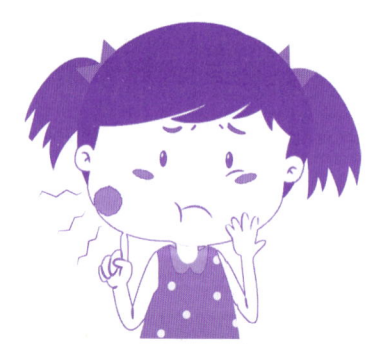

## 七、为什么要尽早拔掉没有价值的牙齿？

医生在给孩子设计全面的牙齿治疗、修复方案时，只要一提到拔牙，经常会被许多孩子和家长拒绝，即使是很松动的牙齿，或者破坏很厉害的牙齿，只要不会痛到无法忍受，他们都不愿意拔牙。在许多人的意识里，让牙齿自己掉应该比拔掉它更符合常理。其实掉牙本身就是一个病理过程（乳牙被恒牙替换除外），哪来的符合常理呢？接下来我们来看看为什么要尽早拔掉没有价值的牙齿。

❶ 破坏很大的、无法修复的牙齿在口腔内已经没有咀嚼功能。

❷ 牙冠破坏后，即使牙根还在，两侧的牙齿尤其是后面的牙齿可能会向缺隙中间倒。和它相对的牙齿失去咬合关系后可能会伸长，这样整个咬合关系会紊乱，不利于今后义齿修复，也可能导致颞下颌关节功能紊乱。

❸ 感染可以通过牙根、根尖孔造成根尖部牙槽骨的炎症性破坏，可以在根尖部形成囊肿、肉芽肿、瘘管等，萎缩的牙槽骨不利于今后的义齿修复，尤其不利于种植牙修复。

❹ 引起龋齿和牙周病中的细菌可能进入血液，并通过血液循环滞留在关节、心瓣膜等部位，诱发关节炎、细菌性心内膜炎等，尤其在风湿性关节炎患者、风湿性心脏病或先天性心脏病患者中，这种风险更大。

❺ 乳牙的根尖炎症可能会影响恒牙胚的发育。

所以，明智的做法是，对一颗没有价值的牙齿尽早拔除，如果是乳牙还应考虑是否需要使用间隙保持器，如果是恒牙就应尽早种植修复。

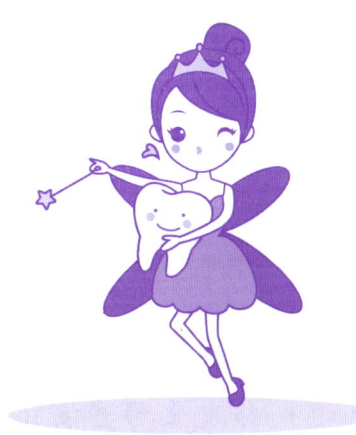

## 八、为什么牙龈会出血？

牙龈出血不是一个疾病，只是疾病的一个症状。引起牙龈出血的原因有局部性的，也有全身性的。

1. 局部牙龈问题

绝大多数的牙龈出血是牙龈本身的疾病造成的，主要的原因是各种刺激造成的边缘性龈炎，这些刺激因素包括：细菌菌斑、牙石、咬合创伤、不良修复体、食物嵌塞等。早期，牙龈的炎症较轻，只在有较强刺激时才有出血，比如刷牙时，用牙啃苹果等，在没有刺激时不出血。边缘性龈炎如不积极治疗，可进一步发展为牙周病，牙龈的炎症加重，这时较轻的刺激也会导致牙龈出血，比如吸吮时牙龈会出血。

2. 全身性疾病

虽然全身性疾病造成的牙龈出血占比较少，但都是较严重的疾病，因此也不可忽视。造成牙龈出血的全身性疾病包括：血友病、白血病、再生障碍性贫血、肿瘤以及肝功能严重损伤等。这些情况下，牙龈本身的肿胀等炎症表现并不明显，只要有轻轻的刺激，甚至没有任何刺激，比如夜里睡觉都可能发生牙龈出血不止的情况。这些疾病导致的牙龈出血一般会伴有一些全身情况的改变，在实验室检查中也很容易发现，比如凝血因子、白细胞分类、血小板数目等常常会有改变。因此，发现局部炎症并不严重，但牙龈出血严重，且不易止血时，应排除全身性疾病导致牙龈出血的情况。

此外，如果肺部或者胃部疾病出血时，唾液中可能会带有血丝，容易被误认为是牙龈的出血，这时候应该观察有无咳嗽、上腹部疼痛等症状。

对于局部原因造成的牙龈出血，应该听从口腔科医生的建议，去除局部刺激因素，进行系统的牙周治疗。对于全身因素造成的牙龈出血，应该到相关科室进行全身性疾病的治疗。

## 九、牙齿随着年纪增大会发生哪些变化？

牙齿会随着年纪增大发生一些改变，我们将这些改变统称为增龄性变化，这些变化包括：

1. 牙冠变长

儿童的牙齿没有完全萌出时，会感觉牙冠较短，随着年龄的增大，牙冠会随着牙龈的后退、牙齿的萌出而变长。牙齿完全萌出后，位置不再变化，而牙齿在使用过程中会不断地磨耗，有些人的牙齿重度磨耗，会发现牙齿明显变短，最严重者牙齿磨耗会直到平齐牙龈为止。而有些人牙龈重度萎缩会导致牙齿暴露的部分变长。

2. **牙龈退缩**

成年人会随着年龄的增长发生牙龈退缩，牙龈退缩后牙根就会暴露，一部分人会发生刷牙敏感、冷热刺激敏感等。正常情况下的牙龈退缩会非常缓慢，而在一些病理情况下，比如牙周病、咬合创伤，或者刷牙力量过大时，会导致牙龈的退缩加速、牙齿变长、牙和牙之间出现缝隙等。牙龈退缩很明显的话，意味着牙槽骨的吸收也很严重，那么牙齿可能会松动、移位。

3. **牙齿磨耗**

牙齿在长年累月的使用过程中必然会发生磨耗，这种磨耗首先发生在后牙的咬合面和前牙的切割端，结果是这些部位表面的牙釉质变薄，牙齿的透明感变差，所以中老年人的牙齿与年轻人的牙齿相比较，缺乏晶莹剔透的感觉。牙齿重度磨耗者，其牙釉质完全磨损，牙本质暴露，会有冷热刺激后酸痛不适的敏感症状。

4. **牙齿变黄**

牙齿变黄除了与牙齿着色有关外，还有一个非常重要的原因是：牙齿表层的牙釉质因为磨耗变薄，里层牙本质的淡黄色会透出来越来越多。

5. **牙齿裂纹**

牙齿在使用过程中，经常要遭遇温度的变化，再加上咬合力量的作用，牙齿表面会出现一些细微的裂纹。严重者可导致牙隐裂，继而出现疼痛，需要拔除。

6. **牙髓腔变小**

牙齿的增龄变化不仅表现在牙齿表面，也发生在牙齿内部。随着年龄的增大，牙齿内部的牙髓腔会逐渐缩小，就像一个湖泊，随着淤泥越来越多，湖面变得越来越小一样。

### 7. 牙髓变性

随着年龄增长，牙髓腔内会出现髓石、牙髓钙化等情况，有些牙髓还会发生变性。

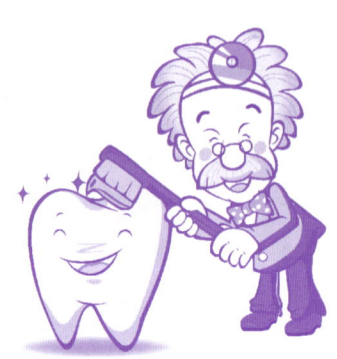

## 十、出现口腔溃疡是不是得癌症了？

一般而言，口腔内出现的溃疡多数是复发性口腔溃疡，它是最常见的口腔黏膜疾病，具有红、黄、凹、痛四个特点。

不少人会误解口腔溃疡，比如口腔经常发生溃疡，很多人就怀疑自己是不是得了癌症。

口腔溃疡可分为两类：一类是不会演变为癌症的溃疡，如复发性口腔溃疡、创伤性溃疡、结核性溃疡；另一类是与癌变有关的溃疡，包括溃疡型白斑和红斑。

一般溃疡可以完全自愈，而过段时间又复发，这类溃疡发生癌变的机会极少；相反，对于超过4周不能愈合的口腔溃疡，特别是伴有红色或白色改变的溃疡，要注意是否有癌变的可能，应及时到口腔专科医院诊治。

## 十一、智齿为什么一般需要拔掉？

智齿的全称为第三磨牙，一般在18～30岁时萌出。但智齿萌出经常会出现反反复复的发炎肿痛，所以医生一般建议拔掉智齿。

大多数智齿萌出时因为已经不够位置产生阻生，进而引起发炎。人的饮食越来越精细，咀嚼锻炼越来越少，口颌系统的发育也就越来越退化，而退化的规律是越坚硬的组织退化越慢。由于牙齿比骨头坚硬，这样，牙齿比骨头退化慢，这就造成牙齿相对于骨头来说越来越多、越来越拥挤，最后萌出的智齿就没有位置了。

此外智齿还会造成第二磨牙的龋坏和前面牙齿的拥挤。因为智齿阻生时常常向前倾斜，牙冠部正好顶在第二磨牙的颈部，萌出时向前的力量可能造成第二恒磨牙的吸收、龋坏和前面牙齿的拥挤。

### 十二、拔智齿可以瘦脸吗？

不能。在社会上一直有流传"拔智齿可以瘦脸"的说法，但事实上，智齿与脸的胖瘦关系不大。

决定脸型的三要素是骨骼、面部肌肉和脂肪，其中骨骼部分包括颧骨、上颌骨和下颌骨等，就像帐篷的支架一样，负责把脸部的皮肤支撑起来，骨骼对面型影响最大的是骨骼最突出的部分，比如颧骨、下颌角等。

牙齿也可以和骨骼一样支撑面部的肌肉和脂肪等组织，但是牙齿的作用相对于骨骼来说是很有限的，因为后牙极少突出于骨骼的范围之外，即使是错位的智齿也一样，而且牙齿的支撑是一个集体的作用，所以说拔除智齿后，面形的变化几乎是可以忽略不计的。

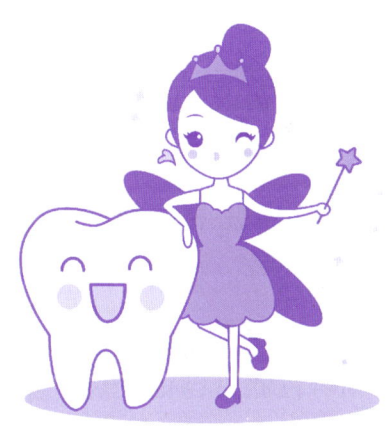

## 十三、拔牙后仍然出血怎么办？

拔牙后，应遵医嘱时间咬好压迫止血的纱卷。当日或次日唾液里带有少量血丝，或唾液略呈粉红色，这都是正常现象。

如果吐出的唾液血色深，甚至有血块，为拔牙后出血。如果在拔牙后1~2天内仍有出血时，就应到医院由口腔科医生处理。

如果在拔牙后3~5天伤口才出血，或伴有明显疼痛，则有可能发生了拔牙伤口感染。应该到医院进行相应处理，治疗应从止血、抗炎症两方面着手。

## 十四、拔牙后脸出现肿胀该冷敷还是热敷？

拔牙后脸肿的主要原因是创口血液、组织液的渗出。

一般在拔牙后2~3天内表现明显。面部由于血运丰富，因此也更容易出现肿胀的情况。3~4天后，拔牙的局部不会再有渗出，机体开始吸收这些渗出物，肿胀会慢慢消退。

通过了解肿胀的发生发展，就容易理解拔牙后到底是该冷敷还是热敷的问题，在不同的时间段是不一样的。

❶ 术后一天，属于渗出期，这时候采取冷敷，缩血管，可以减少组织液渗出，减轻肿胀。

❷ 术后3~4天，属于吸收期，这时候应该热敷，扩张血管，加速渗出物的吸收。

## 十五、女性拔牙和口腔疾病预防需要注意什么？

由于女性的生理特点，在拔牙时特别要注意避开月经期。因为在月经期女性的凝血功能较差，手术可能发生出血过多，而且月经期间女性的痛觉神经比较敏感，抵抗力相对较低，容易发生感染。

另外，关于女性的口腔疾病防治还需要注意以下几点：

口腔篇

❶ 青春期少女易患牙周病。一些青春期少女由于体内女性激素分泌不平衡，会导致牙龈血管瘀血，局部抵抗力下降，出现口臭、牙龈出血、牙周溢脓等牙周病症状。青春期牙周病发展迅速，容易引起牙齿松动，要及时找医生治疗。

❷ 服用避孕药期间不能拔阻生牙，以免出血较多。

❸ 孕前口腔检查。在准备孕育下一代前，女性除了做好各项精神和物质的准备外，一定要治疗已有的牙齿疾病，拔除不能保留的病牙，以免在怀孕或哺乳期间牙齿疾病发作，影响孕妇（母亲）和胎儿的身体健康。

❹ 怀孕期。怀孕期前3个月和后3个月不能拔牙。怀孕初期拔牙易引起流产，怀孕后期拔牙易诱发早产。

❺ 更年期。处于更年期的妇女，身体衰老速度加快，骨质变得疏松，其中牙槽骨最先疏松萎缩，牙齿逐渐松动脱落，要及时找医生治疗。

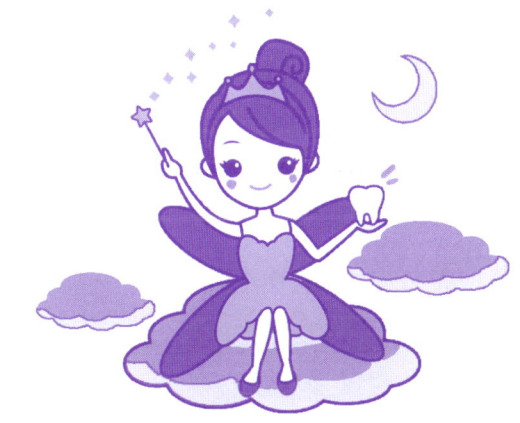

### 十六、牙本质敏感需要治疗吗？

很多人一吃酸、甜、冷、热等刺激性的食物就感觉牙齿酸酸的，这可能是由于牙本质过敏造成的。

牙本质过敏的原因可能是牙釉质过度磨耗致使牙本质暴露，或者是牙龈萎缩、牙根暴露等。解决牙本质过敏的问题可以到医院使用牙齿脱敏剂治疗，也可以尝试使用脱敏牙膏。

除此之外，一些食物也有一定的脱敏效果。比如把茶叶放在口中，用过敏的牙齿部位咀嚼。当然，牙齿敏感的原因有很多，采用以上方法，首先应确定是牙本质敏感导致，如果是龋齿等原因导致，则应该及时到医院治疗。

## 十七、什么是牙隐裂？

牙齿在咬合力的长期作用下沿着牙齿的沟窝缓慢地劈裂，起初的裂纹非常的细微，以至于我们用肉眼很难发现，因此叫做牙隐裂（图3-4）。

牙齿为什么会发生隐裂呢？一般认为有两方面的原因：牙齿结构和咬合力量。牙齿虽然坚硬，但也不是铁板一块，牙齿的发育是由几个发育叶融合而成的，发育叶与发育叶融合的部位就在牙齿各个牙尖之间的沟窝处，这个部位就是牙齿相对薄弱的部位，对有些发育叶融合不好的人来说，在咬合力的长期作用下，牙齿这个部位就容易出现裂纹。而某些因素导致某个牙齿或某些牙齿的咬合力长期偏大也是诱发牙隐裂的一个重要原因。比如有些人在紧张时有下意识紧咬牙的习惯，有些人咀嚼肌肥大等，都会导致咬合力量偏大。

牙隐裂的早期表现是咬硬物或冷热酸甜刺激时牙齿酸痛，但不是每次咬硬物时都疼痛，也不是每次冷热酸甜刺激都酸痛，只在正好咬到牙齿的某个部位时才会有酸痛。

早期牙隐裂的裂纹很细微很容易被漏诊，如果确诊为牙隐裂，需要尽早做牙冠修复，也就是给牙齿套一个保护罩，可以减缓牙隐裂的发展。

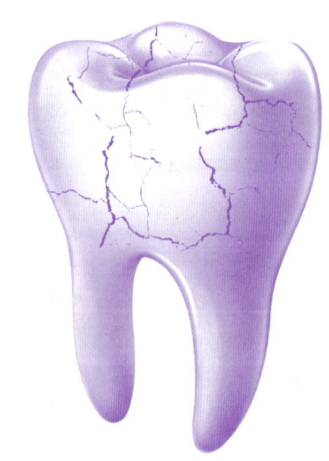

图3-4 牙隐裂

## 十八、儿童矫正的最佳时期

儿童矫正的最佳时期很难一概而论，简单概括起来主要分为三个阶段。

### 4~5岁

主要针对乳牙反合（地包天），且合作性好的孩子。如果小朋友有不良习惯（如吐舌、咬唇等），在这个阶段也应进行早期纠正。

### 8~10岁

针对由于不良习惯等因素引起的功能性错合和骨性错合早期的孩子。在替牙阶段如果发现孩子有不良习惯、面型异常和牙齿排列异常等情况，应及时带孩子到医院找正畸专业医师检查咨询，确定是牙性、功能性还是骨性错合畸形，并以此确定治疗时间和治疗方案。

### 11~14岁

一般常见的错合畸形在这个阶段都可以得到很好的治疗。另外，个别严重的骨性反合，应在18岁后行正颌外科手术治疗，才能达到理想的效果。

## 十九、矫正牙齿后有不良后果吗？

许多儿童很想矫正牙齿，但又担心牙齿矫正时会把牙齿弄坏，担心牙齿矫正过程中或矫正之后出现一些不良后果。

矫正牙齿确实会对口腔健康产生一些影响。主要有以下几方面：

### 1. 牙根吸收

牙齿矫正时，牙根表面也发生着吸收、增生的重建活动。治疗后，牙根凭着自身修复能力而恢复正常，疗程较长的正畸治疗常会造成牙根轻微吸收，但多数对牙齿健康和稳固是没有影响的。

有些牙齿如果矫正前有一些问题，比如受过外伤，与牙槽骨有粘连等，发生牙根吸收的几率相对大一点。还有一种情况，孩子存在部分牙根自身发育欠完善，呈现吸收倾向，但由于X线片不能三维呈现牙根情况，故在承受常规正畸力时，也会比正常牙根发生更大程度的吸收。

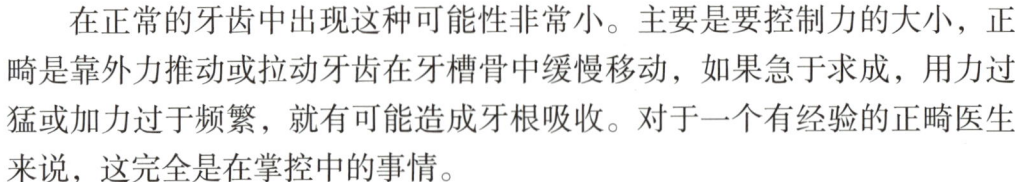

在正常的牙齿中出现这种可能性非常小。主要是要控制力的大小，正畸是靠外力推动或拉动牙齿在牙槽骨中缓慢移动，如果急于求成，用力过猛或加力过于频繁，就有可能造成牙根吸收。对于一个有经验的正畸医生来说，这完全是在掌控中的事情。

2. 暂时性牙齿松动

正畸中牙齿的移动是一个牙槽骨的改建过程。牙齿一侧的牙槽骨吸收，另一侧的牙槽骨形成，这样牙齿就在牙槽骨中移动了。既然有牙槽骨的吸收，就必然有牙齿的松动，这对矫治牙齿来说是正常现象，等到牙齿移动到既定位置之后，通过一段时间的保持，通常需要三个月或更长的时间，牙齿都会恢复到治疗前的稳固程度。

3. 暂时性牙髓反应

牙齿矫正过程中会有牙髓充血，在每次加力的头几天牙齿会有不适，轻微疼痛。但实验证明，这种反应没有临床意义，而且很快就会消失。临床实践证明，一颗正常的牙齿，如果施加适合的正畸力是不会发生牙髓炎、牙髓坏死等不可逆的牙髓反应的。

4. 龋齿

由于固定正畸矫治器的影响，不易保持口腔卫生，容易形成龋齿。但是，只要孩子在口腔卫生维护方面下功夫，这种情况是完全可以避免的。绝大多数矫正牙齿的孩子并没有因为戴矫治器而导致龋齿发生。

5. 牙龈炎

这是由于口腔清洁不到位造成的。

6. 牙槽骨吸收

成年人的牙槽骨大都有很缓慢的吸收，如果吸收很快，最可能的原因是牙周清洁维护不到位，出现牙周炎导致牙槽骨的吸收。固定的正畸矫治器使口腔清洁维护难度加大，如果口腔卫生差，有可能导致牙槽骨吸收、牙龈萎缩、吃东西容易塞牙等。

7. 对颞下颌关节的影响

颞下颌关节紊乱综合征（TMJDS）表现为关节弹响、疼痛、张嘴时下巴歪向一侧，或者嘴张不大。

正畸治疗既不会引起也不会加重或减缓 TMJDS 的发生和发展，不能把治疗 TMJDS 作为正畸治疗的目的。TMJDS 可能由错牙合畸形引起，当 TMJDS 病人存在严重的错牙合畸形时，应选择正畸治疗。如孩子就诊前发生过关节的不适症状，需向正畸医生说明，部分 TMJDS 孩子正畸治疗开始前需先行牙合板治疗。

总之，矫正过程虽然对口腔健康有一些不利的影响，但只要医患配合好，都是可以避免和化解的。

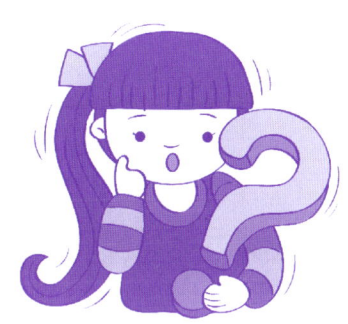

### 二十、牙齿矫正的时间为什么那么长？

矫正牙齿一般需要 2 年左右。有些生长发育期的儿童、骨性错合患者或成年患者需要更长的治疗时间。

因为牙齿的正常移动需要破骨细胞和成骨细胞的通力合作。破骨细胞令受力侧骨质吸收，成骨细胞令另一侧骨质形成，这个过程都需要时间，所以牙齿矫正的疗程自然时间比较长。

如果加大矫治的力量能否使牙齿移动加快，从而缩短矫治疗程呢？答案是否定的。牙齿的矫正并非力量越大移动越快，相反，力量太大牙齿可能会不移动，也可能会发生牙根过度吸收、牙齿过度松动等不良后果，犹如拔苗助长。

如果复诊频率高一些，比如一个月两次，甚至一周一次，能否缩短疗程呢？答案也是否定的。牙齿移动到一个新的地方后，需要等待新骨形成。如果就诊过于频繁，上次就诊时在弓丝上加的力还没来得及有效释放，那么再次更换弓丝就显得毫无意义了。

总之，牙齿的移动是有其自身规律的，必须严格遵守，切不可急于求成，否则就会欲速则不达。

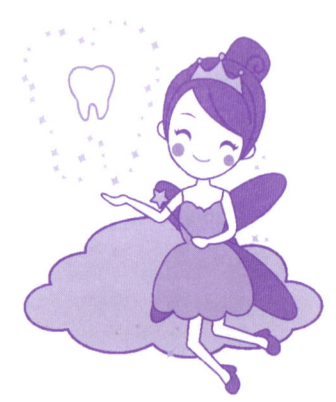

## 二十一、矫正牙齿为什么需要拔牙？

在口腔正畸门诊，医生常常让孩子拔掉完好无损的牙齿，而且大多数情况下是拔掉4颗双尖牙，有时还要拔除4颗阻生的智齿，一下子拔这么多"好"牙，很多孩子和家长都不能理解。

一些朋友还担心拔牙后留下的间隙会影响美观，会需要镶牙，或者拔牙后会导致牙齿容易松动，牙齿数目的减少会影响咬合的效率等。其实这些顾虑都是没有必要的。

首先，拔牙后留下的间隙是有用的，矫牙结束后这些间隙都会被关闭，不需要镶牙。拔牙获得的间隙主要用于：

### 1. 排齐拥挤的牙齿

现代人颌骨的退化早于/多于牙齿的退化，牙齿对于颌骨的长度来说

相对过多，就会显得拥挤，只有拔除部分牙齿，腾出位置，才能将剩余的牙齿排齐。

### 2. 矫正面部前突

有些儿童牙齿前突严重，嘴唇不能闭合，导致嘴唇突出，影响美观。通过拔牙获得间隙，可以将前牙向后面的间隙移动，这样嘴唇就能正常闭上，前突的面型也会得到明显的改善。

### 3. 改善咬合关系

有些开合、反合的病例，拔牙是为了改善咬合关系，改善咀嚼功能。

拔牙矫正不会导致牙齿松动。牙齿是否松动，取决于该牙周围的牙槽骨高度是否足够，牙周组织是否健康，而不是靠邻牙的支持。拔牙矫正后，牙齿排列整齐，咬合关系好，易于清洁，牙齿及牙周组织相对会更健康、更坚固。

牙齿的咀嚼效率取决于上下牙齿接触点的多少，而非牙齿数目。拔牙矫正前，尽管数目多（可能有32颗），但由于许多牙齿咬合不上，上下牙齿根本没有接触，咀嚼效率并不高。拔牙矫正后，调整了咬合关系，尽管牙齿数目减少了，可能只剩24颗牙齿，但是咬合接触紧密，咀嚼效率反而得到了提高。

矫牙医生对拔牙是很慎重的，一般都要经过模型分析、X线片测量才能确定是否需要拔牙，需要拔几颗牙。在某些边缘病例中，可能会选择先不拔牙，排齐后请孩子和家长重新评估孩子的嘴型和脸型，以选择是否采取对称拔牙的方案。

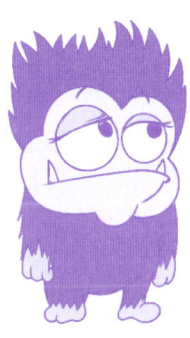

矫牙结束后，拔牙间隙也会完全关闭，对今后的牙齿健康并无不利影响。另外，即使不做正畸治疗，有些位置不正常的智齿由于经常发炎，或者容易造成邻牙的龋坏等也需要拔除。因此，应该积极配合医生的治疗设计。如果对拔牙犹豫不决，影响医生矫治方案的设计，会使最终的矫治效果受到影响。

## 二十二、矫牙过程为什么会感到疼痛？如何缓解？

矫牙过程会感到疼痛可能由以下几个方面引起：

① 矫正过程加力时，会造成牙髓的充血反应。

② 托槽、弓丝压迫在黏膜上形成溃疡。

③ 牙齿的移动伴随着牙根部分牙槽骨的吸收和重建，同时牙根表面也发生着吸收、增生这种重建活动。

④ 牙齿因反合、深覆合等因素采用了垫高处理，咬合应力集中在个别牙位。

矫牙过程中缓解疼痛的方法有：

① 止痛药。在明确非加力过大引起的疼痛时，可采用此种方法。

② 正畸保护蜡。将正畸保护蜡涂抹在突起的托槽、弓丝上，减轻对黏膜的压迫。

③ 在溃疡处喷西瓜霜或者喉风散，加快溃疡愈合。

④ 流质饮食，减少咀嚼带来的疼痛。

矫牙过程中的疼痛感主要与个体的痛阈值高低有关，大多数个体在初戴矫治器的两周后疼痛会逐渐缓解，但在每次复诊加力后也仍会有疼痛感，一般三天后会逐渐缓解。

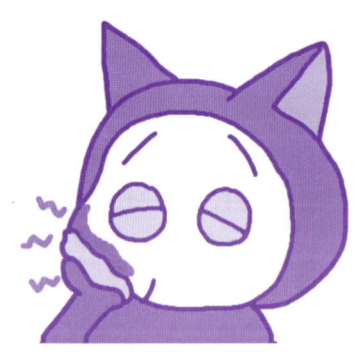

## 二十三、矫治牙齿为什么要打种植钉？

在矫正牙齿的过程中，为了使一些疑难病例能够达到理想的矫治效果，提高效率，医生可能要求在孩子的颌骨中打种植钉，医学上叫微型种植体支抗。

在移动牙齿的过程中往往需要一个支点（支抗）。在微型种植体发明之前，医生只能使用口外支抗，比如做一个头帽、颏兜之类的让孩子戴上，用整个头部或颏部的骨头作为支点来移动牙齿，既不舒适也不美观。

植入微型种植体只需要局麻下进行，创伤微乎其微，但效果显著，因而使用越来越普及。

## 二十四、成人牙齿矫正与儿童有什么不一样？

虽然我们说牙齿矫正不是儿童的专利，成人只要满足一定的条件，也可以达到满意的矫正效果，但成人矫正和儿童还是有些不一样的地方。这主要体现在以下几个方面：

1. **牙齿矫正周期更长**

由于成人已经过了生长发育期，新陈代谢较儿童有所下降，因此，牙齿移动的速度会减慢，矫治的周期自然也要延长。成年人牙齿矫正常常需要2~3年，甚至更长。

2. **有些畸形矫正效果会受影响**

比如只有牙齿因素的前牙反合（下前牙咬在上前牙外面），如果在身体发育期之前矫正，可以避免上颌骨发育不足、下颌骨发育过度的情况。但是，如果由于前牙反合已经造成了上颌发育不足、下颌发育过度的情况，这时候即便是将牙齿矫正过来了，面形也不能矫正，只能通过颌面外科手术的方法改善面形。

3. **矫治的难度相对来说较大**

成人大多会有这样那样的牙齿疾患，如果患有牙周疾病，需要先进行基础牙周治疗，在矫治的过程中要一直维护。如果患有牙体疾病，进行了牙体充填治疗，甚至做了全冠修复，那么对正畸托槽的粘贴就会造成影响。对成年人拔牙矫治的病例，由于某些牙齿龋坏严重不得不优先考虑拔除，但拔除这些牙齿可能比拔除其他牙齿矫正的难度加大。对某些颌骨轻度畸形的病例，由于颌骨生长发育已经停止，可能会考虑用矫正牙齿来代偿骨骼的畸形。凡此种种，都会增加矫治的难度。

**4. 保持时间要求更长**

牙齿移动到预期的位置之后需要戴保持器，让牙齿在新的位置稳定一段时间，否则牙齿容易返回到原来的位置，这就是错合畸形的复发。成人牙齿矫正不仅矫治时间比儿童长，保持时间也比儿童长。

总之，成人的牙齿矫正比儿童周期长、难度大、费用高。但随着经济发展，人们对生活品质的追求越来越高，以及牙齿矫治技术的进步，加入牙齿矫正行列的成人越来越多。

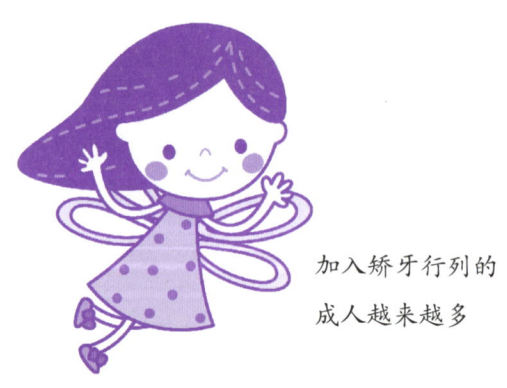

加入矫牙行列的成人越来越多

## 二十五、为什么不同的医生会有不同的矫正方案？

标准的咬合、良好的口颌功能系统是正畸医生进行矫治所追求的目标。但是，由于大部分孩子自身存在的一些不可抗的因素，比如牙齿先天的大小异常、颌骨发育的不对称等，造成通过矫治也不可能达到完全标准的咬合。这时，就需要医生对矫治结果进行利弊权衡，做出取舍。而专业医生在考虑错合畸形的矫治方案时，往往还会结合孩子的脸型、鼻子和颧骨的形态等做一个综合性的评估。由于每个医生及患者对于"美"的喜好不同，加上每个医生自身熟悉的技术体系不一样，就有可能做出不同的治疗方案。

因此矫治一般没有绝对的方案，对同一个病人，不同的医生可以有不同的方案，而同一个医生也会有不同的矫治方案来对应患者不同的需求。

### 二十六、种植牙好用吗？种植手术疼痛吗？

种植牙是所有假牙中最舒适的修复方式，因为种植牙有一个人工的牙根。但是种植牙和天然牙还是会有许多区别。

❶ 由于种植牙没有天然牙周围的牙周膜，而牙周膜中有神经感受器，可以感受咬合力的大小，所以，种植牙在咀嚼时会不知深浅，容易造成长期超负荷工作。

❷ 种植牙可能出现种植体周围炎，需要预防。

❸ 种植体牙颈部比天然牙缩窄，尤其在后牙更明显，所以，牙和牙的牙龈间隙较大，一般需要用牙间隙刷来清洁，以预防种植牙周围炎的发生。

现在接受种植牙的人越来越多。但是种植牙的费用比较高，而且要手术，让许多人害怕。其实种植牙手术的创伤很小，单纯种植牙的手术不论是术中还是术后，都没什么痛苦。

如果种植牙需要植骨的话，创伤会大一些，这根据植骨的具体情况会有所不同，但大多数情况是不需要植骨或是只需要植人工骨粉，这些情况的创伤也很小。

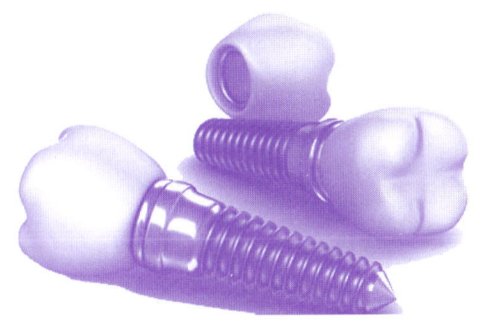

## 二十七、为什么会有口臭？

口臭会对人的社交形象造成严重的负面影响，使人承受着巨大的心理压力。有些人会不停地刷牙，嚼口香糖，使用各种漱口水，但仍然不能消除口臭。因为口臭的原因是多方面的，主要有以下几点（图3-5）：

❶ 口腔疾病。口腔卫生条件不佳，牙垢、牙石较多，牙龈和其周围组织发炎、化脓；龋齿，口腔内长期被食物嵌塞、发酵，都可以引起口臭。口腔内的恶性肿瘤造成组织坏死，也会引起口臭。口腔内如果有假牙没有清洁干净也会产生口臭。唾液腺方面的疾患引起口腔内唾液减少，对牙齿的冲刷作用减弱，也可以引起口臭。

❷ 鼻咽部疾病。比如化脓性扁桃体炎、化脓性鼻窦炎等疾患分泌的脓性分泌物的异味也会引起口臭。

❸ 消化道疾病。胃溃疡、消化不良、消化道食物返流等都可能出现食物发酵的臭味。

❹ 呼吸道疾病。比如肺部化脓性感染、肺结核等呼出的气体中也会有特殊的臭味。

❺ 糖尿病。糖尿病除了容易引起牙龈脓肿造成口臭之外，当糖尿病引起酸中毒时，血液中大量的酮体通过呼吸系统排出，还会闻到一种烂苹果样的气味。

❻ 尿毒症、肾衰竭。这类患者呼出的气体中可以闻到氨味（尿味）。

❼ 血液病。血液病造成的牙龈出血、坏死，容易散发出恶臭味。

❽ 吸烟。吸烟在牙面上形成的烟斑、烟渍，以及烟草燃烧后产生的一些气体进入血液循环后再经呼吸系统呼出，都会导致口臭。

❾ 严重的高烧疾病和癌症等也会形成口臭。

❿ 大蒜、韭菜、葱、辣椒、烟酒等也会引起口臭。

所以，对于患有口臭的患者，应该到医院去检查，逐一排除，查找原因，并对症治疗，这样才可以解决根本问题。

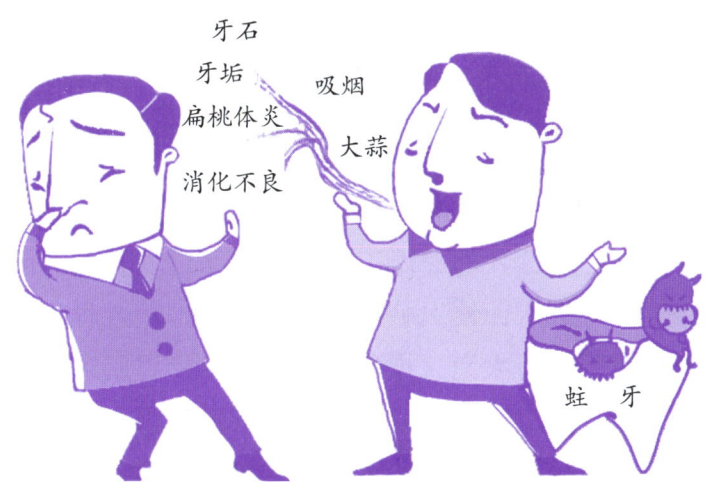

图 3-5 口臭的主要原因

## 二十八、为什么张口时耳前的关节会有咔嚓响？

有些人在张嘴时尤其在大张嘴时，颞下颌关节（位于外耳道前下方）会出现弹响，或者是在张嘴时没有，但闭嘴时有，称为颞下颌关节紊乱综合征（TMJDS）。

产生的原因是多方面的，包括咬合因素、精神紧张、疲劳、免疫因素等。治疗需要注意以下几点：

❶ 首先应到医院检查有无牙齿咬合问题。如因为某种原因造成偏侧咀嚼的习惯，则需要首先治疗或修复牙齿，然后有意识地尽量使用双侧牙齿咀嚼。

❷ 平时应尽量避免咬硬物。苹果不要整个地咬，需切成小块再咬。打呵欠需要用手托住下巴，避免张嘴太大，尤其对颞下颌关节经常脱位的病人更应该如此。

❸ 平时应注意关节的保暖，不要让关节正对着风吹。

❹ 对于症状较轻的弹响疼痛，可以通过做理疗、热敷，增加关节区的

血液循环等，来改善关节的症状。

⑤ 注意休息，避免过度疲劳。

⑥ 严重的颞下颌关节紊乱综合征需要手术治疗。

## 二十九、夜磨牙需要治疗吗？

所谓的夜磨牙就是在晚上睡觉中发出"咯吱咯吱"的磨牙声，早晨起来问他却不知道。夜磨牙的原因主要是：情绪过度紧张、激动、疲劳，以及受到惊吓等精神因素，使大脑皮层的兴奋或抑制过程失常，从而造成夜磨牙。另外，由于吃得太饱，积食、消化不良，胃肠道内的细菌所分泌的毒素吸收后刺激大脑皮层，使大脑皮层的兴奋和抑制失去平衡，从而造成夜磨牙。比较多的人认为造成儿童夜磨牙的原因是存在肠道寄生虫，因肠道寄生虫的活动和分泌的毒素，可刺激大脑皮层发生咀嚼肌痉挛收缩而造成夜磨牙。此外，颞下颌关节功能紊乱者也有可能出现夜磨牙。

夜磨牙主要的危害在于会加快牙齿的磨耗，造成牙周组织损伤、咀嚼肌疲劳及加重颞下颌关节功能紊乱。

夜磨牙的防治办法主要是消除紧张情绪，解除不必要的顾虑，心胸开阔，合理安排工作。必要的时候在医生指导下少量服用安定药物。另外，养成良好的生活习惯，起居有规律，晚饭不要吃得太饱，睡觉前不做剧烈运动。对于儿童夜磨牙患者应先排除肠道寄生虫，再选择夜晚戴牙颌软垫，保护牙齿。

## 三十、有什么方法能让牙齿变白？

造成牙齿着色、发黄的原因很多，一般来说分为内源性和外源性两种。

### 1. 外源性着色

由于牙齿表面存在着多种细菌，它们在牙齿表面分泌许多黏性物质，日常饮食中的茶垢、烟渍，以及饮用水中的某些矿物质和人们唾液中的矿物质吸附在这些黏性物质上形成菌斑和牙石，使牙齿逐渐变黄或变黑。

对于外源性着色的牙齿，通过洗牙、洁牙喷砂的方法，可还原牙齿的本色。

2. **内源性着色**

内源性着色一般是在牙齿发育过程中形成的，如四环素沉积在牙本质内，就会使得牙齿变成黄色、棕色或暗灰色，称为四环素牙；如果饮用水中含氟过多，也可能导致氟斑牙，牙面呈白粉笔色、棕褐色斑块；如果牙神经坏死后，血色素与细菌分解产物结合也可使牙齿变黑。

对于内源性着色的牙齿，牙齿美白的方法有化学漂白，或遮盖美白，最常用的方法是贴面美白（图3-6）。

贴面美白是在牙齿表面粘上一层贴面，对已经变色的牙齿起到遮挡的作用。现在流行的牙齿贴面可以分为树脂贴面和瓷贴面两种。瓷贴面既美观又逼真，相比树脂保持的时间也要长，因而价格较贵。

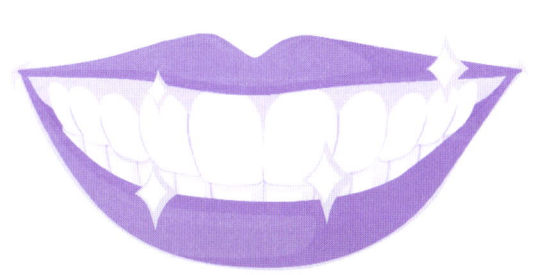

图3-6　牙齿贴面美白

文字：卢红飞、王萍

绘画：卢红飞

# 参考文献

[1] 葛立宏. 儿童口腔医学. 4版. 北京：人民卫生出版社，2015.

[2] 傅民魁. 口腔正畸学. 6版. 北京：人民卫生出版社，2012.

[3] 葛立宏. 儿童口腔健康指导. 北京：人民卫生出版社，2013.

[4] 余日月，蒋海鸥，曾嵘. 健康从牙开始（儿童篇）. 北京：人民卫生出版社，2012.

2018年天河区科技计划项目医疗联合体项目（2018YT026）
国家自然科学基金资助项目（81470219）

# 浅浅的医学知识
## 儿童常见病科普加油站

陈壮桂　主编

· 血液篇 ·

陈惠芹　分册主编

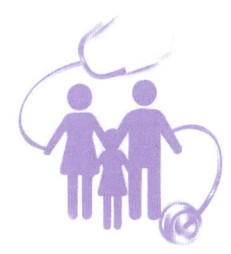

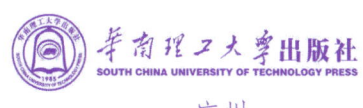

·广州·

## 图书在版编目（CIP）数据

浅浅的医学知识：儿童常见病科普加油站. 血液篇 / 陈壮桂主编；陈惠芹分册主编. —广州：华南理工大学出版社，2019.3

ISBN 978-7-5623-5887-9

Ⅰ. ①浅… Ⅱ. ①陈… ②陈… Ⅲ. ①血液病–儿童读物 Ⅳ. ①R-49

中国版本图书馆 CIP 数据核字（2019）第 009429 号

Qianqian De Yixue Zhishi——Ertong Changjianbing Kepu Jiayouzhan：Xueye Pian
**浅浅的医学知识——儿童常见病科普加油站：血液篇**
陈惠芹　分册主编

---

出 版 人：卢家明

出版发行：华南理工大学出版社
　　　　　（广州五山华南理工大学17号楼，邮编510640）
　　　　　http：//www.scutpress.com.cn　E-mail：scutc13@scut.edu.cn
　　　　　营销部电话：020-87113487　87111048（传真）

**责任编辑**：黄丽谊

印 刷 者：广州市新怡印务有限公司

开　　本：787mm×960mm　1/16　印张：33.5　字数：449千

版　　次：2019年3月第1版　2019年3月第1次印刷

定　　价：135.00元（全九册）

---

版权所有　盗版必究　　印装差错　负责调换

《浅浅的医学知识——儿童常见病科普加油站》

# 编 委 会

主　编：陈壮桂
顾　问：方建培
主　审：檀卫平

## 《血液篇》编委会

主　编：陈惠芹
副主编：潘　莉　段孟岐
编　委：凌业生　梁　英　孔　倩
　　　　罗湘琴　董婉秋　罗　浩
绘　图：梁梓宁　黎雅婷

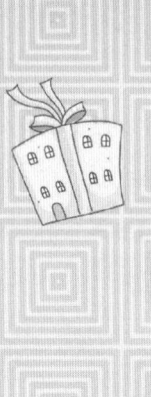

# 序

  由中山大学附属第三医院儿科主任陈壮桂教授领衔的儿科学团队，联合皮肤科、感染科、口腔科、耳鼻喉科等学科，为普及儿童健康与常见疾病防治的知识，在百忙的工作之余，以丰富的一线工作经验为基础，充分照顾到儿童，尤其是少年阶段对知识的渴求和理解力水平，以实用、通俗易懂、图文并茂、深入浅出的角度解读，讲述了包括急救以及皮肤、呼吸、血液、口腔、耳鼻、肝肾等特定组织、系统、器官的医学知识。让读者做到"开卷有益"，并且明显感觉到各位作者为达到"喜闻乐见"的效果，花费了大量的心血。在当今一切"唯SCI"的年代，这群大学附属医院的医生们愿意花时间和精力，为科普发力，更值得点赞。

  我从事儿科临床医教研工作35年，深知儿童健康科普知识在国内的重要地位，同时却又十分"贫乏"。因此，非常乐意向儿童、少年，甚至非医学群体的家长们推荐这套书。衷心祝愿该书的出版能得到大众的喜爱，并能解决一些儿童健康的实际问题，此为序。

**方建培**

中华医学会儿科学分会常务委员
中华医学会儿科学分会基层儿科发展委员会主任委员
广东省医学会儿科学分会前主任委员
中国妇幼保健协会脐带血应用专业委员会副主任委员
广东省妇幼保健协会脐带血应用专业委员会主任委员
中山大学博士生导师
中山大学孙逸仙纪念医院儿科主任
2019年1月

# 前 言

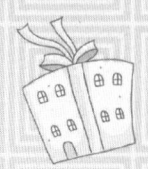

儿童是祖国的花朵，是冉冉升起的太阳，是家庭和祖国的未来和希望，少年强则中国强。儿童的健康成长关系着国家和民族的未来和发展。为儿童成长创造一个安全健康的生活空间，既是父母的责任，也是社会共同的责任。

《浅浅的医学知识——儿童常见病科普加油站》编者均为来自临床工作的医生专家，具有丰富的临床知识和科普经验，通过长期的工作体会以及对社会人群调研的反馈总结，依托社会各界的力量，发起了此次中国儿童健康知识普及计划，希望为儿童的健康成长贡献自身的一分力量。本丛书主要针对儿童日常生活中经常遇到的健康问题进行科普，包括呼吸、血液、泌尿、肝胆、耳鼻、口腔、皮肤健康以及相关疾病的科普，与儿童健康成长息息相关。内容丰富实用，语言通俗易懂，图文并茂，适合儿童及青少年、家长、教师及学校保健工作者阅读。

感谢各位编者在百忙之中仍然积极投身至本丛书的编写及审核之中。真诚感谢各位读者的厚爱，期待大家阅读后提出宝贵意见，共同参与到儿童健康问题的探讨之中。此外，还要特别感谢广州市合力科普基金会的热心资助，与我们在科普的路上并肩作战，一同为繁荣科普创作、提高市民科学素质而努力。感谢您们的支持！

最后，愿祖国的花朵健康成长，如日之升，照亮祖国的未来！

2019 年 1 月

# 目 录

**第一章　儿童血液系统的特点和正常血象** /1

第一节　血液的组成和功能 /1

第二节　血型的相关知识 /7

第三节　儿童血液病的危险因素 /8

第四节　儿童血液病的种类及特点 /10

**第二章　儿童贫血** /11

第一节　缺铁性贫血 /11

第二节　急性溶血性贫血 /17

第三节　地中海贫血 /21

第四节　失血性贫血 /26

## 第三章　儿童白血病 /30

第一节　什么是白血病？/30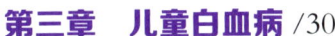

第二节　白血病有哪些类型？/31

第三节　哪些原因会导致孩子发生白血病？/32

第四节　白血病有哪些症状？/33

第五节　"血癌"能治愈吗？/34

第六节　"血癌"一定要"骨髓移植"吗？/35

## 第四章　儿童血小板减少症 /36

第一节　认识"血小板"/36

第二节　如何及时发现"血小板减少"？/37

第三节　血小板去哪儿了？/39

第四节　发现"血小板减少"该怎么办？/40

第五节　免疫性血小板减少症/43

**参考文献** /48

# 第一章 儿童血液系统的特点和正常血象

世界上所有人，无论肤色、民族和信仰如何，其生命动力都流淌在他们的动脉和静脉之中。它是一种红色的液体，称为血液（图1-1）。血液被人们誉为"生命之河"，由很多家族成员组成。组成血液的各种成分构成了人体发达的防御和运输系统，赋予并保卫着我们的生命，承担着"浇灌"全身组织与器官的使命。

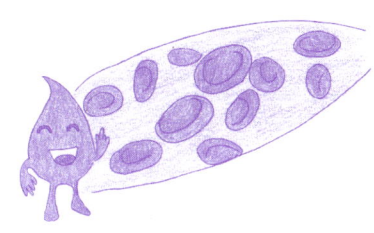

图1-1 血液

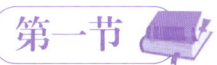

## 第一节

## 血液的组成和功能

大家会问：血液从何而来？人的身体里有多少血液？血液由什么组成？血液有什么作用？血型是如何形成的？

下面让我们一起来探索人体的"血液奥秘"！

## 一、血液成分"源泉地"——骨髓

人体造血根据发育时期的不同可分为胚胎期造血和出生后造血，胚胎期造血可进一步分为卵黄囊造血期、肝脏造血期和骨髓造血期。胚胎早期（前3个月）主要是由胚外中胚层的"血岛"造血，称卵黄囊造血期；在胚胎3~6个月时肝脏成为主要造血场所，称肝脏造血期；在胚胎6个月后所有骨髓腔都充满着造血组织，替代肝脏造血，一直持续到出生后（图1-2）。

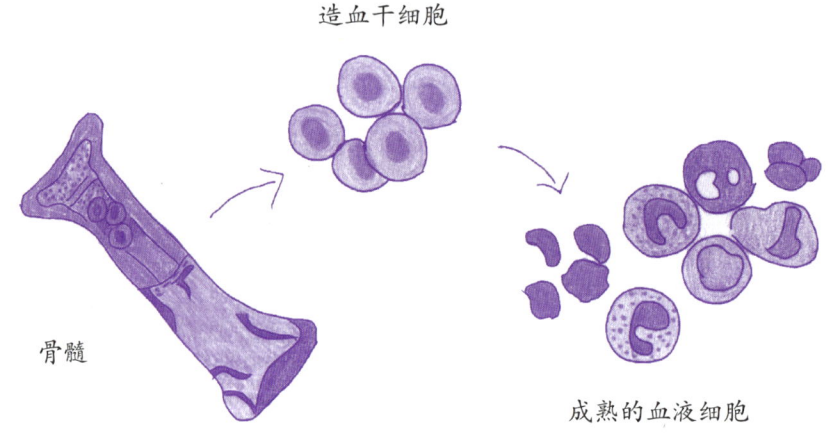

图1-2 骨髓造血

出生后，血液主要是由骨髓腔内的骨髓"制造"出来的，骨髓是人体的"血细胞加工厂"，包括红骨髓和黄骨髓。3~4岁前人体全身的骨髓均为红骨髓，5~7岁开始，长骨骨髓腔内的造血细胞逐渐被脂肪细胞取代，脂肪组织增多，外观呈黄色，故称之为黄骨髓。但是具有造血功能的是红骨髓，当人体对血液的需求增加时，黄骨髓可以变为红骨髓恢复造血功能。

## 二、人的身体里有多少血液？

血液约占成人体重的8%，儿童的血容量相对成人较多，新生儿为70～100mL/kg，早产儿为90～108mL/kg，婴儿及儿童为75～80mL/kg。比如一位6岁的小朋友，体重20kg，则体内约有1600mL血液。

## 三、血液是由什么组成的？

血液是由血浆和悬浮在血浆中的血细胞组成的。血浆是血液的液体成分，约占55%，含有水（99%）、血浆蛋白、糖类、脂类、激素、无机盐等。血细胞部分约占45%，由红细胞、白细胞和血小板组成（图1-3）。

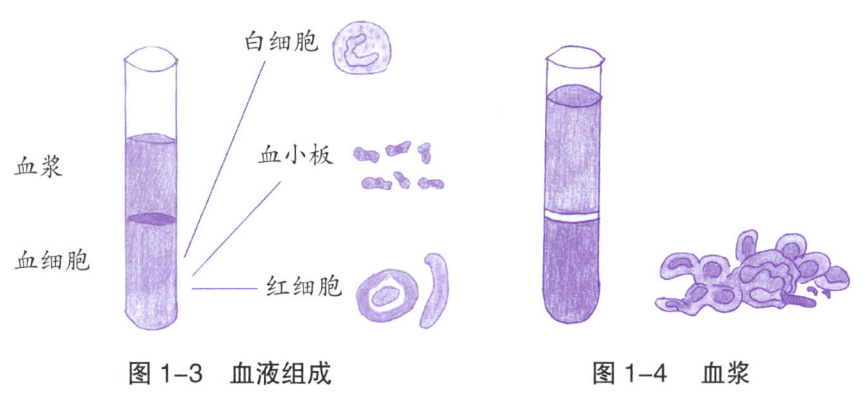

图1-3　血液组成　　　　　图1-4　血浆

了解了血液的来源，下面进一步探索血液的各种组成成分及其功能。

## 四、血液的组成成分及功能

### 1. 血浆

血浆是保证人体内环境处于"中庸"状态的功臣（图1-4）。

血浆是血液的液体部分，水分占99%，使血液具有流动性，其主要功能是运载血细胞、运送营养物质和废物。血浆蛋白是血浆溶质的主要部分，包括白蛋白、球蛋白及纤维蛋白原，维持血浆胶体渗透压，组成血液缓冲系统，参与维持渗透压平衡，运输营养和代谢物质。血浆蛋白分解产生的氨基酸，可用于合成组织蛋白或氧化分解供应能量，参与凝血和免疫作用。血浆的无机盐主要以离子状态存在，这些离子在维持血浆晶体渗透压、酸碱平衡以及神经－肌肉的正常兴奋性等方面起着重要作用。人们每天进食不同的食物，进行不同的活动，都会引起血浆的各种化学成分在一定范围内不断变化，其中以葡萄糖、蛋白质、脂肪和激素等的浓度最易受营养状况和机体活动情况的影响，而无机盐浓度的变动范围则较小。血浆的理化特性相对恒定是内环境稳态的首要表现。

### 2. 红细胞

红细胞是氧气的"快递员"（图1-5）。

红细胞内含有丰富的血红蛋白，其主要功能是把人体吸入的氧气从肺部"快递"到全身各组织器官，并把二氧化碳从组织带到肺部呼出体外（图1-6）。

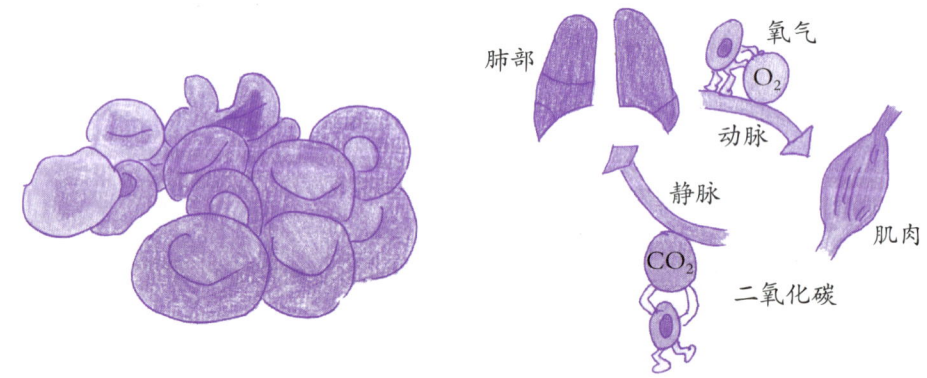

图1-5  红细胞　　　　图1-6  红细胞的运输功能

不同年龄儿童的红细胞数目及血红蛋白含量不同。血红蛋白含量低于相应年龄的正常值时，称为贫血，其诊断标准为新生儿<145g/L，1～4个月婴儿<90g/L，4～6个月婴儿<100g/L，6个月～6岁<110g/L，6～14岁<120g/L。高原地区居民的血红蛋白高于平原地区居民的，海拔每增高1000米，血红蛋白升高4%。

根据血液中血红蛋白的含量，将贫血分为四种，血红蛋白<30g/L为极重度贫血，30～60g/L为重度贫血，60～90g/L为中度贫血，90g/L至正常值低限为轻度贫血。

外周血中还存在少量未完全成熟的红细胞，称为网织红细胞。其在成人中占红细胞总数的0.5%～1.5%，在新生儿中，可达3%～6%。贫血患儿如果造血功能良好，其血液中网织红细胞的百分比会增高。因此，网织红细胞计数有一定的临床意义，它是贫血等某些血液系统疾病的诊断及疗效评估指标之一。

### 3. 白细胞

白细胞是人体的"卫兵"（图1-7）。

在我们周围的水、空气、各种生活用品中，甚至我们自己身体内部，每时每刻都存在着数以亿计的细菌、病毒。白细胞的主要功能是抵御它们的侵袭，参与机体防御和免疫。通过免疫过程，可提高机体对疾病的抵抗力。

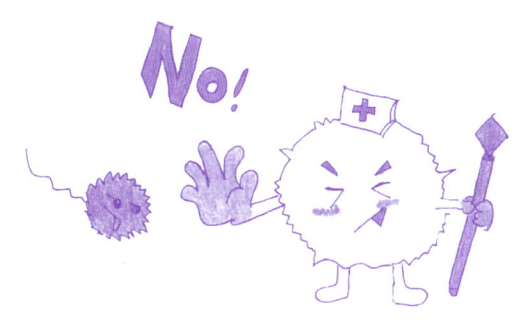

图1-7　白细胞

刚出生时，外周血白细胞总数可达$(15～20)\times10^9/L$，出生数小时后逐渐增加，出生后24小时达到高峰，以后逐渐下降，出生后2周降至$12\times10^9/L$，整个婴儿期维持在$10\times10^9/L$左右，5～6岁为$9\times10^9/L$，学龄期为$8\times10^9/L$，此后达成人水平，为$(4～10)\times10^9/L$，且男女无明显差别。

外周血液中均为成熟的白细胞，如果在外周血中发现有较多的原始幼稚细胞，则是发生血液系统肿瘤的重要信号。

白细胞又分为中性粒细胞、嗜酸性粒细胞、嗜碱性粒细胞、单核细胞和淋巴细胞。

出生时中性粒细胞占60%～65%，淋巴细胞占30%～35%；出生后4～6天这两种细胞比例相等，出现第一次交叉。此后淋巴细胞比例持续增加，4～6个月时淋巴细胞比例达到最高，以后逐渐减少。在4～6岁时两者比例再次相等，出现第二次交叉。6岁后中性粒细胞占多数，占50%～70%，并维持终身。中性粒细胞是人体内最主要的固有免疫细胞之一，感染及炎症发生时，在趋化因子作用下第一时间聚集到疾病发生点。细菌、真菌及病毒等病原微生物感染过程中，中性粒细胞通过吞噬杀伤病原体和分泌抗菌物质发挥其固有免疫作用，是保护身体健康的卫兵。中性粒细胞若低于$0.5\times10^9/L$则称为中性粒细胞缺乏症，易发生各种感染。

嗜酸性粒细胞在出生时比较少，以后维持在2%～4%水平。嗜酸性粒细胞能吞噬抗原－抗体复合物，释放组胺酶灭活组胺，从而减弱过敏反应。嗜酸性粒细胞还能借助抗体与某些寄生虫的表面结合，释放颗粒内物质，从而杀灭寄生虫。因此在过敏性疾病或寄生虫感染时，血液中的嗜酸性粒细胞会增多。

嗜碱性粒细胞占白细胞总数的0～1%，参与过敏反应。

单核细胞占白细胞总数的3%～8%，是血液中体积最大的细胞。单核细胞能消灭侵入人体的细菌，吞噬异物颗粒，消除体内衰老、损伤的细胞，并参与免疫过程。

淋巴细胞分为T细胞、B细胞和杀伤细胞等。T细胞参与细胞免疫，如排斥异体移植物、抗肿瘤等，具有免疫调节功能。B细胞受抗原刺激后增殖分化为浆细胞，产生抗体，参与体液免疫。

### 4. 血小板

血小板是防止人体出血的"勇士"（图1-8）。

血小板由骨髓造血组织中的巨核细胞产生，它的主要功能是止血。在正常血液循环中，血小板处于静息状态。当人体受伤流血时，血小板就会在数秒钟内奋不顾身、成群结队地扑上去封闭伤口，黏附在血管破损处皮下组织，血小板之间相互黏附、聚集成团，在血管破损处形成血栓达到止血目的。血小板还能释放一些细胞因子，引起血

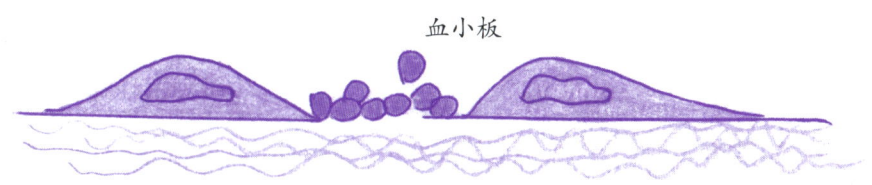

图 1-8 血小板

管收缩，促进止血。血小板计数范围在（150～350）×10⁹/L。当血小板低于正常值时，会有出血点、瘀斑等表现；当血小板计数低到 20×10⁹/L 以下时，会有严重的出血风险。

## 第二节

### 血型的相关知识

当我们需要输血或者资料登记时会问到血型，甚至在影视剧中也会看到用血型进行亲子鉴定的事件，下面让我们一起来了解一下血型的相关知识吧。

血型是一种遗传标志，与红细胞表面抗原种类有关，在正常情况下终身不变。据资料统计，红细胞血型系统为 23 个，其中最重要的、与临床关系最为密切的是 1901 年发现的 ABO 血型系统和 1940 年发现的 Rh 血型系统。

根据红细胞膜上特异性抗原的有无及种类，ABO 血型系统可分为 A、B、AB、O 四种血型，同时在 1911 年发现了 ABO 亚型及特殊 ABO 血型的存在。ABO 血型鉴定与临床输血关系最为密切。

红细胞缺乏 A 或 B 抗原，血清中出现抗 A 或抗 B 抗体，抗体在出生后即开始产生，直到3～6个月时才能查出，在5～10岁达高峰，以后逐渐下降。在ABO血型系统中，O型血是指血液中的红细胞缺乏A和B抗原，A型血是指血液中的红细胞具有A抗原，B型血是指血液中的红细胞具有B抗原。所以如果不进行ABO血型检查而轻易输血，会发生红细胞和相应的抗体结合进而出现急性血管内溶血、继发性肾功能衰竭等。

Rh血型系统是红细胞血型中最复杂的一个系统，其重要性仅次于ABO血型系统。目前为止已经发现50种Rh抗原，但与临床最为密切的有5种，分别是D、C、E、c、e，其中D抗原性最强，临床上习惯将含D抗原的红细胞称Rh阳性，不含D抗原的红细胞称Rh阴性。据统计资料显示，我国汉族人中Rh阴性血型者少于1%，少数民族如维吾尔族Rh阴性率可达4.97%。Rh阴性的血型就是我们日常所说的"熊猫血"，以比喻其稀少程度。Rh血型系统通过输血或妊娠可产生免疫性抗体，当遇到相应抗原并与之结合时，可导致患儿发生严重不良反应，甚至死亡，所以临床输血时必须做Rh血型鉴定。

## 第三节

### 儿童血液病的危险因素

在环境污染严重，各种细菌、病毒以及我们人体自身代谢废物的重重"包围下"，如果这些有害因子突破人体的免疫防线，血液会发生"变质"，导致各种血液病。

任何一种疾病的发生并非由单一因素导致，而是多种因素共同作用的结果。儿童血液病也不例外，与之密切相关的致病因素主要有环境、感染、遗传、药物、营养、精神等因素。

## 一、环境

随着经济的发展，工厂、现代化交通工具不断出现，新的化学产品不断上市，带来的结果是环境污染越来越严重，对人类的血液系统及免疫系统造成损伤，增加血液病的患病率。如电离辐射、电磁辐射、核素、放射线、化学物质（石油、塑料、染料、油漆、苯等）。

## 二、感染

病毒感染最常见，如 EB 病毒、微小病毒 B19、肝炎病毒等。其次是寄生虫感染，如血吸虫、钩虫、阿米巴原虫等。

## 三、遗传

一些血液病与遗传有关，如地中海贫血、G6PD 缺乏症等。

## 四、药物

药物在治疗疾病的同时也会有其毒副作用，甚至可能会引起另一种新的疾病，其中就包括血液病。常见药物有：抗生素类药物如氯霉素、磺胺类、头孢类抗生素等，解热镇痛药如苯胺衍生物、水杨酸类、各种中成药等，抗结核药、植物碱如奎宁和奎尼丁等。常用于治疗肿瘤或自身免疫性疾病的各种药物（如环磷酰胺、甲氨蝶呤等）会引起骨髓抑制。

## 五、营养

血液中成分的补充主要靠从食物中获取的营养，一切来源于食物的营养物质缺乏都会导致"造血原料"的绝对或相对不足，从而引发血液病。与血液病相关的常见物质缺乏有铁、叶酸、维生素 $B_{12}$、维生素 C、维生素 $B_6$、维生素 A 及维生素 E 等。

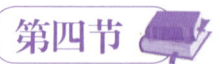

## 儿童血液病的种类及特点

临床上根据疾病所累及的血细胞将小儿血液病分为红细胞疾病、白细胞疾病、血小板疾病等。

孩子是祖国的花朵，处于生长发育阶段，其发生的血液病与成人有明显的不同，主要有：

❶ 皮肤黏膜苍白，有出血倾向，发热、肝脾淋巴结肿大等，但缺乏特异性。

❷ 血常规出现三系或其中两系或一系异常，骨髓造血出现变化等。

❸ 儿童处于生长发育阶段，对营养的需求相对大，容易发生营养性贫血。

❹ 许多小儿血液病与遗传相关，如地中海贫血、G6PD 缺乏症、血友病等。

❺ 儿童造血功能不稳定，对外界刺激反应过度，易出现细胞增生过度（类白血病反应）或过度抑制（急性造血功能停滞）。极易出现髓外造血情况，发生肝脾淋巴结肿大，外周血中出现幼稚细胞。

❻ 儿童白血病与成人不同，以急性淋巴细胞性白血病为多见，占儿童白血病的 75%～80%，预后较好。

（潘莉　陈惠芹）

# 第二章 儿童贫血

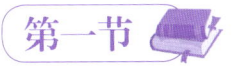

## 缺铁性贫血

### 一、"铁血男儿"的血是铁做的吗？

这个问题啊，问得真好。"铁血"一词由 "铁"——铁器和 "血"——血液组成，古时表义为战争流血，现引申为形容刚强、坚韧、不屈不挠的精神或意志。那血液里面到底有没有铁呢？

血液是流动在我们的血管和心脏中的一种红色不透明的黏稠液体。血液由血浆和血细胞组成，血细胞又分为红细胞、白细胞和血小板。

血液里的成分这么多，可为什么血液是红色的呢？

原来血液中的主要成分红细胞的90%由血红蛋白（缩写为Hb或HGB）组成。血红蛋白由珠蛋白和亚铁血红素结合而成（图2-1）。血液呈现红色就是因为其中含有亚铁血红素的缘故。

哦！原来血液里面真的有铁啊！那么问题又来了，血液中的铁有什么作用呢？是为了让人变得坚硬、坚强吗？

血红蛋白是高等生物体内负责运载氧的一种蛋白质。血红蛋白由

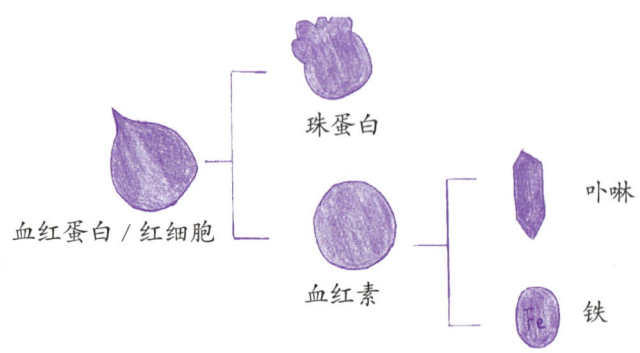

图 2-1 血液中的铁

四条链组成,两条 α 链和两条 β 链,每一条链有一个包含一个铁原子的环状血红素。氧气结合在铁原子上,被血液运输,所以说铁原子是血液运输氧气的搬运工(图 2-2)。我们都知道氧气对人类及其他高等生物是非常重要的,所以,铁自然也是人体必需的营养元素之一。

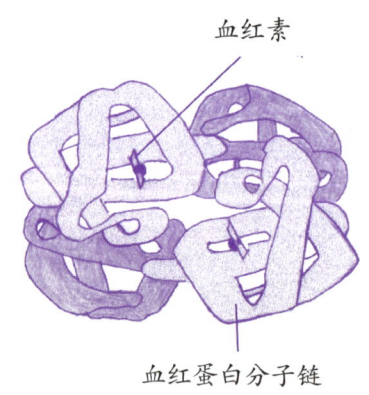

图 2-2 血红蛋白与铁

可是铁缺乏却是最常见的营养素缺乏症,是一个全球性健康问题。世界卫生组织(WHO)资料表明在发展中国家这一状况更为严重。

## 二、造成人体缺铁的原因

**1** 先天储铁不足：胎儿从妈妈体内获取的铁以妊娠最后 3 个月最多，早产儿、双胞胎或多胞胎、胎儿失血和妈妈孕期严重缺铁都可使胎儿先天储铁不足。

**2** 后天补铁不足：人乳、牛乳等乳品的含铁量都很低，但人体对人乳中铁的吸收率高达 50%，而对牛乳中铁的吸收率仅为 10%。动物性食物含铁量高，且吸收率高，约 20%；植物性食物的铁吸收率低，仅为 1.7%～7.9%。如果不及时添加含铁丰富且吸收率高的食物，就容易发生缺铁。后天补铁不足是导致缺铁的主要原因。

**3** 生长发育速度快：婴幼儿期和青春期的孩子生长发育快，随着体重增加，血容量也增加，对铁的需求量大，如果不及时添加含铁丰富的食物，就容易发生缺铁。

**4** 铁吸收障碍：胃肠道疾病、食物搭配不合理都可影响铁的吸收。

**5** 铁丢失过多：对牛奶过敏的婴儿、肠息肉、钩虫病、月经过多等都可造成慢性失血。每失血 1mL，约损失 0.5mg 铁，长期慢性失血可致缺铁。

## 三、缺铁性贫血的表现

由于体内铁缺乏，导致血红蛋白合成减少，当血红蛋白量低于正常水平时，就称为缺铁性贫血（iron deficiency anemia，IDA）。这个时候，"铁血男儿"就只能是个梦啦。IDA 患儿整体看起来比较虚弱苍白，容易疲劳，不爱活动，可能出现头晕、眼前发黑及耳鸣，严重的甚至会出现烦躁不安、精神萎靡不振，易怒，精神不集中，记忆力也会出现减退（图 2-3）。这个时候学习成绩肯定是不会太理想啦，烦躁吃不下饭，但是却可能会想来点泥土、墙皮、煤渣什么的尝尝（异食癖），头发也容易脱落，指甲也开始变得不一样，中间扁平下去，边缘却翘起来。这个时候不要怕，其实你并不是得了什么外星物质侵袭性的疾病，你只是血里面的铁少了，得了缺铁性贫血。

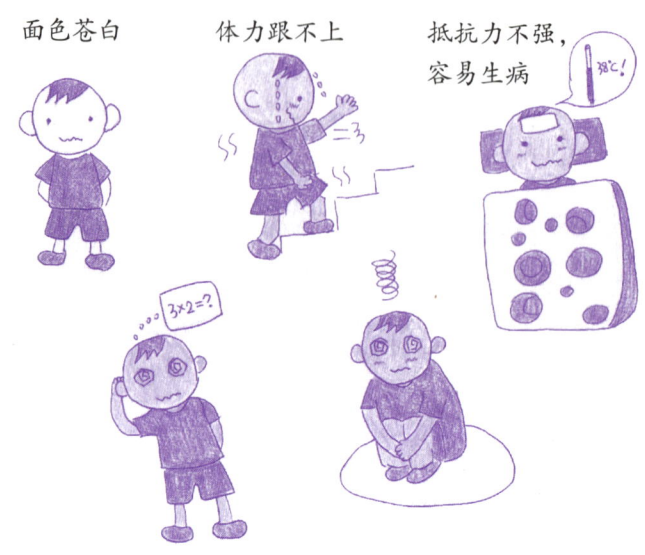

图 2-3 缺铁性贫血的表现

## 四、缺铁性贫血的诊断

不是所有的学习成绩差都可以怪罪于缺铁引起的贫血，医生们可是有一整套科学的手段可以判断你是不用心学习还是真的生病。首先可以抽血查看血液里面各种血细胞的数量、形态的情况。红细胞数量减少、血红蛋白降低、红细胞体积变小、红细胞形态变异等都是缺铁性贫血的表现，因此缺铁性贫血也称为小细胞低色素性贫血。接下来医生会使用先进的仪器分析血液里面的化学成分，检验血清铁蛋白、血清铁、总铁结合力这些有关铁代谢的指标，如果血清铁蛋白和血清铁降低，总铁结合力升高，就可以确诊是缺铁性贫血了。如果通过这些抽血检查还不能明确诊断，还可以做骨髓穿刺术来检测骨髓的铁是否不足，以进一步明确是否患有缺铁性贫血。

## 五、缺铁性贫血的治疗

接下来就让我们一起来看看应该如何治疗缺铁性贫血。

首先医生会一起帮忙查找原因,如果是因为一些病理状态例如肠息肉、钩虫病等慢性失血性疾病引起的,就要先治疗这些疾病以去除病因。排除这些原因后,就要针对缺铁的情况进行补铁。

食疗补铁(图2-4)是有一定作用的。在疾病的初期阶段及之后的延续治疗阶段,改善膳食结构、合理饮食,增加摄入含铁丰富的食物和富含维生素C的食物,都能够增加铁的吸收。比如:猪肉及猪肝含铁量多且吸收率高,其次为鸡、鸭、鱼肉,海产品类海蜇皮、海蜇头、虾米、虾皮等;蔬菜中有菠菜、芹菜叶、苔菜、土豆等;谷类有糙米、小米、玉米、燕麦;豆类有绿豆、紫芸豆、黑芝麻;菌藻类有紫菜、海带、发菜、口蘑、杵蘑、黑木耳等含铁量丰富的食物。另外,用铁锅炒菜也可以从中得到一些铁。

在饮食疗法的基础上,我们还可以通过药物补铁(图2-5)。

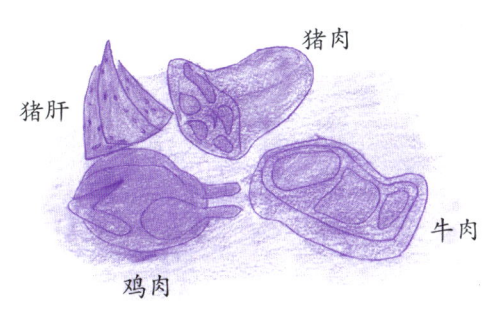

图2-4 食疗补铁

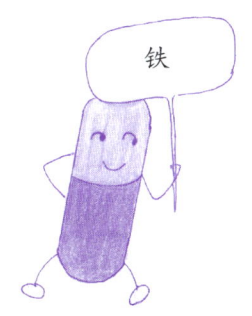

图2-5 药物补铁

药物补铁治疗的原则是尽量口服补铁。二价铁盐容易吸收,因此临床常用的口服铁剂有硫酸亚铁、富马酸亚铁、葡萄糖酸亚铁、枸橼酸铁及多糖铁复合物等。口服铁剂一般在两餐之间口服。可同时服用维生素C以增加铁的吸收,牛奶、茶、咖啡及抗酸药物与铁剂同时服用会影响铁的吸收,小朋友要注意喔。通常口服铁剂治疗1~2周后贫血就会得到改善,血红蛋白逐渐上升,3~4周后血红蛋白就完全恢复正常了。但是血红蛋白恢复正常并不意味着可以停药,还要继续口服铁剂6～8周，这样才能使我们体内的储存铁达到正常水平。

如果贫血程度严重，血红蛋白在60g/L以下，还可以输注红细胞进行治疗。

### 六、缺铁性贫血的预防

中国一项流行病学调查发现，我国7个月～7岁儿童的铁缺乏患病率高达40.3%，缺铁性贫血的发病率达7.8%。2岁以内的儿童是脑发育的最关键时期，铁缺乏将直接影响小儿脑发育，严重缺铁会影响认知、学习能力和行为发育，甚至不能被补铁治疗所逆转。因此，提早预防、早期诊断、及时干预对缺铁导致的儿童健康损害具有十分重要的意义（图2-6）。

主要的预防措施包括：

❶ 从孕期开始预防，及时补充元素铁及其他维生素和矿物质。

❷ 对早产儿及低出生体重儿提倡母乳喂养，母亲从2～4周开始补铁，直至1周岁。不能母乳喂养的婴儿应采用铁强化配方乳。

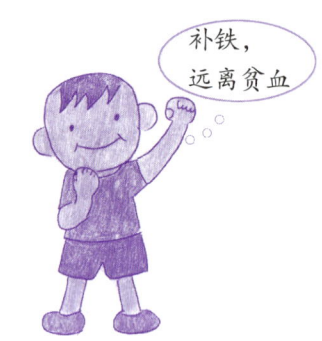

图2-6 补铁远离贫血

❸ 对足月儿提倡母乳喂养，不能母乳喂养的婴儿应采用铁强化配方乳，4～6个月后应及时添加富含铁的食物。

❹ 1～3岁的幼儿要注意食物的营养均衡，纠正厌食和偏食的不良习惯。

❺ 青春期儿童，尤其是女孩由于偏食、厌食和月经增多等原因，容易发生缺铁性贫血，应加强营养，合理搭配饮食。

（段孟岐　陈惠芹　董婉秋）

## 第二节

## 急性溶血性贫血

小勇今年4岁，在幼儿园放寒假的某一天傍晚，妈妈忽然发现小勇小便时排尿的颜色像酱油一样深，妈妈吓了一跳，赶紧仔细观察小勇，才发现孩子很疲倦的样子，原来红红的嘴唇现在却白白的、毫无血色，两只眼睛看起来也黄黄的（图2-7），妈妈非常着急，赶紧带着小勇到医院急诊看病，医生会给小勇诊断为什么疾病呢？如何治疗呢？如何预防呢？下面我们一起来了解下。

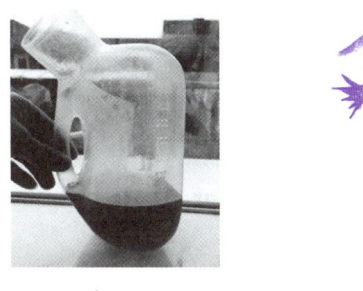
酱油尿

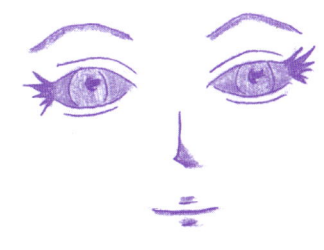
巩膜变黄

图 2-7　酱油样尿和巩膜黄染

### 一、什么是溶血性贫血？

溶血性贫血是由于各种原因导致的红细胞寿命缩短，红细胞破坏增加，而骨髓造血增强但不足以代偿红细胞消耗所致的贫血。

### 二、溶血性贫血的病因有哪些？

引起溶血性贫血的原因很多，主要是由红细胞内在异常或红细胞外在因素引起。红细胞内在异常是遗传性的，如红细胞膜结构缺陷、红细胞酶缺乏、血红蛋白合成异常等都会导致红细胞破坏增加。在这些红细胞内在缺陷中，常见的有以下几种病：遗传性球形红细胞增多症（红细胞膜缺陷）、G6PD 缺乏症（红细胞酶缺陷）、地中海贫血（血红蛋白异常）等。红细胞外在因素导致溶血性贫血的情况也很多，比如自身免疫性溶血，血型不符输血所致溶血，药物所致溶血，严重感染及动植物毒素等。

根据发病的急缓可将溶血性贫血分为急性和慢性。G6PD 缺乏症、药物、感染所致的一般是急性溶血性贫血，遗传性球形红细胞增多症、地中海贫血是慢性溶血性贫血。下面主要讲急性溶血性贫血。

妈妈带着小勇来到医院急诊，告诉医生小勇小便的颜色像酱油一样，医生马上对小勇进行了体检，发现小勇面色苍白、皮肤巩膜黄染，于是问小勇："小朋友这两天有没有吃过蚕豆？"妈妈说："有啊，今天上午出去玩时买了一包蚕豆给小勇吃，这还是小勇第一次吃蚕豆呢！"找到答案了！医生判断小勇是 G6PD 缺乏症患者，在进食蚕豆后诱发了急性溶血性贫血。

## 三、诱发溶血的原因有哪些？

G6PD 缺乏症患儿一般在有诱发因素情况下才会发生急性溶血性贫血，诱因包括服用具有氧化特性的药物（阿司匹林、安替比林、抗疟药、磺胺类、萘、川连、黄连、腊梅花等），进食蚕豆、感染等。

## 四、急性溶血性贫血有何症状？

一般发生在诱因后数小时至数天不等，发病比较急，前驱症状为全身不适、头晕、倦怠、乏力、恶心、呕吐、腹痛及发热等，随后出现面色苍白、尿色呈酱油色及黄疸等急性溶血性贫血表现。少数严重病例可出现少尿及急性肾衰竭，病情危重。

无论何种原因导致的急性溶血性贫血，早发现、早就诊、早治疗，可以减少并发症，减轻小朋友的痛苦。医生会进行血常规、血型、肝肾功能、电解质、尿常规、G6PD 酶活性测定等相关检查。

## 五、如何诊断急性溶血性贫血呢？

血常规提示血红蛋白减少，严重者可低于30g/L，网织红细胞百分比升高，大于0.2，可见有核红细胞，白细胞升高，血小板正常。骨髓象示粒细胞及红细胞系均增生。尿常规提示尿潜血阳性，尿色呈酱油色、浓茶色、茶色或黄色。

既往诊断为G6PD缺乏症，并有使用过禁忌药物或食物。

## 六、什么是G6PD缺乏症？

G6PD缺乏症即红细胞葡萄糖－6－磷酸脱氢酶缺陷病，是一种常见的伴性不完全显性遗传性疾病。在全球广泛分布，几乎每一个民族都存在这种酶的缺陷。本病常与地中海贫血、遗传性球形红细胞增多症共存。在我国长江流域以南多见，尤以广东、广西、云南、海南、四川和贵州等地为高发区。

G6PD基因定位于X染色体。男性患者只有一条X染色体，故称为半合子，酶活性显著缺乏；女性有两条X染色体，一般只有一条X染色体携带G6PD缺陷基因，称为杂合子。本病男性患儿多，女性患儿酶活性显著降低时亦可发病。

G6PD缺乏症病人因诱因出现的溶血性贫血有四种分型：

① 顿挫型：临床表现轻，表现为头痛、四肢痛、皮肤黏膜苍白及消化道症状。无血红蛋白尿，无须住院。

② 轻型：有上述临床表现，伴有轻度血红蛋白尿，多于1周内可恢复，无须住院。

③ 重型：急性发作，明显血红蛋白尿，面色苍白，黄疸，可有少尿、呕吐等表现。需住院治疗。

④ 爆发型：发病急剧，长时间大量血红蛋白尿，深度黄疸，严重贫血。若不及时抢救则24～48小时内可致死亡。

G6PD缺乏症患者应注意避免误服禁忌的药物、食物，对于顿挫型和轻型，解除诱因，多饮水，可自行恢复。对于重型和爆发型则需要住院急救治疗。

G6PD缺乏症的孩子家属要时刻警惕孩子的饮食是否含有引起溶血的物质，去药店买药或去医院就诊时，应主动告知药师或医生孩子的情况，避免误服禁忌的药物。

### 七、如何治疗急性溶血性贫血？

首先应去除诱因，避免继续溶血。去除诱因后，溶血大多在1周内停止。在溶血期间应给予水化、碱化治疗，防止血红蛋白在肾脏沉积。重度贫血时需要输注红细胞。出现严重并发症如急性肾功能衰竭，要及时给予相应治疗。

### 八、怎样预防G6PD缺乏症引起的急性溶血性贫血？

目前我们国家已经在G6PD缺乏症的高发地区进行了普查，所有新出生的宝宝都会验血筛查。如果检查出是G6PD缺乏症患者，医院会给家长一张携带卡，上面详细列出了哪些药物和食物是禁用的，哪些是慎用的，这样可在很大程度上避免发生急性溶血的情况。

禁用的药物和食物有：乙酰苯胺、美蓝、萘（樟脑丸）、硝唑咪、呋喃坦啶、呋喃唑酮（痢特灵）、呋喃西林、苯肼、伯氨喹啉、扑疟母星、戊胺喹、磺胺、乙酰磺胺、磺胺吡啶、磺胺甲恶唑（SMZ）、喹唑砜、甲苯胺蓝、三硝基甲苯（TNT）、蚕豆。

慎用的药物有：扑热息痛、非那西汀、阿司匹林、氨基比林、安他唑啉、氨基比林、维生素K3、维生素C、盐酸苯海索、链霉素、百乐君、氯喹、秋水仙碱、苯海拉明、异烟肼、二巯基丙醇、左旋多巴、对氨苯甲酸、保泰松、苯妥英、丙磺硫、普鲁卡因。

（潘莉　陈惠芹　罗湘琴）

## 第三节

# 地中海贫血

说起地中海，小朋友会想到怎样的画面呢？

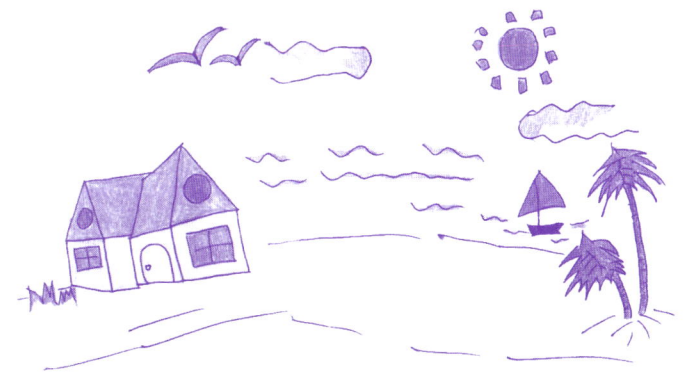

图 2-8　地中海风景

是图 2-8 这样吗？应该是这样吧。地中海是被北面的欧洲大陆、南面的非洲大陆和东面的亚洲大陆包围着的，是世界上最古老的陆间海，是古代文明的发源地之一。这里有古埃及的灿烂文化，有古巴比伦王国和波斯帝国的兴盛，更有欧洲文明的发源地（爱琴文明、古希腊文明以及公元 1 世纪时地跨亚、欧、非三洲的古罗马帝国），拥有独特的地中海气候，是欧洲亚热带水果产区，有着丰富的海产品，令人向往。

然而对于我们医学工作者来说，提起地中海，还会令我们想起一个让人心疼的名字："地中海贫血"，简称"地贫"。

## 一、什么是地中海贫血？

地中海贫血又称"海洋性贫血"或"珠蛋白生成障碍性贫血"，是一组遗传性溶血性贫血疾病。由于遗传的基因缺陷致使血红蛋白中一种或一种以上珠蛋白链合成缺如或不足导致了血红蛋白的组成成分改变。

正常人血红蛋白中的珠蛋白含4种肽链，即α、β、γ和δ。根据肽链合成障碍的不同，分别称为α、β、δβ和δ地中海贫血，其中以α和β地中海贫血较常见。

## 二、地中海贫血在哪些地区常见呢？

虽然被称为"地中海贫血"，却不仅在地中海沿岸国家发生，在东南亚各国也十分多见。在我国长江以南各省均有报道，以广西、广东、海南等省区发病率较高，在北方较为少见。广西地贫的基因携带率约为24.5%，广东地贫的基因携带率约为16.8%，海南约为7%，四川、湖南以及江西约为2%。

## 三、地中海贫血的分型

讲了这么多，也许你还不清楚这是怎样的一种疾病。下面我们就来介绍一下这种疾病的特征性表现，也许你会更直观地了解到为什么这是"伤心的地中海"。

根据病情轻重的不同，地中海贫血分为以下3种类型：

❶ 轻型：患儿无症状或轻度贫血，跟普通人一样，没有什么不舒服的表现，一般在体检或者在调查家族史时抽血检查才发现。

❷ 中间型：临床表现差异很大，介于轻型和重型之间，有不同程度的贫血、疲乏无力、肝脾肿大及轻度的黄疸等。

❸ 重型：重型α地贫又称Hb Bart胎儿水肿综合征，一般在怀孕晚期就可发生，胎儿常于30～40周时流产，出现死胎的现象，或者在出生后半小时内死亡，胎儿可出现重度贫血、黄疸、水肿、肝脾肿大、心脏扩大、胸腔与腹腔积液等临床表现。重度β地贫患儿出生时可无任何症状，一般在出生后3～6个月开始出现面色苍白，贫血会逐渐加重，肝脾肿大，黄疸，并伴有发育不良；长期中度或重度贫血者，由于骨髓代偿性增生，会形成地贫特殊面容（图2-9）：头大、眼距增宽、鼻梁扁平、前额突出、颧骨隆起。重型β地贫患儿如果不

输红细胞纠正严重贫血，多数于5岁前死亡。如果只输红细胞纠正贫血，不进行除铁治疗，过多的铁沉着于心肌、肺、肝、胰腺、脑垂体，会引起脏器功能损害，其中最严重的是心力衰竭，是导致重型β地贫患儿死亡的重要原因。

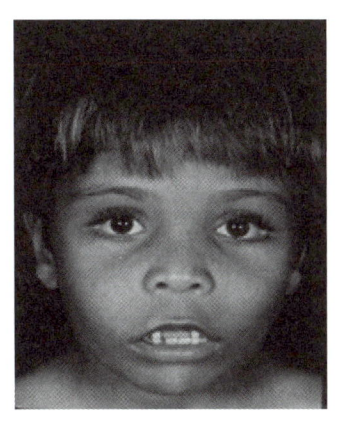

图2-9 重型地中海贫血患儿的特殊面容

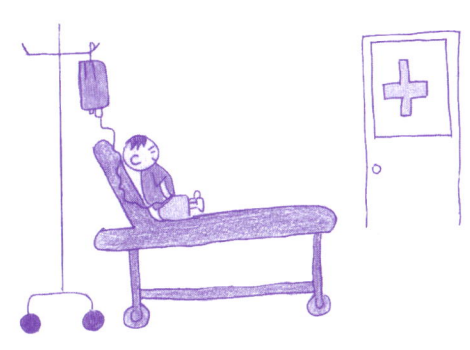

图2-10 地中海贫血的治疗

## 四、地中海贫血的治疗

此刻估计你也是一身冷汗，这病能治吗？

轻型地贫不需要特殊治疗，一般也不会影响生活。

中间型和重型地贫应给予治疗（图2-10）。

输血是治疗本病的主要措施，对于重型地贫应从早期开始给予输注适量的红细胞，使患儿生长发育接近正常儿童和防止骨骼病变。少量输注法仅适用于中间型地贫。

定期输血容易导致含铁血黄素沉着症，故应同时给予铁螯合剂进行除铁治疗。除铁治疗是改善重型地贫患儿生存质量和延长寿命的重要措施。目前使用的除铁药物有三种：需要静脉滴注或皮下注射的去铁胺，口服的去铁酮和地拉罗司。以上除铁药物均需长期使用，并定期检测体内铁负荷。

除了定期输血和除铁治疗，地贫患者还需注意休息和补充营养，积极预防感染。适当补充叶酸和维生素E。

脾切除对中间型地贫的疗效较好，但脾切除可致免疫功能减弱，应在5～6岁以后施行。

异基因造血干细胞移植是目前能根治重型β地贫的唯一方法。如果有人类白细胞抗原（HLA）配型相合的供者，应作为治疗重型β地贫的首选方法。

### 五、地中海贫血的预防

由于疾病的折磨，患病的孩子们开始反复至医院输血，每天吃除铁药或打除铁针，承受着这个年纪不该承受之痛。也许你不禁要问，这种恼人的疾病就不能预防吗？能！是可以的。

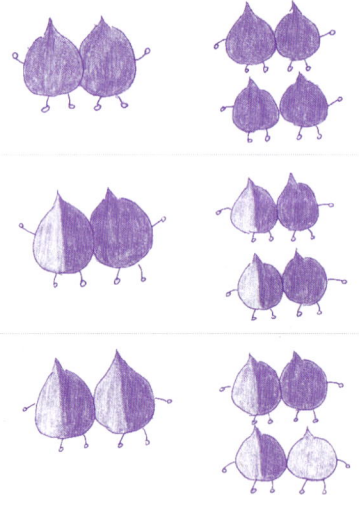

若夫妇两人都不是地贫基因携带者，他们的下一代将不会带有这种基因

若夫妇只有一方是地贫基因携带者，而另一方为正常，他们的子女有50%的机会成为地贫基因携带者

若夫妇二人都是地贫基因携带者，每次怀孕，他们的孩子将有25%的机会为正常，50%的机会成为地贫基因携带者，而有25%的机会患上中间型或重型地贫

图2-11 地中海贫血的遗传规律

要想有效地预防本病，需要爸爸妈妈抽血进行血常规、红细胞脆性、血红蛋白电泳检查，必要时进行地贫基因检测。若证实夫妻双方

是同一类型的地中海贫血基因携带者，子女将有25%的机会完全正常，50%的机会成为轻型地贫患者，25%的机会成为中间型或重型地贫患者（图2-11）。进行婚前检查和胎儿产前基因诊断，可有效避免下一代中间型或重型地贫患儿的出生（图2-12）。

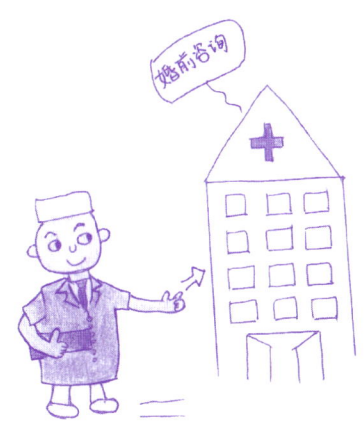

图 2-12　婚前检查可有效降低地贫发生率

地中海贫血是可以通过优生优育的手段降低发病率的。看到重型地中海贫血的孩子们被疾病折磨，他们逐渐改变的容颜，瘦小的身躯，总是让人不禁伤心。通过科学知识的学习，及早预防，尽早发现，尽量避免，让每一个孩子都绽放青春的笑容是我们的目标。而对于已经罹患地贫的孩子们，多一些了解，多一些关怀，同样会让他们的人生更加美好。

（段孟岐　陈惠芹　罗浩）

## 第四节

### 失血性贫血

#### 一、为什么会出现贫血？

大方向有两个，来路（自身红细胞生成、外源性输血）与去路（红细胞破坏、丢失），去的红细胞或血红蛋白比来的多，贫血就无法避免。道理跟小朋友的零花钱一样，花出去的钱多于父母给的，不仅无法储蓄，还会负债累累。

水管破裂会漏水，血管破裂会失血。失血性贫血就是红细胞丢失增多的结果。失血有程度轻重、发生急慢之分。大动脉（一种血管）出血如洪水猛兽般汹涌澎湃，小静脉（另一种血管）出血如山涧小溪般涓涓细流，微血管出血则如春暖雪融时滋润大地的雪水般层层渗透。

"压死骆驼的最后一根稻草"强调的是量变到质变，哪怕每次只是微、小血管破裂后致少量出血，频次多了，日子长了，也可能出现贫血，而且此类贫血往往不易引起重视。

除此之外，消化性溃疡、肠息肉、牛奶蛋白过敏引起的肠道出血等也可导致慢性失血。

当你出现皮肤、眼睑结膜、口唇、甲床苍白，易疲倦、注意力不集中，头昏，毛发干枯，食欲减退，体重偏轻等情况时，建议你看看医生，检查血常规了解有无贫血。

下面有4个失血性贫血的例子介绍给大家：

电影《我的名字叫可汗》里，一个小男孩的腹部被人用脚大力踢中，他立马倒地，呻吟，表情痛苦，用手按住屈曲的腹部，呼吸急促，几分钟后眼前就一片黑暗，他再也没醒来。这就是发生了急性大出血，十分凶险，只是发生的部位在内脏，我们无法直接看到罢了。如果受伤后他能及时被送往就近医院，经过输血、手术止血等治疗，或许能转危为安。

芊芊（化名）是个13岁的女孩，亭亭玉立，楚楚动人，可近半年来面色苍白，头发干枯，还经常觉得很疲累，时不时会头晕。学校体检时抽血结果提示有贫血，血红蛋白只有80g/L，建议进一步到医院检查。拿到体检报告，妈妈带着芊芊来到了医院，在医生阿姨的细问之下，腼腆的芊芊道出缘由，她半年前开始月经来临，每次月经量多、含血块、持续时间长。这是月经失血所致的慢性贫血。芊芊在医生的指导下口服铁剂，日常多吃含铁量高的食物，比如猪肝、肉类、猪血、菠菜、红枣等，1个月后她身体恢复，光彩夺目，从一朵白玫瑰又变回红玫瑰（图2-13）。

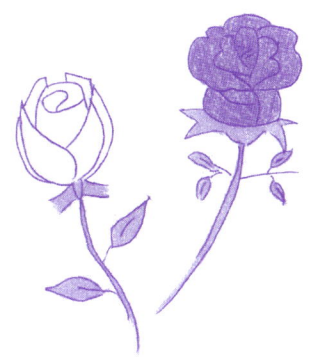

图2-13 红玫瑰与白玫瑰

浩浩（化名）就读小学三年级，平日喜欢跟小伙伴在土堆里玩耍，不大讲究卫生。偶尔有肚子疼，一阵一阵的，忍一忍腹痛就过去了，他也没放心上。直到学校年度体检，体检报告显示他有轻度贫血。浩浩到医院去进一步检查，医生通过大便检测发现钩虫（图2-14）虫卵、潜血阳性。原来浩浩是肠道寄生虫感染、消化道出血所致的慢性贫血。医生开了驱虫药（阿苯达唑片），浩浩吃了驱虫药后，复查血常规显示血红蛋白水平正常、大便常规未见虫卵、潜血阴性，连偶有的肚子疼的情况也消失了。当然这一切与他听从医生的叮嘱按时服药、注意个人卫生密不可分。

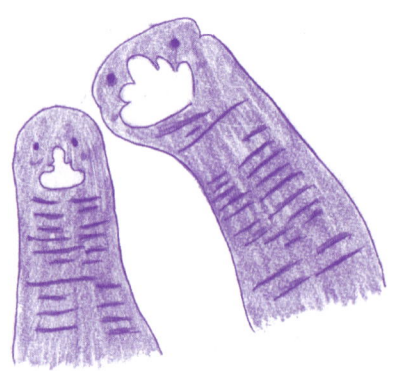

图 2-14　钩虫

　　小龙（化名）就读初二，三餐不定时定量，爱喝浓茶、咖啡提神。期中考试将至，他晚上在家复习功课时，突然感觉上腹部疼痛，恶心，还有些头晕，于是告诉爸爸妈妈，爸爸妈妈一看小龙脸色不好，马上带他到医院急诊。接诊的医生了解小龙的情况后，问他大便的情况，他才想起上午时曾经拉过一次黑色的大便，当时因为没有什么不舒服，也没在意。医生马上开了化验单让他化验血常规和大便常规，血常规提示中度贫血，血红蛋白下降到69g/L，大便常规提示潜血阳性。医生告诉小龙的爸爸妈妈，小龙是上消化道出血所致的贫血，需要马上住院进一步检查和治疗。为什么医生询问到小龙有腹痛、排黑便，就会怀疑是上消化道出血呢？那是因为上消化道出血在肠腔内停留的时间较长，红细胞破坏后，血红蛋白中的铁在胃酸和肠道细菌的作用下，与硫化物起作用而变成硫化铁，这种化合物使大便变黑，大便形、色如柏油（沥青），称为柏油样便（图2-15）。住院后医生为小龙安排了胃镜检查，检查结果提示胃部消化性溃疡并发出血。对于小龙来说，治疗好胃溃疡这一原发病，纠正贫血才会事半功倍。

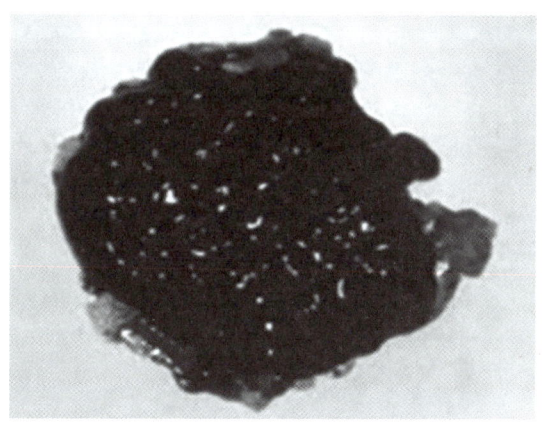

图 2-15　柏油样便

失血性贫血本身也有各种蛛丝马迹可寻，只要我们提高警惕，及早发现，早期防治，就能降低失血性贫血的危害。

（凌业生　陈惠芹）

# 第三章 儿童白血病

曾两度登上春晚的童星邓鸣贺，2013年2月被确诊为急性髓细胞白血病，后因白血病复发，于2015年4月去世，年仅8岁。传闻小鸣贺是天堂跑出来的淘气小孩儿，在人间玩累了，到时间他就要回去了。真的是这样子吗？此时，家长和孩子们就会产生疑问了，什么是白血病？白血病能治愈吗？要使用什么治疗方法？治疗过程中我们需要注意什么呢？

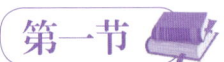

## 第一节 什么是白血病？

白血病俗称"血癌"，是人体的造血工厂——骨髓的白细胞系统发生癌变所导致的疾病。白血病是儿童最常见的恶性肿瘤，约占儿童所有恶性肿瘤的1/3。我国儿童白血病的发病率为3/100 000～4/100 000，即每年我国大约有15 000名儿童发生白血病。

## 第二节

### 白血病有哪些类型？

儿童白血病多数为急性白血病，占90%~95%，只有约5%是慢性白血病。

儿童急性白血病主要分为两类，即急性淋巴细胞白血病和急性髓系白血病。这是根据肿瘤细胞的来源不同来划分的，小朋友们可以理解为来源于不同的祖先。

急性淋巴细胞白血病是儿童最常见的白血病类型，约占急性白血病的80%。这点与成人不同，成人急性淋巴细胞白血病发病率较低，仅占成人急性白血病的15%~25%。近年来主张对急性淋巴细胞白血病进行MICM分型，即骨髓细胞形态学（morphology，M）、免疫学（immunology，I）、细胞遗传学（cytogenetics，C）及分子生物学（molecular，M）分型。从不同角度对其分型，可准确诊断及评估预后，有利于疾病的个体化治疗。

急性髓系白血病又称急性非淋巴细胞白血病，约占儿童急性白血病的20%。急性非淋巴细胞白血病是一个具有高度异质性的疾病群，它可以由正常髓系细胞分化发育过程中不同阶段的造血祖细胞恶性变转化而来，分为以下八种类型：$M_0$（原粒细胞微分化型）、$M_1$（原粒细胞白血病未分化型）、$M_2$（原粒细胞白血病部分分化型）、$M_3$（急性早幼粒细胞白血病）、$M_4$（急性粒-单核细胞白血病）、$M_5$（急性单核细胞白血病）、$M_6$（急性红白血病）、$M_7$（急性巨核细胞白血病）。

## 第三节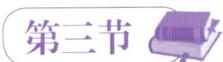

### 哪些原因会导致孩子发生白血病？

目前有关白血病的具体病因和发病机制还不是很明确，多数学者认为白血病的发生是病毒感染、环境及遗传等多因素共同作用的结果。

#### 一、病毒感染

病毒感染可能与肿瘤的发生有关。病毒癌基因可能造成人基因组DNA的损伤、癌基因激活。另外编码免疫因子的基因突变可能会使病毒不能被清除，病毒长期刺激免疫系统，产生免疫耐受，对癌变细胞的清除能力下降。

#### 二、环境因素

放射线、电磁场、空气污染、化学品（农药、某些装修或玩具的有害涂料、某些重金属）等物理和化学因素都有可能成为儿童发生白血病的隐性因素。

#### 三、遗传因素

白血病不是遗传病，但却常有遗传背景。某些有遗传性疾病的患儿（如21-三体综合征、先天性睾丸发育不全症、先天性再生障碍性贫血等）发生白血病的几率比一般的儿童要明显增高。同卵双胞胎中的一个患白血病，则另一个患白血病的几率是20%，比异卵双胞胎的发病率高12倍。这些现象提示白血病的发生与遗传因素有关。

## 第四节

### 白血病有哪些症状？

白细胞系统发育出现障碍，大量的幼稚细胞不能发育为成熟细胞时，白血病就发生了。白血病细胞就像稻田里的杂草，生长能力特别旺盛，能把整个骨髓占满，使正常的红细胞、白细胞和血小板都无法生长，这时孩子就会出现乏力、面色苍白、发热、出血等表现，有的患儿还会有骨及关节疼痛。如果孩子有上述的表现，就要尽早带孩子去医院检查。医生在给孩子做体格检查时可能还会发现孩子有肝脾和淋巴结肿大。医生接下来会让孩子查血常规，看白细胞、红细胞和血小板有无异常，如果有异常情况，就要做骨髓检查进一步确定诊断。典型的白血病骨髓象是原始及幼稚细胞极度增生（图3-1）。

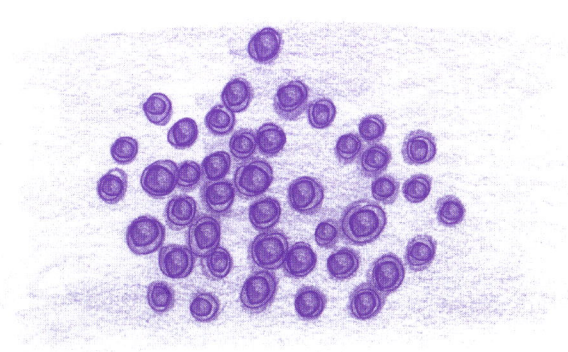

图 3-1　白血病的骨髓象

### 第五节

## "血癌"能治愈吗？

一提起白血病，人们都谈虎色变。白血病俗称"血癌"，是不是得了白血病就只能回家等待死神来临了呢？是不是得了白血病就意味着人生走到尽头了呢？在20世纪70年代以前，白血病几乎是不治之症，谁患了白血病就等于宣判了死刑。然而，随着科学技术的发展，人们对白血病的研究越来越深入，许多新的化疗药物也被研制出来，白血病的治疗有了突破性的进展，尤其是儿童急性淋巴细胞白血病，约80%的患儿都能被治愈，这是一件多么令人欣喜的事情呀。

当然，白血病的治疗不像治疗感冒那么简单，白血病的治疗时间也较长，比如儿童最常见的急性淋巴细胞白血病的治疗需要两年到两年半的时间。事实上，我们的白血病儿童无比坚强，他们在长期的治疗过程中，经历了好多次的骨髓穿刺、腰椎穿刺，以及无数次的抽血化验、末梢血检查，从开始的哭闹拒绝到后来的积极配合，让医护人员含泪敬佩和无限怜惜。还有那些同样坚强、充满爱心的父母和家属们，共同组成了治疗白血病的坚强后盾和保障。所以只要医护、家长和孩子齐心合力，相互配合，就一定能战胜各种困难，让白血病儿童得以康复。

我们国家和全世界各国都非常重视和关心儿童白血病的研究和治疗，因为现在肿瘤性疾病已成为威胁儿童身体健康的主要敌人之一，而儿童白血病又是肿瘤性疾病中发病率最高的第一号敌人。我们不仅要重视患儿躯体疾病的治疗，更要关注患儿心理和社会因素的干预，力争建立起儿童白血病心理治疗模式和社会医学保障模式，使白血病患儿不仅身体能够康复，更有高质量的生活方式和生存环境。

我们可喜地看到，很多白血病患儿已长大成人，进入大学学习和走上工作岗位，有些还结婚并生育了健康的小宝宝。这足以让人欣慰！

## 第六节

### "血癌"一定要"骨髓移植"吗？

近年来，对于儿童白血病的治疗有太多的媒体报道，白血病患儿寻找骨髓捐献志愿者或向社会求助巨额移植费用的消息也是时有报道。许多家长一旦得知孩子患有白血病，无法筹借到高达数十万元的移植费用，便陷入无尽的绝望。然而，多数白血病的孩子其实并不需要骨髓移植，还有一些白血病患儿错误地采用成人白血病的治疗方案，导致病情难以好转或最终复发。

多位儿童白血病治疗专家表示，对多数急性淋巴细胞白血病患儿来说，骨髓移植不是唯一的路，也不是治疗的优先选择方案。白血病患儿经过规范的化疗，临床治疗有效率可达到80%以上。

许多家长认为化疗耗日持久，容易复发，所花费的时间和金钱成本更高，而骨髓移植可以一劳永逸。其实这是错误的观点。患儿骨髓移植后，并不代表将来一定不会复发，还有可能面临成年后无法生育、发生继发性肿瘤等远期并发症的问题。

对儿童患者来说，骨髓移植并非是最优选择。目前的共识是，通过医生严格评估，认为化疗治愈机会低于50%的高危患儿才需要做骨髓移植。这些高危患者，由于白血病细胞难以被清除，需要加大化疗强度，以克服耐药的癌细胞，但过高强度的化疗会同时破坏骨髓的正常造血细胞，摧毁造血功能，这时就需要将造血干细胞移植给患者，使患者的造血功能得以重建，同时免疫功能亦得到重建，进一步清除体内的白血病细胞。

（陈惠芹　梁英）

# 第四章 儿童血小板减少症

## 第一节

### 认识"血小板"

血小板由骨髓造血组织中的巨核细胞产生，并成为血液中的一部分。它们体积小，直径为2～3微米，没有细胞核（图4-1）。新生的血小板从骨髓产生并释放后，先通过脾脏，有1/3停留储存在这里的"仓库"，另外2/3则进入血液循环系统。血小板的寿命为7～14天，每天约更新总量的1/10，衰老的血小板大多在脾脏被清除。

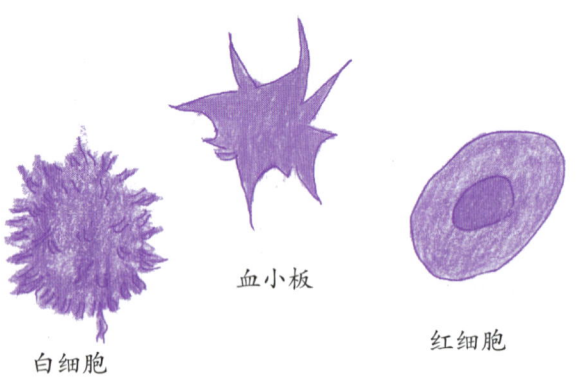

图4-1 血细胞的组成

尽管血小板的个头很小，但起的作用可一点都不小。它们是守卫身体的"抗洪部队"，它们的任务是保持血管的完整性，并通过形成血凝块来封锁小伤口。正常情况下，血小板在血管内流动"巡逻"，并不与血管内膜密切接触，这些叫做"循环型血小板"。但当人体受伤、出现血管破裂时，大量的血小板会马上聚集到血管破裂处，伸出伪足，变成"树突型血小板"，然后相互抱团形成"黏性血小板"，堵在破裂的伤口上，以达到初步止血的目的；同时，这些血小板还会释放出促进血管收缩和血液凝固的物质，如血栓素A2、二磷酸腺苷、血小板整合素糖蛋白等，防止血液从破损的伤口流出，并召唤纤维蛋白原前来支援。纤维蛋白原可以把抱团的血小板牢牢固定在"决堤口"，从而避免血流不止的情况（图4-2）。

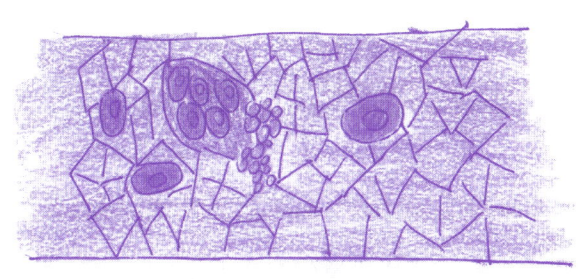

图4-2　血小板的止血机制

## 第二节

### 如何及时发现"血小板减少"？

血小板是守卫身体健康的"抗洪部队"，其主要任务是止血。因此当血小板不够的时候，最常见的表现就是出血。

按血小板的数量和出血情况，可以把血小板减少的程度划分为四个级别。

**轻度**为（50～100）×$10^9$/L，可以没有症状，少数可表现为外伤后容易出血或手术后出血时间较长，往往容易被忽略。

**中度**为（30～50）×$10^9$/L，有少量皮肤黏膜的出血点、瘀点、瘀斑，或受伤后皮下出血，但较局限。

**重度**为（10～30）×$10^9$/L，有皮肤广泛出血、瘀斑、血肿，黏膜活动性出血，如鼻出血、牙龈渗血、口腔血疱等，消化道、泌尿道等明显出血，如呕血、便血、尿血等，外伤处出血不止。

**极重度**为小于10×$10^9$/L，往往有严重的皮肤、黏膜广泛出血，或危及生命的严重出血，如脑出血等。

因此，当我们发现身体上莫名其妙多了许多针尖大小的出血点或瘀斑、瘀点（图4-3），出现牙龈、口鼻出血、口腔黏膜血疱，或者轻伤后血流不止，青春期后女生可能出现月经过多，甚至有呕血、黑便、尿血等情况时，就必须高度警惕出血性疾病，其中最常见的就是血小板异常。这个时候应立即到医院就诊。

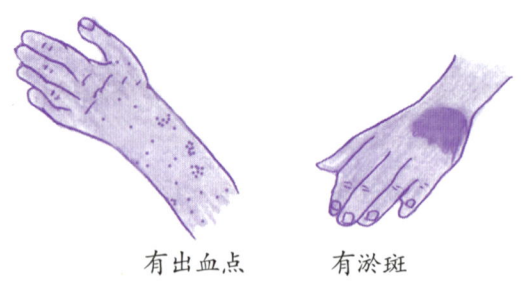

有出血点　　有淤斑

图4-3　血小板减少的预警信号

当然，对于一些慢性血小板减少或血小板数量下降不明显的病人，可能不一定有出血表现。因此，坚持每年进行健康体检，这样才能及早发现疾病的"苗头"。

## 第三节

### 血小板去哪儿了?

人体血小板计数的正常值为 $(100\sim300)\times10^9/L$。当血液中血小板数量低于 $100\times10^9/L$ 时,就称为"血小板减少症"。

大家肯定会有疑惑,是什么原因导致了血小板减少呢?其实血小板减少的原因非常多,一般有以下三种:

#### 一、血小板生成减少

**遗传性:** 多种罕见遗传性疾病可导致巨核细胞系基因缺陷,从而使血小板生成减少,如湿疹血小板减少伴免疫缺陷综合征、遗传性巨大血小板综合征、先天性无巨核细胞性血小板减少症等。

**获得性:** 某些因素如疫苗、药物、感染、恶性肿瘤、营养缺乏(如缺乏叶酸、$B_{12}$、铁)、电离辐射等,损伤巨核细胞或影响其在骨髓中的增殖所致。这些致病因素常同时影响红细胞及白细胞造血系统,所以可伴有不同程度的贫血、白细胞减少。

#### 二、血小板破坏过多

**免疫性:** 自身免疫性疾病(如抗磷脂抗体综合征、系统性红斑狼疮、自身免疫性淋巴增生性综合征)、疫苗(如麻疹-腮腺炎-风疹三联疫苗)、药物(如肝素、非甾体类消炎药、丙戊酸、奎宁、奎尼丁、复方磺胺甲噁唑、青霉素类、头孢菌素类)、感染(EB病毒、巨细胞病毒、细小病毒、水痘病毒、立克次体、HIV)等因素导致人体产生抗体,这些抗体与血小板膜抗原结合,也可通过形成免疫复合物,导致血小板在循环中被清除。儿童最常见的免疫介导的血小板减少症就是免疫性血小板减少症(ITP)。

**非免疫性:** 包括弥漫性血管内凝血,血栓性血小板减少性紫癜、血管瘤-血小板减少性紫癜综合征、体外循环、血液透析和血浆分离置换等。

### 三、血小板分布异常（在脾内滞留过多）

正常情况下，血小板总量的大约1/3储存于脾内。然而，脾功能亢进的患者被滞留在脾脏的血小板比例更高。

## 第四节

## 发现"血小板减少"该怎么办？

无论是出现了出血的临床症状，还是单次血常规检查提示有血小板减少的可能，均应引起大家的高度重视。这个时候，小朋友、家长和老师可以参照以下流程，冷静应对。

### 一、最小化出血风险

血小板减少，最主要的影响就是出血。因此，当怀疑或确诊血小板减少时，首先应当采取合理措施尽量降低出血风险，包括预防创伤，如避免进行身体接触性运动、骑自行车时佩戴头盔，避免使用损害血小板功能的药物，如非甾体类抗炎药等。

### 二、排除假性血小板减少

由于血液样本采集不当、抗凝不充分、采血管EDTA抗凝剂等均可导致血小板凝集或计数误差，从而造成假性血小板减少。因此，对于疑似血小板减少患者，尤其是对于血小板计数与临床表现不符的患者，应确认血小板计数，以排除人为或实验室检查误差所致。措施包括：复查血小板计数，由有资格的阅片者审查外周血涂片等。

## 三、积极寻找血小板减少的病因

一旦明确了患者存在血小板减少的情况，接下来的重点就是在医生的帮助下，积极寻找基础病因，以制定治疗方案。医生将进行详细评估，包括详细询问病史、进行完整体格检查和实验室检查。

### 1. 详细询问病史

**出血症状：** 任何出血症状的细节，包括：是否存在自发性或轻伤后发生的瘀斑、鼻出血、尿液或粪便中肉眼可见的血液、牙龈出血、外科或牙科操作的出血、初潮后月经过多。

**全身症状：** 如发热、反复感染、骨关节疼痛、体重减轻等，可能提示全身性疾病，例如恶性肿瘤或自身免疫性疾病。

**前驱事件：** 病毒感染、免疫接种等可能诱发免疫性血小板减少。腹痛、腹泻后5～10天出现血小板减少，常提示志贺毒素相关性溶血–尿毒综合征的可能性。

**药物史：** 很多药物可能会降低血小板计数，包括：化疗药物、肝素、非甾体类消炎药、中草药、某些抗癫痫药或抗生素等。

**基础病史：** 应提供详细的基础疾病史给医生，以便核查有无任何可能与血小板减少相关的基础疾病，包括：癌症、脓毒症、先天性心脏病、自身免疫性疾病、肝病或脾功能亢进。

**旅行史：** 有近期到疫区旅行史的患者，应排查疟疾、登革热等可能。

**饮食史：** 有极度膳食不均或吸收不良疾病的患者，可能会存在引起血小板减少的营养缺乏，例如铁、维生素$B_{12}$或叶酸缺乏。

**家族史：** 血小板减少或皮肤黏膜出血的家族史，常提示遗传性疾病的可能性，如湿疹血小板减少伴免疫缺陷综合征等。

### 2. 完整体格检查

详细评估并记录出血的程度、部位、数量及变化。

**生长发育**：全面评估营养状况、智力及精神发育情况，评估是否存在身材矮小、特殊面容等。

**皮肤**：与血小板减少特定潜在病因可能有关的皮肤表现包括：湿疹（湿疹血小板减少伴免疫缺陷综合征）、色素和甲营养不良性改变（先天性角化不良）、咖啡牛奶斑（范可尼贫血）和某些血管肿瘤（血管瘤-血小板减少性紫癜综合征）。

**四肢关节**：伴有关节肿胀可见于某些自身免疫性疾病，如系统性红斑狼疮。伴有四肢骨骼异常常提示一些特殊综合征，如伴桡骨缺如可见于桡骨缺如-血小板减少综合征、手指畸形或并指可见于范可尼贫血。

**头、眼、耳、鼻和喉**：某些遗传性疾病导致的血小板减少，可能合并耳聋、白内障、口腔白斑等。

**淋巴结**：淋巴结肿大可能提示伴有骨髓浸润的潜在淋巴恶性肿瘤，其导致了血小板减少或其他淋巴增殖性疾病。

**腹部**：任何病因引起的脾肿大（伴或不伴肝肿大）均可引起血小板减少。脾肿大的病因包括白血病、淋巴瘤、伴门静脉高压症的慢性肝病以及病毒感染等。

3. 实验室检查

**血常规**：重点注意血小板计数、平均血小板体积（MPV）、任何其他血细胞减少的证据。明显高于正常的 MPV 提示巨大血小板减少综合征（如遗传性巨大血小板综合征或非肌性肌球蛋白重链9（MYH9）相关性疾病）。MPV 较低常见于湿疹血小板减少伴免疫缺陷综合征或 X 连锁血小板减少。

**外周血涂片**：确认血小板数量、形态和有无血小板凝集，评估是否伴有白细胞或红细胞数目及形态异常。如果可见到非典型或异形淋巴细胞，常提示病毒感染后血小板减少，原始细胞常提示白血病，破碎红细胞提示微血管病，如弥散性血管内凝血（DIC）、溶血尿毒综合征（HUS）或血栓性血小板减少。

**骨髓穿刺或活检**：当病史、查体、实验室检查提示骨髓浸润或衰竭时，需完善骨髓的检查，如存在与潜在恶性肿瘤一致的全身症状（发热、体重减轻、反复感染、骨关节疼痛等），或存在其他血细胞系受累的证据、外周血涂片存在原始细胞等。另外，免疫性血小板减少（ITP）是排他性诊断，通常需要完善骨髓检查。

4. 其他检查

根据上述初始实验室评估、病史和体格检查中的提示性结果，由专科医生进行有针对性的进一步检查。如Coomb's试验有助于诊断自身免疫性溶血性贫血。血小板抗体检查有助于诊断免疫性血小板减少症。D-二聚体和纤维蛋白原水平测定有助于诊断血管内凝血。丝裂霉素断裂实验、彗星实验等有助于诊断范可尼贫血。对于怀疑为遗传相关疾病所致血小板减少的，可行分子基因检测来鉴定突变基因。

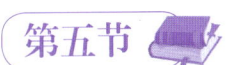

## 免疫性血小板减少症

小朋友们如果发现自己有出血倾向，通过医生初步的检查确定有"血小板减少"时，爸爸妈妈们最担心的肯定是，什么原因导致了我的孩子血小板减少？严重吗？能治吗？

不幸中的万幸，儿童血小板减少，最常见的是免疫性血小板减少症（ITP）。它是一种获得性且常为良性的疾病。这种病的特点是：外周血中血小板减少,血小板表面结合有抗血小板抗体,血小板寿命缩短,骨髓巨核细胞可代偿性增多而血小板生成障碍。

## 一、免疫性血小板减少症的类型

**1. 急性型**(以2~5岁儿童多见)

① 多发于冬、春或初夏季节,发病前1个月内常有感染史(多见于呼吸道病毒感染),亦偶见于疫苗接种后。

② 起病急,皮肤黏膜出血较明显,多数是针尖大小的皮下出血点或瘀斑,可伴有鼻出血或牙龈出血,内脏出血少见,可有消化道、泌尿道、阴道出血,颅内出血极少见。

③ 肝、脾、淋巴结一般不大。

④ 有自发缓解趋势,病程一般不超过半年。但有10%~20%不易治愈,并逐渐转为慢性。

**2. 慢性型**

① 起病缓慢,有长期皮肤黏膜反复出血及月经过多,病程多达半年以上。

② 出血症状相对较轻,呈持续性或反复发作性。

③ 脾脏一般不大。

④ 少数病人可有贫血症状,与出血轻重成正比。

## 二、免疫性血小板减少症的病因

大部分ITP病例的病因未明,这部分被称为"原发性ITP";只有少部分有明确基础病因的被称为"继发性ITP"。这些目前已知的基础病因包括:药物、人类免疫缺陷病毒(HIV)、系统性红斑狼疮(SLE)、普通变异型免疫缺陷病(CVID)或丙型病毒性肝炎。

大家肯定会问,虽然病因不清楚,但具体的发病机制(图4-4)到底是什么呢?

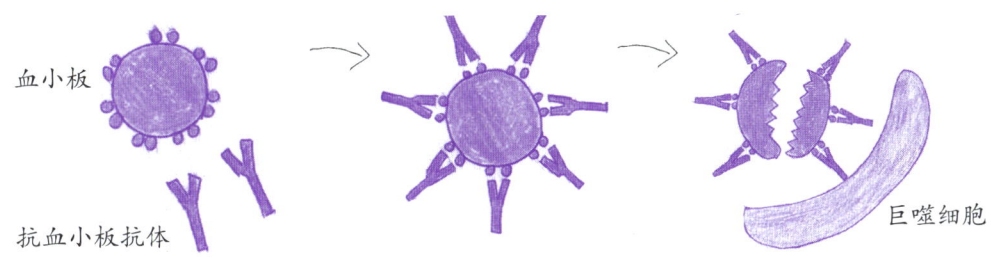

血小板

抗血小板抗体

巨噬细胞

图 4-4　ITP 的发病机制

要解释这个问题，就不得不提到人体奇妙的"免疫系统"。人体的免疫系统非常复杂，就像一支庞大的军队，有空军、海军、陆军等，各司其职，主要的任务是清除自体产生的垃圾废物，同时抵御外来病原体的侵袭。这个复杂的过程里面，最重要的环节是，这些"士兵"能分清楚哪些是我们自己身体的，哪些是外来的；哪些是好的，哪些是坏的。一旦这个识别环节出了差错，就会产生非常严重的后果。

对于 ITP 来说，就是这个识别环节出了问题。各种不同的原因过度激活了人体的免疫系统，产生了一支"游击小分队"，叫"血小板抗体"，它们会集中火力攻击正常的血小板，使血小板寿命缩短，被脾脏中"贪吃"的巨噬细胞加速清除掉。

### 三、如何诊断"免疫性血小板减少症"

ITP 的诊断基于以下标准：

❶ 血小板计数小于 $100 \times 10^9/L$，除此以外血常规无其他异常。

❷ 外周血涂片形态无异常，不应有溶血和原始细胞的证据。

❸ 经过全面病史采集和体格检查后，未发现其他可能引起血小板减少的临床上明显的相关情况，包括：淋巴结、肝或脾肿大；全身性症状，如发热、厌食、骨关节疼痛或者体重减轻；存在非典型性出血的长期病史；或存在临床上有意义的全身性疾病。

ITP以单纯性血小板减少为特点，意味着这是一个排除性诊断，所以必须排除可能引起血小板减少的其他原因。因此，医生可能根据患儿不同的病史、临床表现、体征，而选择不一样的实验室检查，以排除其他疾病，从而明确诊断。

这些可能的实验室检查包括血常规、血细胞形态、Coomb's试验、各种感染相关病原学检查、风湿疾病相关检查、恶性肿瘤相关评估检查、免疫功能相关检查、血小板抗体、骨髓穿刺或活检等。当ITP治疗效果欠佳时，可能需要重复多次上述部分检查以进一步明确诊断。

## 四、如何治疗"免疫性血小板减少症"

对于继发性ITP，需要针对具体病因进行治疗，在此不赘述。而对于原发性ITP，不管治疗与否，有50%～70%的儿童在3个月内可自发缓解，少数儿童可持续6个月或更长时间。对极少部分患病儿童来说，ITP极难治疗，称为"难治性ITP"。

由于大部分患儿可以自发缓解，因此ITP治疗的目标是使血小板数目维持在安全水平，并尽量减低治疗毒性，而不必纠结于维持血小板计数达到正常值。但这并不意味着不需要治疗，医生建议使用药物干预时，主要目的是针对症状，及早控制，终止严重出血或使严重出血的风险降至最低。

### 1. 支持性治疗

❶ 限制存在创伤风险的活动。

❷ 避免使用抗血小板活性的药物，包括含阿司匹林的制剂、布洛芬和其他非甾体类抗炎药物、抗凝药（如华法林）等。

❸ 监测月经期：对于月经初潮后的女孩，应监测其经期出血程度。如果出血过多，可考虑口服避孕药以调整月经。

**2. 药物治疗**

❶ 静脉用免疫球蛋白（IVIG）：IVIG 可作为 ITP 的一线选择用药，特别是需要快速升高血小板计数时。通常在治疗后 24 小时内即可观察到血小板计数增加。

❷ 糖皮质激素：如果出血风险并不严重，可应用短疗程的糖皮质激素。在医生指导下短疗程使用糖皮质激素是安全的，应避免长期使用糖皮质激素。

❸ 其他：如硫唑嘌呤、环孢素、达那唑、长春新碱、利妥昔单抗、血小板生成素受体激动剂等。

❹ 一般情况下，不建议输注血小板。除非存在活动的危及生命的出血，或需要手术且药物治疗失败，或无法等待药物治疗起效时。

**3. 手术干预**

对于大于 5 岁、有持续性严重的血小板减少伴致死风险的出血症状，需要反复或持续药物干预的慢性 ITP 患儿，脾切除可能是选择之一。尽管脾切除对大部分患者有效，但手术风险及切脾后出现感染的风险也很大。

（孔倩　陈惠芹）

# 参考文献

[1] SALEK C, SPONEROVA D, SOUKUPOVA J, et al. Acute lymphoblastic leukemia: Past and present. Vnitr Lek, 2012, 58(Suppl 2): 20-26.

[2] 方建培,许吕宏. 规范儿童重型β地中海贫血的诊治. 中华儿科杂志, 2010, 48(3): 166-169.

[3] 李坚,廖灿,钟惠珠,等. 大人群地中海贫血产前筛查及产前诊断结果. 热带医学杂志, 2005, 5(6): 783-785.

[4] 蓝翔,陈日玲,谭霖,等. 268例儿童缺铁性贫血影响因素分析. 中国小儿血液与肿瘤杂志, 2015, 20(5): 260-264.

[5] PETERS A L, VAN NOORDEN C J. Glucose-6-phosphate dehydrogenase deficiency and malaria: cytochemical detection of heterozygous G6PD deficiency in women. Journal of Histochemistry and Cytochemistry, 2009, 57(11): 1003-1011.

[6] 胡群. "儿童原发性免疫性血小板减少症诊疗建议"解读. 中华儿科杂志, 2013, 51(5): 389-391.

[7] 黄绍良,陈纯,周敦华. 实用小儿血液病学. 北京: 人民卫生出版社, 2014.

2018年天河区科技计划项目医疗联合体项目（2018YT026）
国家自然科学基金资助项目（81470219）

# 浅浅的医学知识
## 儿童常见病科普加油站

陈壮桂　主编

**·急救篇·**

杨丽芬　分册主编

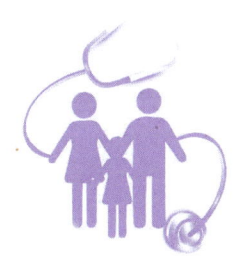

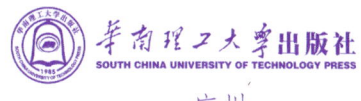

·广州·

图书在版编目（CIP）数据

浅浅的医学知识：儿童常见病科普加油站. 急救篇/陈壮桂主编；杨丽芬分册主编. —广州：华南理工大学出版社，2019.3
　　ISBN 978-7-5623-5887-9

Ⅰ.①浅… Ⅱ.①陈…②杨… Ⅲ.①急救医学-儿童读物 Ⅳ.①R-49

中国版本图书馆CIP数据核字（2019）第009417号

Qianqian De Yixue Zhishi——Ertong Changjianbing Kepu Jiayouzhan：Jijiu Pian
浅浅的医学知识——儿童常见病科普加油站：急救篇
杨丽芬　分册主编

出　版　人：卢家明
出版发行：华南理工大学出版社
　　　　　（广州五山华南理工大学17号楼，邮编510640）
　　　　　http：//www.scutpress.com.cn　E-mail：scutc13@scut.edu.cn
　　　　　营销部电话：020-87113487　87111048（传真）
责任编辑：黄丽谊
印　刷　者：广州市新怡印务有限公司
开　　　本：787mm×960mm　1/16　印张：33.5　字数：449千
版　　　次：2019年3月第1版　2019年3月第1次印刷
定　　　价：135.00元（全九册）

版权所有　盗版必究　　印装差错　负责调换

# 《浅浅的医学知识——儿童常见病科普加油站》

# 编 委 会

主　编：陈壮桂

顾　问：方建培

主　审：檀卫平

## 《急救篇》编委会

主　编：杨丽芬

副主编：陈壮桂　蔡亮鸣

编　委：叶慧清　钟晓冰

绘　图：梁梓宁　黎雅婷

# 序

由中山大学附属第三医院儿科主任陈壮桂教授领衔的儿科学团队，联合皮肤科、感染科、口腔科、耳鼻喉科等学科，为普及儿童健康与常见疾病防治的知识，在百忙的工作之余，以丰富的一线工作经验为基础，充分照顾到儿童，尤其是少年阶段对知识的渴求和理解力水平，以实用、通俗易懂、图文并茂、深入浅出的角度解读，讲述了包括急救以及皮肤、呼吸、血液、口腔、耳鼻、肝肾等特定组织、系统、器官的医学知识。让读者做到"开卷有益"，并且明显感觉到各位作者为达到"喜闻乐见"的效果，花费了大量的心血。在当今一切"唯SCI"的年代，这群大学附属医院的医生们愿意花时间和精力，为科普发力，更值得点赞。

我从事儿科临床医教研工作35年，深知儿童健康科普知识在国内的重要地位，同时却又十分"贫乏"。因此，非常乐意向儿童、少年，甚至非医学群体的家长们推荐这套书。衷心祝愿该书的出版能得到大众的喜爱，并能解决一些儿童健康的实际问题，此为序。

方建培

中华医学会儿科学分会常务委员
中华医学会儿科学分会基层儿科发展委员会主任委员
广东省医学会儿科学分会前主任委员
中国妇幼保健协会脐带血应用专业委员会副主任委员
广东省妇幼保健协会脐带血应用专业委员会主任委员
中山大学博士生导师
中山大学孙逸仙纪念医院儿科主任
2019年1月

# 前 言

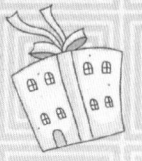

儿童是祖国的花朵,是冉冉升起的太阳,是家庭和祖国的未来和希望,少年强则中国强。儿童的健康成长关系着国家和民族的未来和发展。为儿童成长创造一个安全健康的生活空间,既是父母的责任,也是社会共同的责任。

《浅浅的医学知识——儿童常见病科普加油站》编者均为来自临床工作的医生专家,具有丰富的临床知识和科普经验,通过长期的工作体会以及对社会人群调研的反馈总结,依托社会各界的力量,发起了此次中国儿童健康知识普及计划,希望为儿童的健康成长贡献自身的一分力量。本丛书主要针对儿童日常生活中经常遇到的健康问题进行科普,包括呼吸、血液、泌尿、肝胆、耳鼻、口腔、皮肤健康以及相关疾病的科普,与儿童健康成长息息相关。内容丰富实用,语言通俗易懂,图文并茂,适合儿童及青少年、家长、教师及学校保健工作者阅读。

感谢各位编者在百忙之中仍然积极投身至本丛书的编写及审核之中。真诚感谢各位读者的厚爱,期待大家阅读后提出宝贵意见,共同参与到儿童健康问题的探讨之中。此外,还要特别感谢广州市合力科普基金会的热心资助,与我们在科普的路上并肩作战,一同为繁荣科普创作、提高市民科学素质而努力。感谢您们的支持!

最后,愿祖国的花朵健康成长,如日之升,照亮祖国的未来!

陈水桂

2019 年 1 月

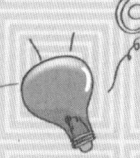

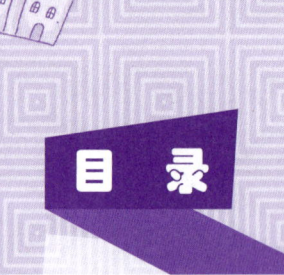

# 目 录

**第一章 "儿童学急救,急救为儿童"——小朋友们来加油** /1

**第二章 儿童心肺复苏——救人救命的好帮手** /3
第一节 一起来认识心、肺两大器官 /4
第二节 心肺复苏 /7

**第三章 自动体外除颤仪(AED)——你知道多少呢?** /20
第一节 电除颤技术 /20
第二节 心律失常 /21
第三节 自动体外除颤 /22

**第四章 海姆立克急救法——关键时刻救一命** /25
第一节 名字怪怪的,可它究竟是什么 /25
第二节 海姆立克急救法的来源 /26
第三节 海姆立克急救法到底能干什么? /27
第四节 海姆立克急救法要怎么做 /27
第五节 我能给自己做海姆立克急救法吗? /30
第六节 我们还应该注意什么? /31

**参考文献** /34

# 第一章 "儿童学急救，急救为儿童"
## ——小朋友们来加油

小朋友，你们知道吗？每年9月的第二个星期六已经被世界卫生组织（WHO）定为世界急救日啦。2016年急救日的主题是"儿童学急救，急救为儿童"，这说明急救从娃娃抓起，是全世界生命安全教育的共识。许多国家急救技能的学习，就是从小朋友阶段开始的。例如，生活在日本的儿童，从幼儿园时期就开始学习急救的知识和技能了，因此，在自己受伤或者别人需要帮忙的时候，他们都能够熟练地自己处理或者寻求他人的帮助。生活在美国的小朋友，也是从小就开始学习急救的知识，而且他们要经历好多次考试，直到小朋友把所有的急救知识都真正地掌握了，才能算合格。

我们国家近年来也开始重视急救技能的普及，特别是在儿童中普及急救知识和技能。在2016年"儿童学急救，急救为儿童"的世界急救日主题活动中，许多中小学甚至是幼儿园，都通过各种形式开展急救技能的宣传和普及，目的是让更多儿童、青少年初步掌握自救和互救知识，让孩子带动大人，把急救意识、生命安全常识快速而广泛地传递给更多人。

浅浅的医学知识——儿童常见病科普加油站

　　我们这里提到的急救，是紧急救护的简称。在日常生活中，小朋友们走出家门、走出校园，参加各种各样的活动，意外事故时有发生，如不及时救护，有时甚至可能危及生命。假如你，或者你的亲朋好友不幸身在其中，你首先要做什么呢？是的！小朋友可以马上寻求附近医务人员（如校医室）的帮助，或者呼叫120迅速把病人送往医院抢救。然而，不管采用哪一种办法，救护人员到达现场都需要一定的时间。要知道时间就是生命！如果小朋友自己能够掌握一些简单有效的急救知识和技能，在医生到来之前，可以及时进行有效的急救处理，那该多好啊！这样我们就可以减轻伤害、挽救生命。

　　急救总共有三个目标：保存生命、防止恶化、促进恢复。要做到这三个目标可是很不容易的，需要有很多的知识和练习才行。下面我们就来一起了解一下急救技术，并努力学习这些救护生命的技术吧。希望小朋友们好好学习，将来能够利用所学的急救知识来处理自己日常生活中可能遇到的一些紧急情况，帮助到有需要的人，成为助人的小能手！

（陈壮桂　杨丽芬　蔡亮鸣）

# 第二章　儿童心肺复苏——救人救命的好帮手

　　心肺复苏术（cardio pulmonary resuscitation）简称CPR，是所有急救技术里面最基础的技术。CPR指当呼吸终止及心跳停顿时，联合使用人工呼吸及胸外按压来进行急救的一种技术。

　　学习CPR，首先要认识心脏、肺脏及血液循环对人体功能的重要性。心脏分为左右心房及左右心室，右心房接受来自上下腔静脉由全身运回含二氧化碳的血液，经右心室压出并由肺动脉送至肺泡，经由肺部氧合作用换得含氧之血液，再通过肺静脉送入左心房，再进入左心室排至大动脉输送至全身以维持血液循环。心跳骤停一旦发生，如得不到及时地抢救复苏，4～6分钟后会造成脑和其他人体重要器官组织的不可逆损害，因此心跳骤停后的心肺复苏必须在现场立即进行。在出现呼吸心跳骤停的危急情况下，正确地实施心肺复苏术，可以在最紧急的关头挽救人的生命，达到起死回生的效果，是我们救人救命的"绝活"或"武功秘籍"。所以，小朋友们，熟练地掌握心肺复苏技术，可以帮助好多好多处在危急关头的人哦。但是要熟练地掌握这门的技术，可得下一番苦功！

## 第一节

### 一起来认识心、肺两大器官

首先,我们来了解一下人体两大器官。

**心**,就是我们平常所说的心脏(图2-1)。心脏呢,平常总是一跳一跳的,就像是一个水泵,它会把血液泵到全身的各个地方去。但是,就像自来水是通过水管运到家里一样,血液也是通过"小管子"才能运到全身,这个小管子呢,就叫做血管。小朋友们还记得每次感冒、发烧,护士姐姐在你们手上打的吊针吗?把针扎到血管里,药水就可以很快地随着血液到达全身,病就可以好得快一点啦。

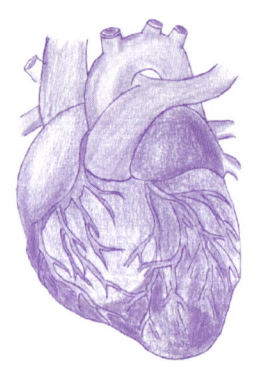

图2-1 心脏

小朋友每天都要睡觉,但心脏可是不会睡觉的呢。无论什么时候,心脏都一直在保持着跳动。如果有哪一天心脏不会跳了,或者跳得不好了,那就证明它生病了。

心脏这么勤快,它每天都在做什么呢?在我们的血液里,有很多不同功能的细胞,发挥着不同的作用。这些细胞就像是一辆辆小卡车,在我们身体里面辛勤地奔波着,运来我们身体需要的各种营养,同时也运走我们身体各个器官产生的垃圾。随着心脏的跳动，各种各样的细胞在血管里忙碌奔波，到达全身各个地方发挥作用（图2-2）。心脏的跳动就是推动血液到达全身最重要的力量，如果没有了心脏的跳动，那这些细胞就没办法进入需要它们的器官和组织。同样的道理，这些器官和组织产生的垃圾，也没有办法被运走，这时候，我们的身体很快就会出现问题。

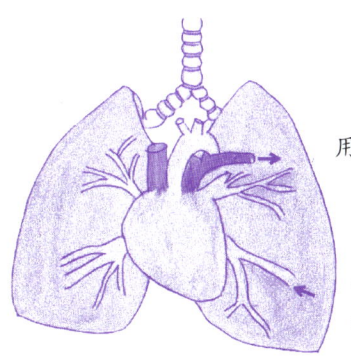

用过的血，被送往肺部

在肺里得到氧气的血，被送往心脏，输送到身体各处

心脏把新鲜的血液送往全身，再把身体各部分用过的血液送到肺部。在肺部重新变得新鲜，富含氧气。因为我们每次呼吸都会吸入氧气，并把废气，也就是二氧化碳呼出去。

**图2-2　血液循环**

下面，我们再来说说肺吧。

**肺**，就是通常所说的肺脏。肺脏位于我们的胸腔，在心脏的左右两边各有一个（图2-3）。肺最重要的作用，就是吸入氧气、排出二氧化碳（图2-4）。要说到它的作用，那可是和心脏分不开的。

血液运送的最重要的一样物质，叫做氧气。平时，氧气是存在于空气中的。氧气没有颜色，没有气味，也没有形状，但却是维持我们生命最重要的一种东西。就像鱼儿离不开水一样，我们都离不开氧

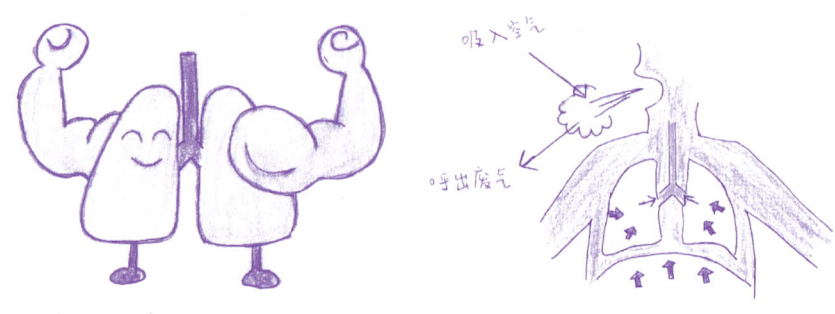

图2-3 肺脏　　　　　图2-4 呼吸循环

气。这空气里的氧气，就是通过肺运送到我们血液里的。

血液运送的另一种东西，叫做二氧化碳，是我们的身体在消耗了氧气以后产生的废物。就像喝水以后要去小便一样，二氧化碳这种废物也需要排出身体外，才能保持身体的健康。

我们通过呼吸，把空气吸进鼻子里，再通过气管，最后吸到肺里。在肺里有很多细小的血管，我们把它们叫做毛细血管。空气可以和这些血管接触，血液中的细胞就是在这些血管里吸入氧气，并排出二氧化碳的。

也就是说，我们通过肺把吸进来的氧气运送到血液中的细胞里面，再把二氧化碳排出去，通过心脏的跳动把血液运到全身，让全身都能得到氧气供应，维持生命。

## 第二节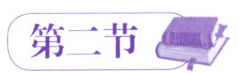

# 心肺复苏

心肺复苏，就是通过一定的方法，帮助心肺功能出现问题的人维持生命。听起来好像很难懂，但想想我们上面说过的心脏和肺的功能就很容易理解了。

我们每个人都有可能遇到各种意外。有时候这些意外比较严重，会导致心脏不能继续跳动，也就是心脏骤停；或者肺脏没有办法继续呼吸。这些情况下心脏和肺脏就失去了功能，生命就无法维持。此时就需要心肺复苏登场了。可以说，心肺复苏，就是对心脏跳动停顿、呼吸停止的人采取的一种急救措施。对于心脏，我们做的是胸外按压；对于肺脏，我们做的是人工呼吸；胸外按压和人工呼吸紧密相连，谁也离不开谁。我们把胸外按压和人工呼吸配合在一起叫做心肺复苏。

### 一、心肺复苏的历史

古今中外，对心跳、呼吸停止的病人，人们都会实施一些急救措施，希望能够挽救他们的生命。在远古的埃及，人们曾经尝试过把需要抢救的病人放在马背上，让马奔跑起来，希望可以将马背上的病人救醒。但是，这样的行为是没有科学依据的。

早在东汉早期，我国著名的中医学家张仲景就已经提出了有效的心肺复苏方法。即一个人通过手掌按压胸部，另一个人通过小管子向耳朵吹气，通过这个方法，就能将心跳、呼吸已经暂停的人救活。而到了东汉晚期，出现了一位有名的医生——华佗，就是《三国演义》里给关羽刮骨疗伤的那位医生，他则是通过捂住口，向鼻子吹气的方法来实施心肺复苏的。

到了现代,最早大量运用心肺复苏的人是大名鼎鼎的拿破仑。大家都知道,在打仗的时候会有很多人出现意外,需要急救。在他的军队里面有个叫拉雷的军医。拉雷发现了心肺复苏的妙处,于是他建议拿破仑把心肺复苏运用到受伤军人的急救中,这使法国军队的作战能力大大提高。

## 二、为什么需要对没有呼吸心跳的人进行心肺复苏?

小朋友们,我们对生命垂危的人实施心肺复苏的最终目的是为了保护病人的大脑功能,尽快恢复病人的意识(脑功能)。因此,医学家把这一系列抢救治疗措施也称为心肺脑复苏。

在人体里,大脑是最重要的器官。它可是掌管我们所有活动的"司令部",我们全身的感觉和活动,都离不开它的控制。

小朋友可以摸摸自己的头,是不是很硬呢?对了,在我们所有的器官中,只有大脑是被厚厚的骨头保护着,其他器官都没有呢。这说明大脑是非常重要的器官,但是它又非常脆弱。在我们人体所有的器官中,大脑是对氧气最敏感的器官。科学家研究发现:大脑缺氧4~6分钟就会发生不可逆损伤,脑细胞就死亡了。但这指的是大脑完全停止供应血液和氧气,如果不是完全停止供应氧气,而只是供应的数量减少了,那脑细胞就不会死亡,而是处于休眠状态,等血和氧气都恢复供应了,它就可能会再次活跃起来。由于大脑耐受缺氧的时间非常短暂,一旦呼吸、心跳停止,我们就必须迅速就地抢救。无论何种原因所致的心跳骤停,现场抢救的基础生命支持措施都是相同的,就是进行心肺复苏。

前面我们提到,心脏的跳动是维持生命的关键,也是促使我们全身血液循环的动力。没有了心脏的跳动,人体血液中的小搬运工——细胞就不能发挥它们搬运和输送各种物质的能力。

就像我们要吃饭喝水一样，大脑也需要很多"食物"才能好好工作。大脑"吃"的东西，就是靠"外卖小哥"——血液，运送到它那里的。在大脑"吃"的所有东西里面，最重要的就是氧气啦。看到这里，大家就明白了吧！氧气是大脑工作必须要有的东西。如果血液不能流动，血液里面的红细胞也就没有办法将氧气带向我们身体的耗氧大户——大脑，那么大脑就没有办法工作了。还有一点要向小朋友强调，在氧气缺乏的情况下，大脑细胞会进行无氧代谢，产生很多代谢产物，这些代谢产物如果不能及时被转运出大脑，就会像我们家里存放的垃圾一样，会反过来毒害我们的大脑细胞，进一步损害我们的大脑。

心肺复苏里面的胸外心脏按压，能够帮助身体里面的血液运动起来，让心脏停止跳动的人也能将氧气运送到大脑，把大脑产生的废物运走，这样生命就得以维持。

但是，很多时候，心脏停止跳动的人往往伴随有呼吸的停止。前面说过，我们是通过呼吸把空气吸进肺里来获得氧气。如果呼吸停止了，那我们也就没办法获得氧气，这样即使能让身体里面的血液运动起来，也无法最好地维持生命。所以，我们需要心肺复苏里面的另一个部分——人工呼吸。顾名思义，人工呼吸就是帮助那些没办法自己呼吸的人进行呼吸。通过人工呼吸，我们能把空气送到患者的肺里，让他们能够获得氧气。再加上心脏按压，我们就可以让心跳、呼吸都停止了的病人继续维持生命，直到医生来到，送病人去医院。这是不是很厉害呢？

### 三、什么时候需要心肺复苏？

心肺复苏术主要针对的是心跳停顿和呼吸停止的病人，是一种紧急情况下的急救方法。注意了！只有心跳和呼吸都停止了的病人才可以运用心肺复苏术。对那些还有心跳或者呼吸的病人,一般是不需要使用心肺复苏术的。

有很多原因都可以造成人体心跳、呼吸停止。例如,在遭遇触电的时候,强大的电流会在很短的时间内通过人体,造成心跳和呼吸的停止;在溺水的时候,由于水充满了鼻子,阻塞了气管,呼吸没办法进行,长时间缺少氧气也会引起心跳的停止。

总之,如果在日常的生活里,遇到了有人突然间晕倒,或者是遭遇了各种意外,导致呼吸和心跳停止,那小朋友就需要用到心肺复苏术进行紧急救护了。

### 四、如何判断当前的危急情况需要心肺复苏?

心肺复苏是对心跳、呼吸停止的人进行的抢救措施,那么我们又要怎么去判断,病人是不是心跳、呼吸都停止了?我们把这个判断的过程分为三步,只要能掌握这三步,就能准确地判断哪些病人需要心肺复苏了。

**第一步**,判断病人的意识状态(也就是了解脑功能)(图2-5)。这个步骤我们通过大声呼叫就可以判断出来。例如,我们可以用两只手分别拍打病人的两个肩膀,并且在他的两侧耳边大声呼叫"你怎么了?"这里有两个需要注意的地方:我们在病人两只耳朵旁边分别都要呼叫,其目的是防止病人有一只耳朵听力异常或听不见声音;另外就是拍打的力气要够大,呼叫的声音也要够响亮。这样才能准确判断病人是不是真的需要我们的帮助。

**第二步**,判断呼吸(图2-6)。我们可以用脸颊贴近病人的鼻子,来判断病人的呼吸。因为脸颊是我们全身皮肤最敏感的地方了。电视剧里常出现用手指去判断呼吸的情况,其实那种做法一点都不准确。

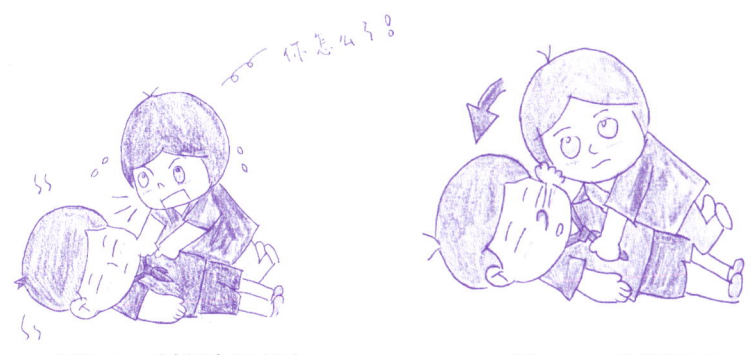

图2-5　判断意识状态　　　　　图2-6　判断呼吸

**第三步**，判断心跳（图2-7）。在健康人的脖子的两边，大约喉结处往外侧1~2手指宽的地方，我们能摸到一跳一跳的搏动。在那里有一根大的动脉血管，由于它离心脏比较近，所以我们可利用这根血管的跳动来判断心脏是否还在工作。

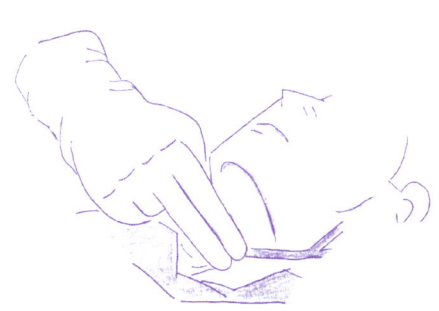

图2-7　判断颈动脉搏动

完成这三个步骤，非常的简单，每一个步骤最多只需要10秒钟的时间。也就是说，总共只需要不到30秒，我们就能判断病人是不是需要心肺复苏了。各位小朋友要注意的是，我们不应该花费过多的时间在检查反应、呼吸、心跳上，因为心脏骤停的严重后果是以秒来计算的。心脏骤停10秒——意识丧失、突然倒地；30秒——"阿斯综合征"发作；60秒——自主呼吸逐渐停止；3分钟——开始出现脑水肿；6分钟——开始出现脑细胞死亡；8分钟——"脑死亡"。所以急救应争分夺秒，否则有可能错过4~6分钟的"黄金"抢救时机。

### 五、在实施心肺复苏前，你需要做什么准备？

要做好心肺复苏，就要做好充分的准备工作。所谓磨刀不误砍柴工，把准备工作做好，做事情才能事半功倍，急救起来也才能得心应手。

在遇到有可能需要心肺复苏的情况，首先要做的，就是拨打120急救电话（图2-8）。看这本书的小朋友虽然能学会很多急救的知识，但和医生相比还是不够专业。急救的知识医生比我们更清楚。所以在开始做心肺复苏前，一定要记得先拨打120急救电话。如果自己没有手机或者其他通信工具，应该马上向身边的其他大人求助，让他们帮忙拨打120急救电话。

这个电话怎么打，可是很有讲究的。如果我们打电话的时候，说了很多啰嗦的话，那接电话的人，就会找不到我们说话的重点，急救的时间就会被浪费。打电话最重要的内容是要告诉医生：这里是哪里，病人出现了什么情况，病人有没有反应，呼吸和心跳是不是已经

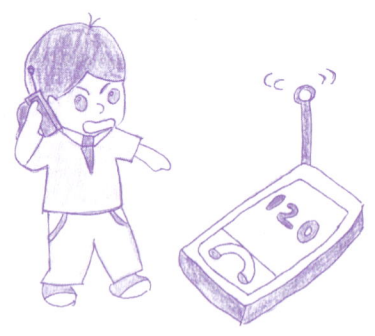

图2-8 拨打120急救电话

停止了，等等。这样，医生就可以快速知道病人需要什么帮助，而且能很快地找到病人，实施急救。

除了拨打120急救电话以外，我们还需要检查周围环境是否安全。如果病人是因为触电而引起的心脏、呼吸停止，那就要先确定靠近他的时候自己是否会因为电流而触电。如果病人是在水中，小朋友不管会不会游泳，都不能跳下水去救人，不然自己也很容易发生危险，而且即使我们会游泳，但因为我们的年纪还比较小，下水了也不一定能帮上忙。我们的小朋友肯定都是好孩子，都希望能帮助别人，但是在救人之前也要先考虑自己的安全哦。也就是说，先保护好自己，然后才能更好地帮助别人。

此外，我们还要记得向别人求助。所谓众人拾柴火焰高，一个人的力量总是有限的，在需要帮忙的时候，我们要尽可能地让身边的人都参与进来。多一份力量，就多一分成功的可能。

## 六、心肺复苏到底该怎么做

前面说了这么多，大家一定对心肺复苏到底应该怎么做很感兴趣。下面，就让我们来一起学习一下。

心肺复苏分为两个部分，胸外按压和人工呼吸。

### 1. 胸外按压（图2-9）

首先，我们要将病人身上所有会影响我们做心肺复苏的东西解开，比如手表、腰带、领带等。然后解开病人胸前的衣服，让胸部完全暴露出来，这样我们做胸外按压时，就不会受到阻碍。接着，要找到胸外按压的位置。病人的胸前两乳头连线的中点就是我们要做按压的地方。在我们胸口的正中有一块硬硬的骨头，这块骨头叫做胸骨，这块骨头的下半部分可以作为我们按压的地方。

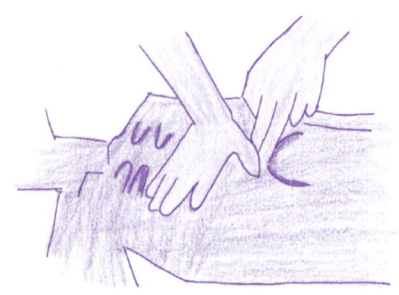

图2-9 胸外按压位置

最后,我们要学习的是做胸外按压的姿势。我们先把双手平直向前伸出来,五只手指分开,把一只手放在另一只手的手背上面,下面的手指张开以后不要动,上面的手指从下面的手指缝里面穿过,两只手保持手心贴手背的姿势交叉握紧(图2-10)。接下来,我们就可以用手掌的根部对准我们要按压的地方,开始准备按压了。

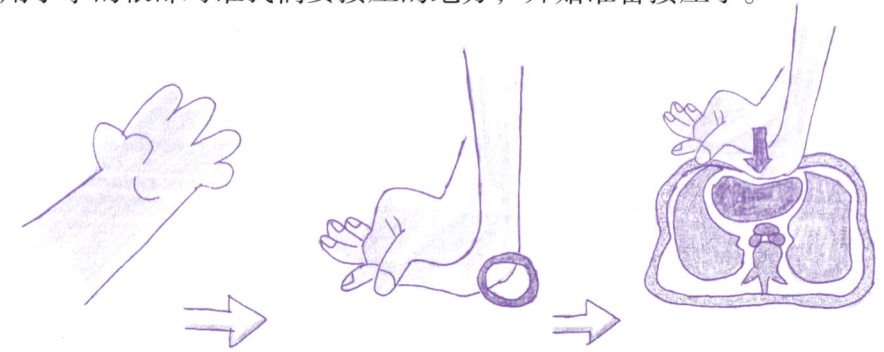

2-10 胸外按压姿势

在这里要提醒小朋友有两个需要注意的地方:一是身体要垂直向下用力,这样手掌才能按压到心脏,让血液随着心脏按压流动到全身各处,特别是向大脑运送氧气(图2-11)。二是手肘不能弯曲,否则力气就会被手肘的弯曲抵消掉,这样也是没办法完成按压的(图2-12)。

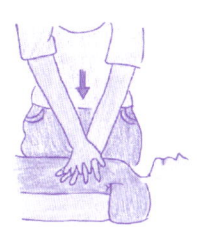
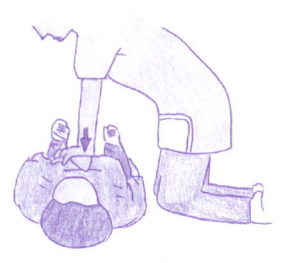
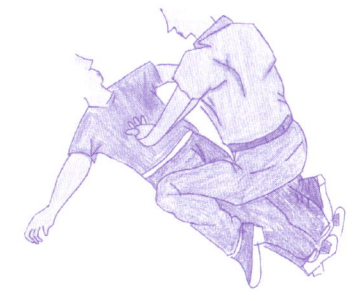

图 2-11　胸外按压的正确身体姿势　　图 2-12　胸外按压的错误姿势

那么我们要怎么进行按压呢？每次下压深度不少于 5 厘米，但是也不要超过 6 厘米，每分钟要按压 100 次到 120 次。要达到这个标准好像很简单，可是要一直保持就很难了。这也就是为什么一定要向周围的人呼救，请求他们的帮助。人多力量大，几个人轮换着进行按压，比较容易保持合适的频率和深度，这样才能更大可能地挽救病人的生命。

### 2. 人工呼吸

讲完了胸外按压，接下来就是人工呼吸了。这是心肺复苏的第二步。在很多电视剧里会出现人工呼吸的场景，但是真正的人工呼吸可不是那么简单。人工呼吸是让心跳、呼吸停止的病人能够重新获得氧气的重要方法，只有掌握了正确的方法才能有效实施。

首先，我们要把病人的头歪向一侧，然后把病人口腔里的异物清理出来。头歪向一侧，是为了保证我们在清理异物的时候，异物不会掉进气管。而在清理异物的时候，一定要把所有可能引起气道阻塞的东西都拿出来，比如有一些病人会佩戴假牙，这时就需要我们把它取出来了。

然后，我们要把病人的头放回到仰面朝天的姿势，目的是打开病人的气道。具体要怎么做呢？就是用压额抬颏的办法。我们先用一只手将病人的额头往下压，再用另一只手将颏部往上提，并让耳垂和嘴角连成一条直线，让这条直线垂直地面，这时病人的气道就被顺利打开了（图2-13）。

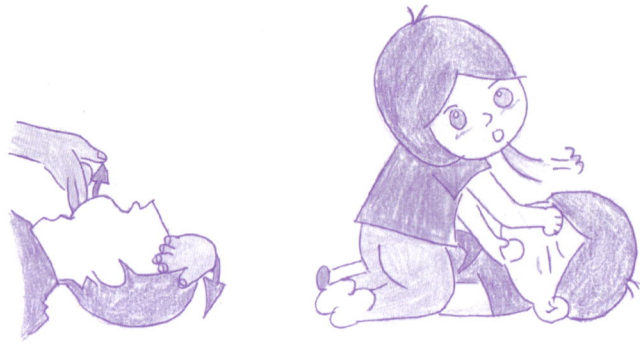

图2-13　压额抬颏法开放气道

然后，就可以往病人嘴里吹气了。在吹气之前，我们可以先用纱布或者薄衣服垫在病人的嘴上，这样我们就不用直接接触到病人了，小朋友要注意保护好自己哦！在吹气的时候，我们先用一只手捏住病人的鼻子，另一只手抬起病人的下巴，用整个嘴巴包住病人的嘴巴，这时就可以开始吹气了。

当我们把气吹进去的时候，可以看到病人的胸部有起伏，吹气吹到这样一种程度，就足够了。吹气并不是吹得越多越好，吹得太多，反而会损伤病人的肺部。而吹完以后，可以等1秒钟，看到病人的胸部又塌下去了，这时候再吹第二次。当这两次都吹完以后，人工呼吸就完成了。接下来要继续进行胸外按压。

我们每做三十次胸外按压，就做两次人工呼吸，这样就是一组心肺复苏。这样的过程重复五次，就是一次完整的心肺复苏。一般情况下，每做完一次完整的心肺复苏，身体会比较疲劳，这时候就需要换另一个人继续做心肺复苏。要注意的是，每组心肺复苏之间停顿的时间越少越好。如果做心肺复苏的过程中，病人清醒了，我们就可以停止心肺复苏了。如果病人一直没有苏醒，那就要一直做到救护车和医生来了以后才能停止。

胸外按压与人工呼吸结合起来效果是最好的。但是有时候，我们可能会因为害怕病人携带传染病，而不敢直接给病人做人工呼吸，或者是我们没有体力做人工呼吸。这个时候，我们可以单纯地给病人做胸外按压，这样也比什么都不做要好很多。

## 七、如果病人是儿童，甚至是婴儿该怎么办？

不论是儿童还是小婴儿，都有可能出现和成人一样的心脏和呼吸突然停止的情况。所以儿童、小婴儿和成人一样，紧急情况下也需要进行心肺复苏。但是儿童和小婴儿的心肺复苏，又和成人有一些不一样的地方。下面，我们就分三点来告诉大家吧。

**第一**，按压的手法不同。如果是小婴儿，我们要用双指按压法或者双拇指按压法（图2-14）；1~8岁儿童使用单掌按压法（图2-15）；大于8岁的儿童就和成人一样，使用双掌按压法。

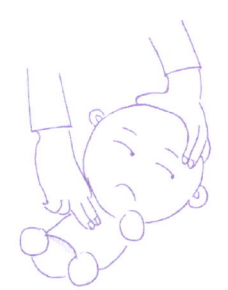 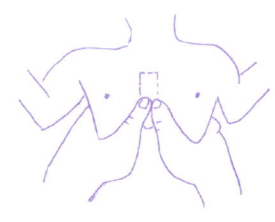

图2-14　婴儿胸外按压

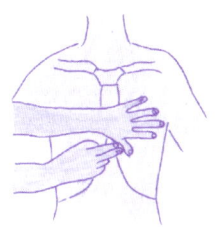 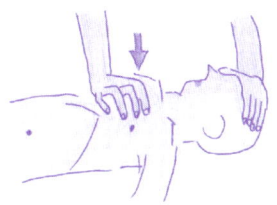

图2-15　1~8岁儿童单掌胸外按压

第二，按压的深度不同。成人按压深度是至少5厘米，不超过6厘米；小婴儿大约4厘米；儿童大约5厘米；如果是进入青春期、体型比较接近成人的儿童，可以使用和成人一样的深度。如果觉得太难记，那大家也可以记住按压深度至少是胸廓前后径的三分之一。

第三，胸外按压与人工呼吸的比例不同。在小婴儿和儿童，如果有两名急救者配合进行心肺复苏，那么胸外按压与人工呼吸的比例是15:2，也就是说一名急救者进行了15次胸外按压后，第二名急救者就给予2次的人工呼吸，按这样的比例重复进行。

下面，我们来总结一下心肺复苏的要点：

心肺复苏，就是对心跳和呼吸停止的病人实施急救的一种措施。在实施之前，我们要先确认周围环境安全，并且向周围的人求救，随后要拨打120急救电话。在实施的时候，我们要先确认病人是否心跳、呼吸都停止了，然后按照上面所说的要点来实施。每做一次完整的心肺复苏，有条件时就要换另一个人接力。一直要做到病人醒过来或者120救护车和医生来到才能停止。

下面给大家提6个小问题，只要小朋友都能回答上来，那就说明已经掌握了心肺复苏术啦。

❶ 胸外按压的位置在哪里？
❷ 按压的频率和深度是多少？
❸ 按压与人工呼吸的比例是多少？
❹ 人工呼吸前的准备工作是哪些？
❺ 人工呼吸的时候应该如何处理病人的鼻子？
❻ 人工呼吸两次的间隔时间是多长？

心肺复苏是急救的基础，在急救中是很有用的一个技能，小朋友掌握了以后就可以在危急的时候帮助到别人，成为一个真正的小英雄呢！

心肺复苏的快速流程和要点如图2-16所示。

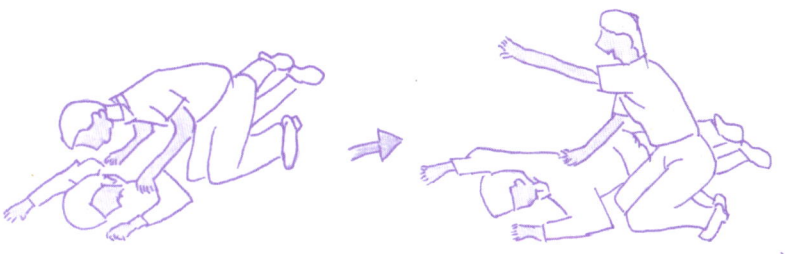

第一步：拍双肩、唤双耳、感呼吸、搭脉搏

第二步：呼救，打120

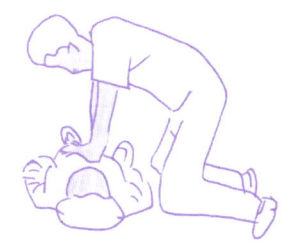

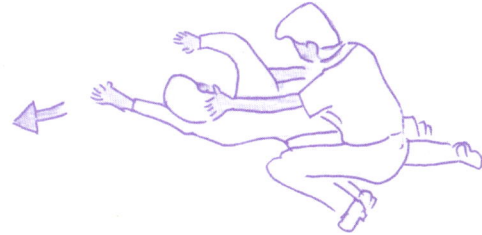

第四步：胸外按压30次
儿童单人30次，双人15次

第三步：摆放仰卧体位

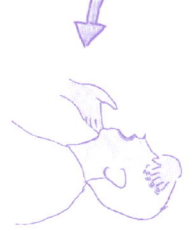

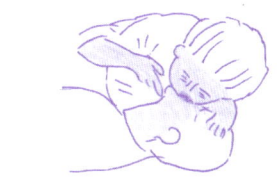

第五步：开放气道
仰头举颏法

第六步：人工呼吸2次
捏鼻、口对口、吹气

图2-16 心肺复苏快速流程图

（杨丽芬　叶慧清）

# 第三章 自动体外除颤仪（AED）——你知道多少呢？

在很多的电视剧或电影里，给病人执行心肺复苏后，如果病人还没能够苏醒，医生就会用双手分别拿起一个机器，把它放到病人的胸口上。机器发出一阵响亮的声音过后，病人一般会从平躺的床上弹起来然后回到床上。这个机器就是我们要讲的电除颤仪了，除此之外，我们还会介绍一种更容易并且更适合我们操作的电除颤技术——自动体外除颤仪。

## 第一节

### 电除颤技术

电除颤技术，听着这名字大家可能会觉得有点害怕，又是"电"又是"颤"的。其实，这个电除颤技术，可以说是一种很有效的挽救病人生命的办法，也是除了心肺复苏以外，急救中很重要的一个组成部分。

一般情况下，心脏会一下一下有规律地跳动，这被称为正常的心律。如果身体出现问题，导致心脏不规则、不正常的跳动，我们就称作异常的心律，也就是心律失常。这种异常的心律，会使心脏失去了应有的功能，也就没有办法让血液和其中负责运送氧气的细胞到达全身发挥作用。就像一辆货车在向不正确的方向行驶着，那么无论它走出去多远多久，也是没办法到达目的地的，小朋友理解了吗？

电除颤技术，就是利用除颤仪器，对心脏实施电击，以消除心律失常的一种方法。通过电除颤技术，可以让心脏重新开始正常地跳动。这样，在心肺复苏法没能使病人复苏的时候，又多了一个途径来拯救病人的生命了。

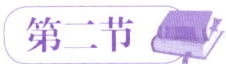

### 心律失常

　　心脏的跳动，其实是由电流引起的。在心脏里面，有一个叫窦房结的地方，它就像是指挥心脏跳动的司令部一样，能够发出电信号，使整个心脏发生跳动。这种信号平时很有规律，所以心脏也会很有规律地一下一下搏动。但是有些时候心脏跳动也会发生故障，一种情况是由于心脏里的窦房结捣乱，发出一些错误的信号，让心脏胡乱地跳动，这时候就导致了心律失常。另一种情况是心脏的其他部分不管窦房结的正常信号，自顾自地发出自己的信号，也就是"抢着当司令"。还有一种情况就是窦房结罢工了，不干活了，这时，心脏的其他部分也会发出自己的信号，各个部分都想当老大，都想来控制心脏的跳动，也就是"山中无老虎，猴子称大王"，这时也会导致心脏的异常跳动。上述情况都会导致心脏不能正常跳动，都被叫做心律失常。

　　当心脏跳动不正常的时候，我们就需要采取一些行动使心脏跳动恢复正常。简单的心律失常，只需要吃药就可以恢复正常，也不会引起病人心跳、呼吸停止。但是如果是严重的心律失常，单纯靠药物并不足够，这时候就可能需要用到电除颤技术。

## 第三节

### 自动体外除颤仪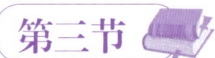

电除颤技术很有用,但并不是所有心律失常的病人都可以使用电除颤,只有一些特定的严重的心律失常才可以用电除颤来治疗呢!如果我们在日常生活里,遇到一些需要帮助的人,我们本身不是医生,那又该怎么去判断病人是不是需要除颤?

为了解决这个问题,科学家发明了自动体外除颤仪(AED)。这是一种在和病人连接以后,能够自动判断病人是否需要除颤,并给予电除颤的仪器。和普通的除颤仪不一样,它最大的特点就是自动。通过和病人的身体进行连接,它能自动检测病人的心律是否正常,如果不正常,是不是需要除颤。这样一来,我们上面的问题就解决了。不管我们知不知道病人有没有心律失常,只要给病人连接自动体外除颤仪,仪器就可以自动判断病人需不需要除颤。这个仪器很聪明吧。

自动体外除颤仪和传统的除颤仪器相比,具有体积小、方便携带、易于操作、可以储存在各个公共场所以备不时之需等优点,普通人只需要经过几个小时的训练,就可以熟练地使用。由于体外自动除颤仪的出现,救治心律失常病人变成了大家都能掌握的技能,大大增加了病人存活的几率。

### 一、在公共场所如何识别自动体外除颤仪?

说了这么多,能找到自动体外除颤仪才是日常生活中对心律失常引起心脏、呼吸停止的病人施救的第一步。

一般来说,在日常生活中,我们很少会在家里专门准备一台这样的仪器。所以如果是在家里遇到这样的情况,最主要的急救措施,还是我们上面说过的心肺复苏。但如果是在公共场合,比如学校、车站、商场等,在大城市的这些地方基本都会准备有自动体外除颤仪。所以如果在这些地方发现有人需要急救,一定要向那里的工作人员求助。能有这样的一台仪器，会对急救产生很大的帮助。

自动体外除颤仪一般都会和其他急救用品一起，被放在公共场所比较显眼、容易接触到的地方。存放的地方会有醒目的标志和鲜艳的颜色，一般是红色、黄色这样的警示色。而且，保存有自动体外除颤仪的地方，都有用比较清晰的字母"AED"来标示。所以，大家只要跟随着这些醒目的标志，就可以很方便、快捷地找到自动体外除颤仪了（图3-1）。

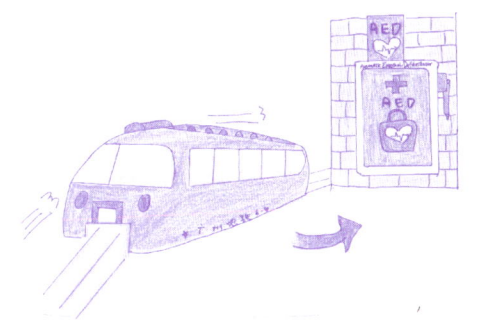

图3-1　自动体外除颤仪

## 二、如何使用自动体外除颤仪？

在不同的地方使用自动体外除颤仪的操作方法虽然略有不同，但都是大同小异的。所有的除颤仪器都离不开**"贴电极""分析"**和**"除颤"**这三个步骤。

首先我们要做的是打开除颤仪。有些高级的除颤仪会有声音提示，有的就只显示图画和文字。但是都不用担心，经过学习以后，不管什么样的除颤仪都难不倒聪明的小朋友。

打开了除颤仪之后，我们会看到两个可以贴在病人身上的铁板，这两个铁板称作电极片。在除颤仪或者是电极片上一般都会有提示，指导我们将两个电极片贴到病人身上正确的位置。一般来说，只要把一个电极片贴到右胸的上部，另一个电极片贴到左胸的下部外侧就可以了。

在电极片贴好以后，我们就可以看到除颤仪有反应了。有的除颤仪会要求我们按下"分析"按键，有的则不需要，会自动进行分析。在完成分析后，除颤仪就会告诉我们，是否需要进行除颤了。

如果需要除颤，那么我们最重要的一步，就是让周围的人都远离病人，然后再按下"放电"的按钮。为什么要让周围的人离开呢？因为在除颤的时候，病人的身体会有一定的电流经过，如果有人刚好接触了患者，那么就有可能被电伤。

要注意，除颤和普通的心肺复苏是不矛盾的。如果经过除颤，心脏仍然没有恢复跳动，那么就要马上继续进行心肺复苏。每做完一次完整的心肺复苏（也就是5组心肺复苏），就可以再进行一次AED处理，直到病人恢复心跳、呼吸，或者120急救人员到来。记住电极片可以一直贴在病人身上，无须反复地撕贴，那样会浪费急救的时间。

AED的简易操作流程如图3-2所示。

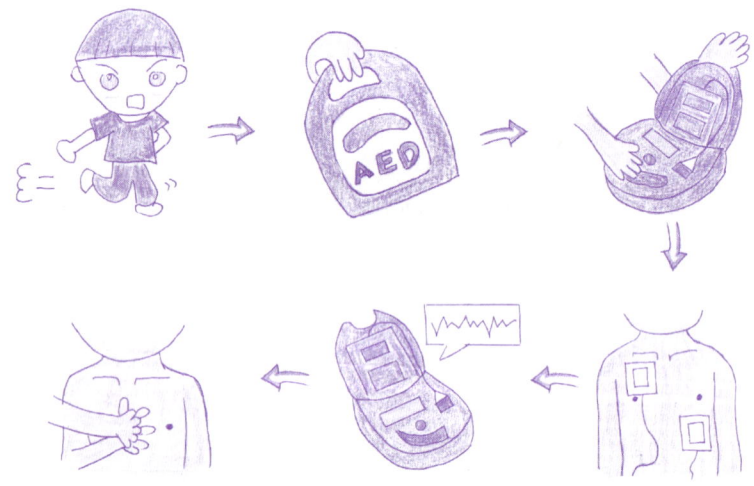

图3-2　AED的简易操作流程

（陈壮桂　杨丽芬　蔡亮鸣）

## 第四章　海姆立克急救法——关键时刻救一命

### 第一节

**名字怪怪的，可它究竟是什么**

大家听到海姆立克急救法这样一个怪怪的名字，肯定都很想知道这到底是什么吧？下面就让我们先来看个小故事。

小明是个7岁的小朋友，长得特别可爱，白白嫩嫩的，大家都说这是因为他特别喜欢吃花生的缘故。奶奶说："花生好啊，特别有营养，最适合小朋友吃了。"可是有一天，小明竟然就因为这小小的花生，发生了一次特别严重的意外。这一天，小明从外面放学回来，发现家里没有人，就把桌子上奶奶给他剥好的花生仁抓了一把放在手上，然后跑去隔壁找贝贝玩了。两个人玩着玩着，就学起电视里的大人，把花生往上一抛，用嘴去接着吃。刚开始的时候两个人都还玩得挺开心，可是有一次突然没接好，这小小的花生竟然掉进了小明的气管里。小明马上觉得气喘不过来，没办法呼吸，十分难受，小脸憋得紫红，想要叫人，却发不出声音。贝贝看小明很难受，急忙去找了爸爸过来。爸爸过来看到小明的神情，又看到小明手里的花生，马上就明白了是怎么一回事。爸爸曾经在单位里接受过海姆立克急救法的训练，这种急救法就是专门用来应对这种情况的。他马上用腿抵住小明的背，一只手握成拳头，另一只手张开握住这只拳头，把手放到小明的肚子上，用力向小明的肚子顶了一下，这花生立刻就从小明的嘴里喷出来了。小明马上就能正常地呼吸了。

在这里贝贝爸爸给小明做的急救，就是我们所说的海姆立克急救法。海姆立克急救法，就是利用腹部冲击的原理，为异物误入气道的病人实施急救，使异物能从气管中排出，使病人恢复呼吸。

## 第二节

### 海姆立克急救法的来源

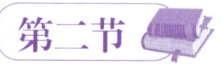

听到海姆立克急救法，大家肯定会很好奇它为何会有一个这么奇怪的名字吧？这就要从海姆立克急救法的来源说起了。在20世纪60年代，海姆立克急救法还没被发明的时候，很多病人因为异物掉进气管没办法及时取出而导致无法呼吸，从而丧失了生命。有一个名叫海姆立克的医生，他从事外科多年，经常看到很多患者因为气道异物而需要急救，但却并没有一种好的急救方法来应对。他在研究了人体气道的结构后提出，如果我们把人的肺部想像成一个气球，那么气管就是气球的气嘴，如果气嘴被异物阻塞了，那么我们用手捏住气球时，气球里的空气压力就会增大，阻塞了气嘴的异物就会被冲出来。所以我们抱着患者，突然向腹部增加压力，就可以连带着使胸腔里的压力升高，肺里的空气压力也随之升高，这样就可以把异物从气管里冲出来。由于海姆立克医生发明了这个急救的方法，所以我们就把这种急救方法叫做海姆立克急救法。

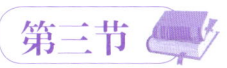

## 海姆立克急救法到底能干什么？

从上文我们可以知道，海姆立克急救法就是对异物进入气道的患者所采取的一种急救方法，它要做的就是帮助患者排出进入气道的异物。这里所说的异物，是指一切进入人体的外界物体。各种各样的东西都可以被小孩子吸入气管里，引起气道阻塞。花生、瓜子、豆类及带壳食物最为多见；而对于学龄儿童来说，则以圆珠笔帽、口哨多见；有时候医生还会在气管里发现螺丝钉等小孩子能在日常生活里接触到的小东西。

当这些小小的东西掉进气管以后，就会变成大麻烦了。在上文我们讲过，外面的空气要进入肺，就需要通过气管。如果气管被异物堵住，我们的呼吸就没办法进行，我们也就没办法获取空气了。这种情况下，病人会十分难受，感觉没办法呼吸，咳嗽也咳不出来，声音也发不出来。这时我们就需要用到海姆立克急救法来帮助这些病人了。

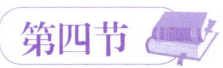

## 海姆立克急救法要怎么做

小朋友肯定很想知道，这海姆立克急救法究竟要怎么做，下面我们就来详细讲解一下。

首先，和上面说过的心肺复苏、使用体外自动除颤仪这两种急救方法一样，我们需要先去向周围的人求助。其他的人不一定能像我们的小朋友一样，懂得怎么样做海姆立克急救法，但是他们可以帮助我们给120急救中心打电话。这样的话，即使我们使用海姆立克急救法没有成功，也可以在很短的时间内获得医生的帮助。

其次，我们也要确认现场环境的安全。因为气道异物阻塞一般都发生在日常的生活里，所以我们去检查现场环境的目的是要找到一个能让我们实施急救的地方。这个地方最好没什么杂物，比较开阔，这样在实施急救的时候就不容易弄伤自己。

接下来我们就可以开展急救了。实施急救时，我们要先摆出一个弓箭步的姿势，即前腿弓起，后腿蹬直，腰也要挺直。然后我们要让发生了气道阻塞的病人坐在自己弓起来的大腿上，让他的身体微微地向前倾。下一步我们要把两只手臂从病人的腋窝下面穿过，向前伸出去，环抱着病人。左手握成拳头，右手从前方握住左手的手腕和拳头，让左手握成的拳头贴在病人胸部下面、肚脐上面，也就是上腹部正中间的位置。接下来就是最重要的一步了，我们要用两只手一起突然用力，这样可以让病人的上腹部下陷，使腹部里面的压力突然增高，肺里面空气的压力也会突然升高，就有机会把异物冲出气道。当我们第一次用力的时候，不一定能立刻把这个异物冲出来，这时就要马上放松手臂，然后再继续重复上面的操作，一直到异物被排出或者120急救医生来到（图4-1）。

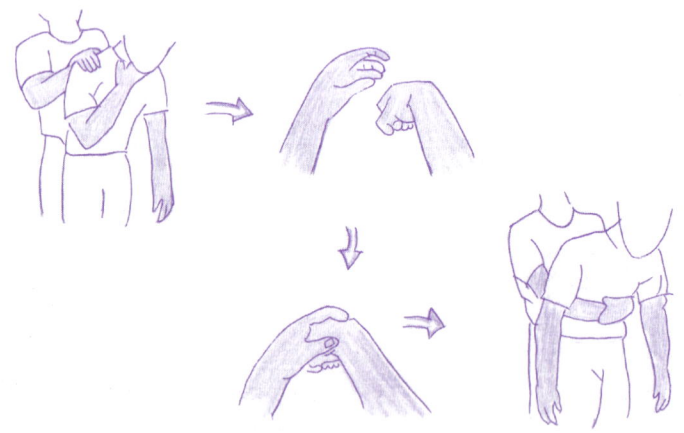

图4-1　海姆立克急救法（3岁以上清醒患者）

上面我们所面对的患者是清醒的，如果患者是昏迷的，我们又应该怎么做呢？首先，我们应该将患者平卧在地面；然后两腿分开跪在患者大腿外侧地面上，双手叠放用手掌根顶住腹部（肚脐稍上），进行冲击性地、快速地、向前上方压迫；接着查看患者口腔，如异物已被冲出，则迅速掏出清理；如异物未被冲出，则重复上述步骤（图4-2）。

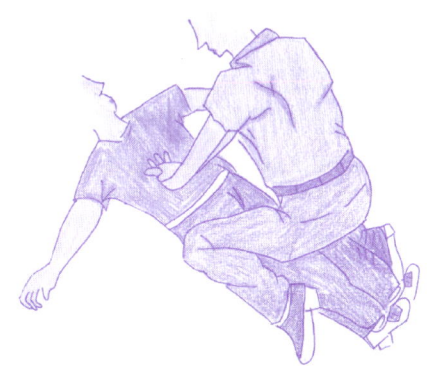

图4-2　海姆立克急救法（3岁以上昏迷患者）

以上所说的方法主要是针对3岁以上的小朋友的。小孩子到了3岁以上，体型就已经比较大了，所以采用的急救方法和大人是一样的。那么3岁以下的小孩子，他们的急救方法和大人的急救方法有什么不一样呢？

如果年龄很小的儿童发生了气道阻塞，我们不一定能看到像小明一样的表现，这时候我们就要学会观察。3岁以下的小朋友因为异物而发生气道阻塞的时候，一样也是没办法呼吸的，我们可以通过之前在心肺复苏里学过的方法来判断。气道阻塞患儿的脸颊、嘴唇、手指甲的颜色会慢慢变成青紫色；而且小朋友的手里面、小朋友的身边，通常都可以看到一些容易引起气道阻塞的小东西。通过上面这几条，我们就可以判断小朋友是否发生了气道异物引起的气道阻塞。但是发不出声音这一点，却因为这些病人的年纪太小，而很难进行判断。

对于3岁以下的小朋友，我们采取的是"5次拍背加5次压胸"的方法。在实施急救之前，我们同样要向周围的人求助，并且寻找一个合适的地方来进行急救，比如床上、硬的沙发上。在急救时，我们首先要将小朋友头朝下放在一只手前臂上，我们的手要扶住患儿的头和颈部。然后再用一只手的手掌根部放在患儿的背部，在两个肩胛骨之间拍5次。肩胛骨就是我们背上突出来的那两块骨头。如果这样做，掉进气管的异物还是没有办法排出来，我们就可以将患儿面朝上平躺着，我们再将右手的食指和中指，放在患儿的上腹部，快速地用力向下压，重复5次。这就是3岁以下小朋友"5次拍背加5次压胸"的海姆立克急救法了。如果做一次急救法没能排出异物，那就要一直重复，直到医生来到（图4-3）。

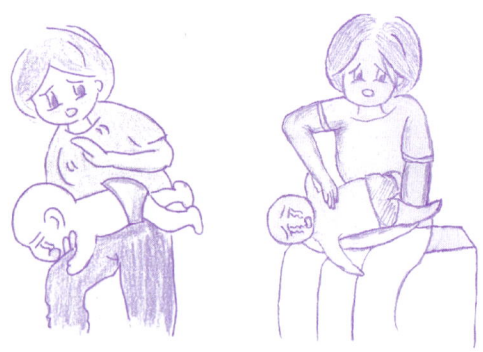

图4-3 海姆立克急救法（3岁以下）

## 第五节

### 我能给自己做海姆立克急救法吗？

大家可能会想，如果自己发生了气道阻塞，又没办法向身边的人呼救，附近一个人也没有的情况下，应该怎么办呢？其实，我们也是可以给自己做海姆立克急救法的。

我们可以背靠着墙，或者背靠任何坚硬而平的地方，将一只手握成拳头，另一只手包住拳头，和正常的海姆立克急救法一样，向腹部施加压力，争取让异物排出。也可以将上腹部压向任何坚硬的突出的物体上，反复实施海姆立克急救法，直到异物排出（图4-4）。

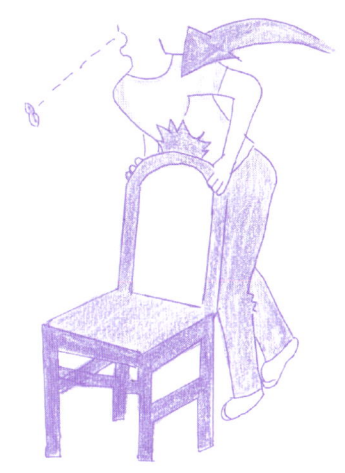

图 4-4 海姆立克自救法

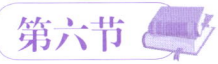

### 第六节

## 我们还应该注意什么？

任何好的急救方法，都比不上预防来得重要。儿童气道异物引起的气道阻塞，很多时候是因为家长的粗心大意而发生的。所以我们首先要注意的是，家中类似于口哨、圆珠笔帽、小螺丝等的杂物不要让孩子接触，尤其在幼儿一个人玩耍时更要注意。给孩子食用带硬壳的食物，一定要剥干净，不要让孩子自己拿到。不仅仅是家长不应该这样做，大一点的小朋友也不应该这样做。比如我们去亲戚家里，看到他们家刚生下来的小宝宝很可爱，就想拿一些吃的东西去逗小宝宝。这其实是一种很不好的行为，因为这样很容易造成宝宝气道异物阻塞。我们要做一个负责任的大哥哥大姐姐哦。

然后还应注意以下几点：①进食时将食物切成细块；②充分咀嚼；③口中含有食物时，应避免大笑、讲话、行走或跑步；④不允许儿童将小的玩具放在口中。

此外还要注意，无论是给大人还是小孩子做海姆立克急救法，都要力气适中，柔中带刚。如果力气太大的话，有可能会引起内脏损伤。当然这也是相对的，因为生命和一点内脏的损伤比起来，还是生命比较重要！所以在紧急的时候，如果我们力气控制不好，引起了一点内脏损伤，也不要过分自责。

尤其要提醒小朋友，无论发生任何情况，如果你没有成功运用海姆立克法，没成功取出气道异物，请你牢记，马上进行心肺复苏，不要拖延时间。因为即使有异物在气道内，通过按压胸廓产生的冲击气流，也有助于推动异物，使氧气进入肺内。

最后，我们来总结一下海姆立克急救法的要点（图4-5）：

❶ 患者清醒：站在患者背后双臂环抱患者→一手握拳，另一只手的手掌压在拳头上→使拇指掌关节突出顶住患者腹部正中线脐部以上胸部以下位置→连续快速向内、向上推压冲击6～10次，直至异物排出。

❷ 患者昏迷：将患者平卧在地面→两腿分开跪在患者大腿外侧地面上→双手叠放用手掌根顶住腹部（肚脐稍上），进行冲击性地、快速地、向前上方压迫→打开下颌，迅速掏出异物→如异物未被冲出，则重复上述步骤。

❸ 患者自救：一只手握成拳头，另一只手包住拳头，向腹部施加压力，让异物排出；或将上腹部压向任何坚硬的突出的物体上，反复实施海姆立克急救法，直到异物排出。

❹ 患者为婴幼儿：马上抱起孩子，一手捏住孩子颧骨两侧，另一手握住孩子后颈部，让其趴在救护人膝盖上，在孩子背上拍5次→如果异物没有排出来，则将患儿面朝上平躺，再用右手的食指和中指放在患儿上腹部，快速用力向下压，重复5次→如果没有成功，那就一直重复以上步骤，直到医生来到。

## 海姆立克急救法

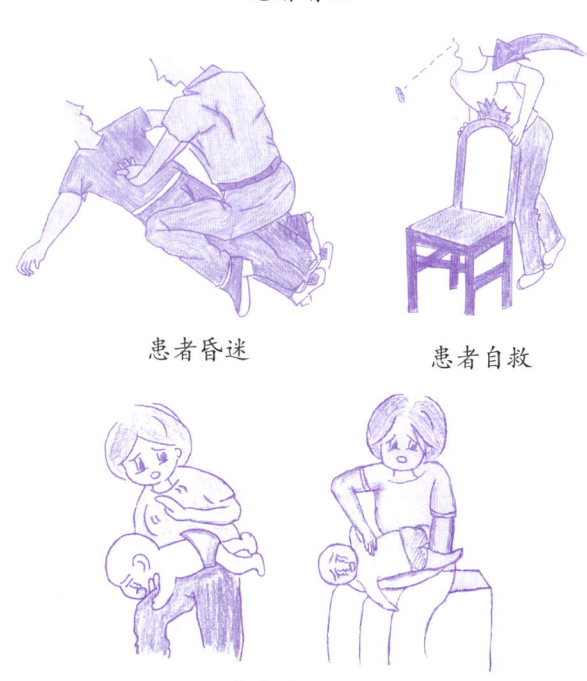

患者清醒

患者昏迷　　患者自救

患者为婴幼儿

图4-5　海姆立克急救法

（杨丽芬　钟晓冰）

# 参考文献

[1] 高恒淼，钱素云. 2010年美国心脏病协会儿童心肺复苏指南更新要点解读. 实用儿科临床杂志，2012，27（18）：1457-1459.

[2] 中华医学会儿科学分会急诊学组，中华医学会急诊分会儿科学组，中国医师协会重症医学医师分会儿科专家委员会. 儿童心肺复苏指南. 中国小儿急救医学，2012，19（2）：112-113.

[3] 程晔，刘小娥，陆国平. 2015美国心脏协会心肺复苏指南更新解读——儿童基础生命支持部分. 中国小儿急救医学，2015，22（11）：747-751.

[4] 余玉强. 自动体外除颤器在院前急救的应用. 世界最新医学信息文摘，2015，15（80）：87-88.

[5] 周沂，邱朝晖. 体外自动除颤仪在心脏骤停院前急救中的应用. 伤害医学：电子版，2016，5（3）：59-62.

[6] PAI-DHUNGAT J V, PARIKH F. Heimlich Manoeuvre. Journal of the Association of Physicians of India，2015，63（3）：123-124.

[7] 李熙鸿，周艳. 2017年美国心脏协会心肺复苏与心血管急救指南更新解读——儿童基础生命支持和心肺复苏质量. 华西医学，2017，32（11）：1699-1701.

2018年天河区科技计划项目医疗联合体项目（2018YT026）
国家自然科学基金资助项目（81470219）

# 浅浅的医学知识
## 儿童常见病科普加油站

陈壮桂 主编

### · 哮喘篇 ·

陈壮桂 分册主编

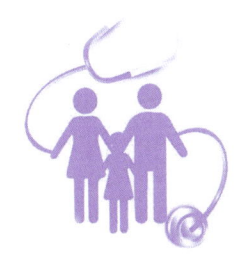

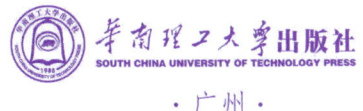

·广州·

## 图书在版编目（CIP）数据

浅浅的医学知识：儿童常见病科普加油站. 哮喘篇/陈壮桂主编；陈壮桂分册主编. —广州：华南理工大学出版社，2019.3
ISBN 978-7-5623-5887-9

Ⅰ. ①浅… Ⅱ. ①陈… Ⅲ. ①哮喘-儿童读物 Ⅳ. ①R-49

中国版本图书馆CIP数据核字（2019）第009546号

Qianqian De Yixue Zhishi——Ertong Changjianbing Kepu Jiayouzhan：Xiaochuan Pian
**浅浅的医学知识——儿童常见病科普加油站：哮喘篇**
陈壮桂　分册主编

出 版 人：卢家明
出版发行：华南理工大学出版社
　　　　　（广州五山华南理工大学17号楼，邮编510640）
　　　　　http://www.scutpress.com.cn　E-mail：scutc13@scut.edu.cn
　　　　　营销部电话：020-87113487　87111048（传真）
责任编辑：黄丽谊
印 刷 者：广州市新怡印务有限公司
开　　本：787mm×960mm　1/16　印张：33.5　字数：449千
版　　次：2019年3月第1版　2019年3月第1次印刷
定　　价：135.00元（全九册）

版权所有　盗版必究　　印装差错　负责调换

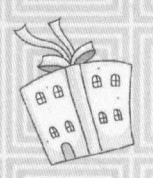

## 《浅浅的医学知识——儿童常见病科普加油站》

# 编 委 会

主　编：陈壮桂
顾　问：方建培
主　审：檀卫平

## 《哮喘篇》编委会

主　编：陈壮桂
副主编：杨丽芬
编　委：黎雅婷　杨可鑫　周静雯
绘　图：梁梓宁　黎雅婷

# 序

由中山大学附属第三医院儿科主任陈壮桂教授领衔的儿科学团队,联合皮肤科、感染科、口腔科、耳鼻喉科等学科,为普及儿童健康与常见疾病防治的知识,在百忙的工作之余,以丰富的一线工作经验为基础,充分照顾到儿童,尤其是少年阶段对知识的渴求和理解力水平,以实用、通俗易懂、图文并茂、深入浅出的角度解读,讲述了包括急救以及皮肤、呼吸、血液、口腔、耳鼻、肝肾等特定组织、系统、器官的医学知识。让读者做到"开卷有益",并且明显感觉到各位作者为达到"喜闻乐见"的效果,花费了大量的心血。在当今一切"唯SCI"的年代,这群大学附属医院的医生们愿意花时间和精力,为科普发力,更值得点赞。

我从事儿科临床医教研工作35年,深知儿童健康科普知识在国内的重要地位,同时却又十分"贫乏"。因此,非常乐意向儿童、少年,甚至非医学群体的家长们推荐这套书。衷心祝愿该书的出版能得到大众的喜爱,并能解决一些儿童健康的实际问题,此为序。

方建培

中华医学会儿科学分会常务委员
中华医学会儿科学分会基层儿科发展委员会主任委员
广东省医学会儿科学分会前主任委员
中国妇幼保健协会脐带血应用专业委员会副主任委员
广东省妇幼保健协会脐带血应用专业委员会主任委员
中山大学博士生导师
中山大学孙逸仙纪念医院儿科主任
2019年1月

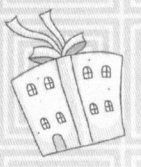

# 前　言

儿童是祖国的花朵，是冉冉升起的太阳，是家庭和祖国的未来和希望，少年强则中国强。儿童的健康成长关系着国家和民族的未来和发展。为儿童成长创造一个安全健康的生活空间，既是父母的责任，也是社会共同的责任。

《浅浅的医学知识——儿童常见病科普加油站》编者均为来自临床工作的医生专家，具有丰富的临床知识和科普经验，通过长期的工作体会以及对社会人群调研的反馈总结，依托社会各界的力量，发起了此次中国儿童健康知识普及计划，希望为儿童的健康成长贡献自身的一分力量。本丛书主要针对儿童日常生活中经常遇到的健康问题进行科普，包括呼吸、血液、泌尿、肝胆、耳鼻、口腔、皮肤健康以及相关疾病的科普，与儿童健康成长息息相关。内容丰富实用，语言通俗易懂，图文并茂，适合儿童及青少年、家长、教师及学校保健工作者阅读。

感谢各位编者在百忙之中仍然积极投身至本丛书的编写及审核之中。真诚感谢各位读者的厚爱，期待大家阅读后提出宝贵意见，共同参与到儿童健康问题的探讨之中。此外，还要特别感谢广州市合力科普基金会的热心资助，与我们在科普的路上并肩作战，一同为繁荣科普创作、提高市民科学素质而努力。感谢您们的支持！

最后，愿祖国的花朵健康成长，如日之升，照亮祖国的未来！

2019 年 1 月

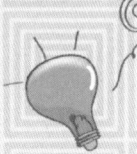

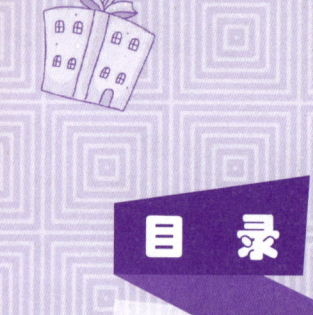

# 目 录

**第一章　小儿呼吸系统特点：人小鬼大事儿多** /1
第一节　结构特点：我们的呼吸道由哪些"站点"组成 /1
第二节　生理特点：我们的能力还比较小，不要让我呼吸太快 /2
第三节　免疫特点：我们的抵抗力还很低，要好好保护我们 /3

**第二章　儿童哮喘的流行病学特点、发病机理、高危因素** /4
第一节　哮喘的小伙伴很多，而且越来越多 /4
第二节　哮喘是怎么形成的 /6
第三节　哪些小伙伴更容易得哮喘 /7

**第三章　儿童哮喘有哪些表现** /8
第一节　有时候我的个性很鲜明，你一下子就能发现我 /8
第二节　有时候我也很淘气，仿佛在跟你捉迷藏 /9
第三节　只有咳嗽，没有气喘，这时候你能想起我吗？ /11
第四节　哮喘发作前的预警信号 /11
第五节　哮喘急性发作是怎样的 /12
第六节　如何判断哮喘到底有多严重 /14

### 第四章　儿童哮喘有哪些相关检查 /17
第一节　关于过敏原检测 /17
第二节　关于肺功能检测 /19
第三节　哮喘的临床诊断 /20

### 第五章　儿童哮喘的治疗目标 /22

### 第六章　哮喘小朋友要如何正确治疗 /24
第一节　核心：四位一体综合性治疗方案 /24
第二节　哮喘发作应如何现场处理 /25
第三节　在到达医院就诊前，小朋友可以使用哪些药物 /26
第四节　分析发作的原因，减少再次发作的可能 /32
第五节　衣食住行：日常生活注意细则 /34
第六节　哮喘儿童饮食要注意 /39
第七节　哮喘儿童运动有讲究 /42
第八节　哮喘的自我监控：峰流速仪与哮喘日记 /44
第九节　定期进行儿童哮喘控制测试 /46
第十节　和医生一起制定个体化治疗计划 /49

**参考文献** /52

# 第一章 小儿呼吸系统特点：人小鬼大事儿多

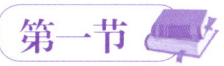

## 结构特点：我们的呼吸道由哪些"站点"组成

呼吸系统可分为呼吸道和肺（图1-1）。医学上以喉部环状软骨下缘为界又将呼吸系统分为上、下呼吸道。上呼吸道包括鼻、鼻窦、鼻泪管、鼻咽部、咽部、咽鼓管、会厌及喉；下呼吸道指气管、支气管、毛细支气管、呼吸性细支气管、肺泡管及肺泡；此外还包括肺门、纵隔、胸膜、胸廓等。

儿童呼吸系统的各个部位均有自己独特的功能和特点：

**鼻腔**比大人短、无鼻毛、黏膜柔嫩、毛细血管丰富。感染后充血水肿明显，鼻腔易堵塞而致呼吸困难。

**副鼻窦**尚未完全发育：上颌窦和筛窦在新生儿期极小，2岁后迅速增大，3～5岁后才具生理功能；额窦和蝶窦分别在2岁和4岁后才出现。因此婴幼儿很少发生鼻窦炎，而学龄期前儿童鼻窦炎却并不少见。

**咽、腭扁桃体**在1岁后随全身淋巴组织发育而逐渐增大，4～10

岁发育达最高峰，14～15岁后逐渐退化。咽后壁组织疏松，当其淋巴组织感染后可致咽后壁脓肿，易发生窒息。咽鼓管宽、直、短，呈水平位，易患中耳炎。

**喉**较成人窄，呈漏斗形，喉软骨柔软，黏膜柔嫩，富含血管和淋巴组织，若发生炎症后易引起呼吸困难。

**气管、支气管**狭小，软骨柔软，黏膜血管丰富，纤毛运动功能差。感染后易发生充血、水肿、分泌物增多而引起呼吸道阻塞。右支气管粗、短、陡直，是支气管异物的好发部位。肺的弹力纤维发育较差，血管丰富，间质发育旺盛，易致感染。

**肺泡**数量少且面积小，弹力组织发育差，血管丰富，故肺含血量多而含气量少，易于感染。感染时易致黏液阻塞，引起间质炎症、肺气肿和肺不张。

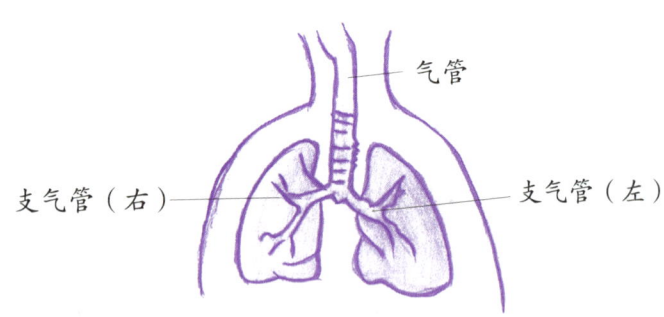

图 1-1　呼吸道解剖图

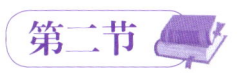

### 生理特点：我们的能力还比较小，不要让我呼吸太快

新生儿或小婴儿呼吸极不稳定，可出现深、浅呼吸交替，或呼吸节律不整、呼吸暂停等。

幼儿呼吸频率快。年龄越小，频率越快。婴幼儿呼吸肌发育不全、肌力弱、容易疲劳，易发生呼吸衰竭。

安静情况下，年长儿仅用肺活量的12.5%来呼吸，而婴幼儿则需30%，所以婴幼儿的呼吸储备量较小，易发生呼吸衰竭。

小儿气道管径细小，气道阻力大于成人，因而发生喘息的机会较多。

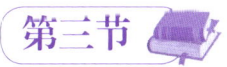

### 免疫特点：我们的抵抗力还很低，要好好保护我们

小儿呼吸道的免疫功能较差，咳嗽反射及纤毛运动功能均较差等，难以有效清除吸入的尘埃和异物颗粒；此外，小儿体内各种免疫物质的数量和活性也不足，故易患呼吸道感染。

（陈壮桂　杨可鑫）

# 第二章 儿童哮喘的流行病学特点、发病机理、高危因素

## 第一节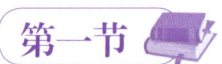

### 哮喘的小伙伴很多，而且越来越多

哮喘是全球最常见的慢性疾病之一，目前哮喘患者超过3亿人。特别值得关注的是，儿童哮喘发病率的增长速度比成年人更加迅猛（图2-1）。在我国沿海发达省份的学校，几乎每个班级的学生中都可以发现一个或以上的哮喘儿童。哮喘导致孩子误学、家长误工的情况不胜枚举，所以儿童哮喘病给小朋友的身心健康和家庭生活造成的影响是显而易见的（图2-2）。

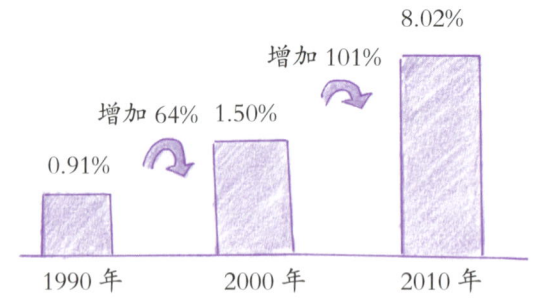

图2-1 我国0～14岁儿童哮喘患病率

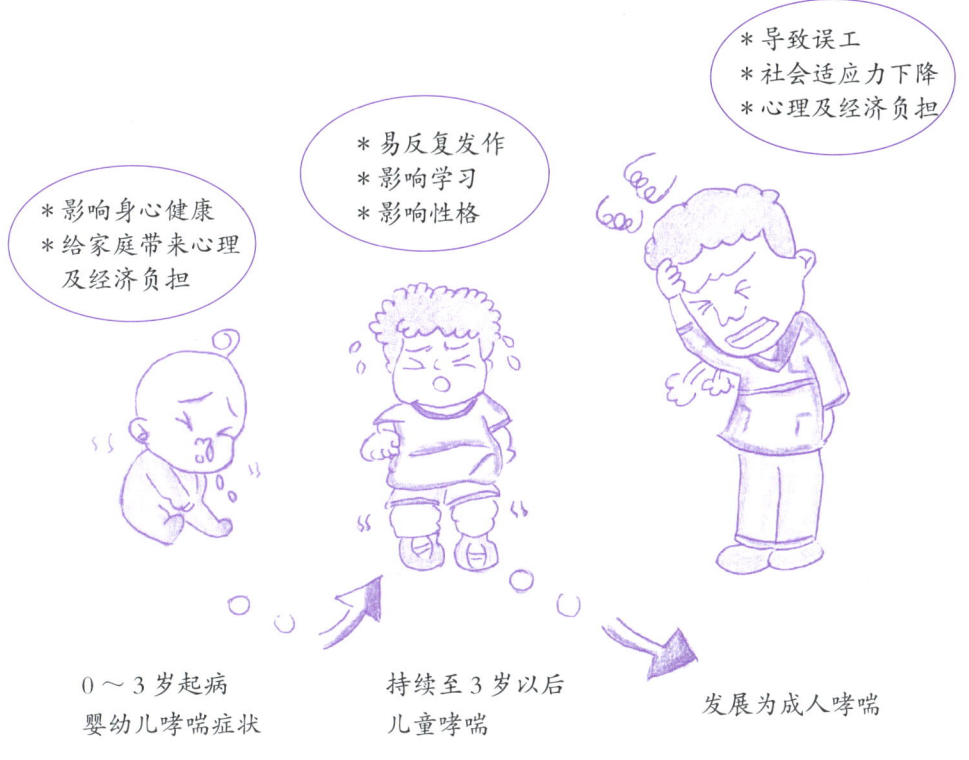

图2-2 儿童哮喘的不良影响

就目前的医疗技术水平来说,哮喘不可治愈,但通过正确、长期、规范、个体化的治疗,能够得到良好控制。经过规范的治疗,大部分哮喘小朋友能够和其他正常儿童一样学习和生活。特别要指出的是,大部分儿童哮喘患者,只要早期得到有效的治疗,长大后哮喘的症状基本能够得到缓解,甚至不发作!

## 第二节

### 哮喘是怎么形成的

哮喘是最常见的过敏性疾病之一，它的形成具有以下特点：

① 哮喘的本质是气道的慢性过敏反应性炎症；

② 具有气道高反应性，肺功能检查可早期确诊并能判断病情严重程度；

③ 可出现广泛多变的可逆性气流受限（图2-3）；

④ 症状有多样性：喘息、气急、胸闷或咳嗽等，常在夜间和（或）清晨发作、加剧；

⑤ 常与其他过敏性疾病合并存在：过敏性鼻炎、结膜炎、湿疹等；

⑥ 40%的患儿有家族史；

⑦ 多数患儿可自行缓解或经治疗后缓解；

⑧ 如诊治不及时、治疗不规律，随病程的延长可产生气道不可逆性的缩窄和气道重塑，甚至发生气胸、肺气肿、肺心病、呼吸衰竭等危及生命的情况。

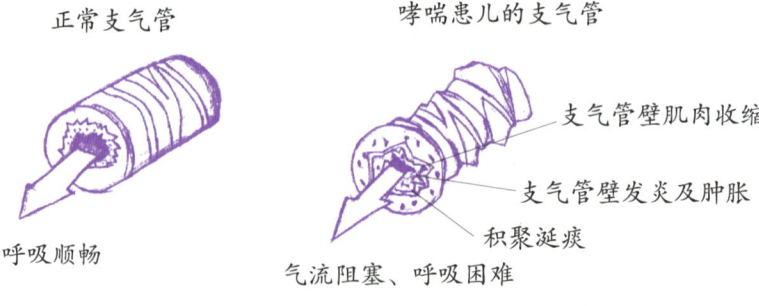

图2-3 哮喘患儿的气道变化

## 第三节

### 哪些小伙伴更容易得哮喘

哮喘是儿童常见的慢性呼吸道疾病，根据哮喘的临床流行病学调查发现，具有以下几点即可列为易患支气管哮喘的高危人群：

❶ 家族过敏史：小朋友的父母曾患有哮喘、过敏性鼻炎、慢性荨麻疹等过敏性疾病；

❷ 个人过敏史：婴幼儿时期有湿疹、过敏性鼻炎的病史；有食物和（或）药物过敏史；

❸ 经过检查，气道呈高反应性的儿童（需要通过肺功能支气管激发试验来判断）；

❹ 经常有喘息发作，特别是不伴发热的小朋友；

❺ 被动吸烟，尤其是母亲吸烟或是出生后长期生活在烟雾弥漫环境中的儿童；

❻ 出生体重低于 2.5 千克或早产的小儿，尤其是使用过呼吸机辅助呼吸的，这类小朋友更易发生气道狭窄，早期可表现为咳嗽、喘息等呼吸道症状；

❼ 出生后非母乳喂养者：因为母乳（尤其是初乳）中含有大量的分泌型 IgA，它可以保护婴儿的肠道和呼吸道，增强其抗感染能力；而牛乳中则含有大量的异体蛋白，婴儿摄入后可透过肠壁，易产生过敏反应，为今后哮喘的发生埋下了隐患。

（周静雯）

# 第三章　儿童哮喘有哪些表现

## 第一节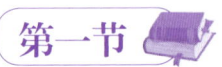

**有时候我的个性很鲜明，你一下子就能发现我**

突然出现的喘息是儿童哮喘的主要临床特征，常同时伴有咳嗽、胸闷、呼吸困难、双肺哮鸣音等临床典型表现，症状常于夜间或清晨加重。儿童哮喘喘息症状的严重程度差异较大，高音调的哮鸣音不用听诊器或相隔一段距离即能听到，而严重哮喘发作时因气道阻塞甚至接近闭塞，此时用听诊器也不能听到哮鸣音，称为"闭锁肺"，这是哮喘最危险的征兆！哮喘发作初期常有干咳、频咳，咳嗽消退时咳出较多白色黏稠痰。查体可有三凹征、双肺广泛哮鸣音、呼气相延长，婴幼儿可有张口呼吸、鼻翼扇动。如哮喘急剧重度发作，常规使用支气管扩张剂和糖皮质激素类药物无效，患儿呼吸困难不能缓解，出现严重喘息、极度呼吸困难、端坐、耸肩、语不成句、紫绀、苍白、大汗、惶恐、"闭锁肺"体征等情况时，应该考虑哮喘危重（持续）状态。

## 第二节

### 有时候我也很淘气,仿佛在跟你捉迷藏

提起哮喘,可能很多家长和小朋友想到的症状是喉咙里会发出"呼哧呼哧"的响声,或者因为喘息严重而不得不停止正在进行的活动并坐下来休息。事实上,长期的夜间干咳、胸闷(图3-1)或喉咙发痒(图3-2),也是哮喘的症状。而这些症状常常被当作是感冒未完全治愈或咽喉部发炎而被忽略了。长期干咳、喉咙发痒,经过多次服用抗生素消炎后,症状仍没有改善,这也是哮喘的症状之一。

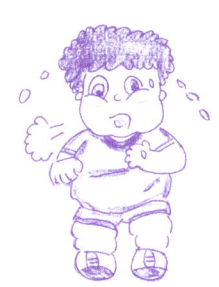 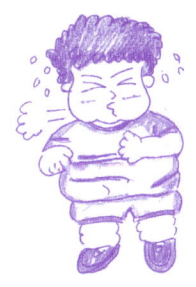 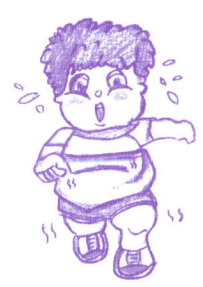

图3-1　胸闷　　　　图3-2　喉咙发痒　　　　图3-3　运动诱发哮喘

运动时诱发的哮喘称为运动诱发哮喘(图3-3)。好发于青少年,一般在剧烈运动几分钟后开始出现胸闷、喘息、咳嗽、呼吸困难等症状,运动停止后5～10分钟症状最为明显,30～60分钟内可自行消退,仅有少数儿童的症状可能持续较久并需要药物治疗。

## 第三节

### 只有咳嗽，没有气喘，这时候你能想起我吗？

慢性咳嗽是儿童时期常见呼吸道疾病的症状之一，往往和上、下呼吸道的刺激有关，如呼吸道的感染、异物吸入、肺结核、哮喘等。由于儿童独特的生理特点，感染是幼儿咳嗽的常见原因之一，抗感染治疗往往能够得到良好效果。但是，有的小朋友经过使用多种抗生素及止咳化痰药治疗后，咳嗽丝毫不见减轻，或者迁延不愈，在这种情况下，就要注意是否患有咳嗽变异性哮喘（图3-4）。

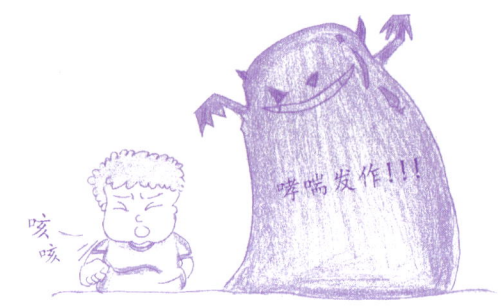

图3-4　咳嗽变异性哮喘

咳嗽变异性哮喘又称为隐匿性哮喘、咳嗽性哮喘。它是以慢性咳嗽为唯一表现的特殊类型哮喘，它在儿童中的患病率为0.77%～5.0%。和一般哮喘类似，这些儿童的呼吸道也持续存在变态反应性的炎症。支气管上皮肿胀，使得患儿气道内皮下的刺激感受器兴奋阈值低于正常儿童，因此对各种外界刺激物的感应性增高，稍有刺激就发生咳嗽。

**咳嗽变异性哮喘**有以下特点：

❶ 咳嗽持续发生或者反复发作一个月以上，常在夜间或清晨出现

发作性咳嗽，运动后加重，咳嗽常常为干咳，痰少；

❷ 常规检查表明没有明显的感染征象或者经过长期的抗生素治疗无效；

❸ 胸部X线显示正常或者肺纹理增加，但无其他器质性改变；

❹ 用支气管扩张剂可以使症状缓解或减轻；

❺ 儿童有个人过敏史，如有湿疹、过敏性鼻炎、慢性荨麻疹等病史，也可查出有家族过敏史；

❻ 运动、冷空气、过敏原或者病毒性感染等能够诱发咳嗽；

❼ 哮喘有季节性，多见于春、秋两季；

❽ 对于较大的儿童，支气管激发试验可为阳性；

❾ 排除了其他引起慢性咳嗽的疾病。

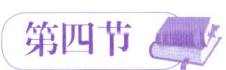

## 哮喘发作前的预警信号

大多数儿童在哮喘发作之前，往往会有一些预先的警告征象。每个小朋友发作的先兆并不一样，不同时间的发作先兆亦不同。通过事先了解哮喘发作先兆并采取有效措施，也许能避免一次严重的哮喘发作！

小朋友，现在回忆一下上一次哮喘发作时的情景，有过以下的征象吗？也许，当这些征象中的一种或者几种出现时，就意味着你的哮喘将要再次发作哦。

❶ 慢性咳嗽，尤其在夜间发生；

② 打喷嚏、流鼻涕；
③ 咽痒、咽痛，易疲劳；
④ 脸色改变，如苍白、发紫；
⑤ 眼圈发黑；
⑥ 下颌抖动或喉部有"呼哧呼哧"响声；
⑦ 眼痒、流泪或"眼泪汪汪"；
⑧ 活动时容易上气不接下气；
⑨ 烦躁不安；
⑩ 呼吸比平常加快；
⑪ 开始感到胸闷或胸部有压迫感；
⑫ 峰流速值下降（如家里备有峰流速仪可检出）。

如果能够早期识别哮喘发作的预警信号，并做出相应的处理，往往可以避免哮喘的严重发作，或减轻哮喘发作的严重程度。

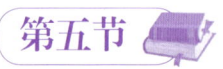

### 哮喘急性发作是怎样的

大多数哮喘发作时甚至连呼吸都费力，或有窒息感；幼小儿童不能准确描述自己的感受，但细心的父母可发现幼儿除了频繁咳嗽外，还伴有活动减少、哭闹、哭声低微等表现。喘息发作表现为突然性，但是这些孩子往往先有咳嗽、流鼻涕、打喷嚏等先兆症状，随后突然发生频繁的刺激性咳嗽。大一些的孩子能够描述自己的感受如呼吸困难、胸闷、胸中堵闷犹如重物压迫、感到呼气费力、不爱吃东西，甚至呼气困难不能平卧而端坐呼吸，靠近哮喘儿童时还可能听到"呼哧呼哧"或类似笛声样的哮鸣音，仔细观察胸部还可能发现患儿呼吸频率加快、脖子下端的"胸骨上凹"明显凹陷（图3-5）。如果哮喘持续发作不能缓解，支气管长时间收缩痉挛，会使得空气中的氧气不能有效进入肺部，儿童可出现缺氧表现，如面色灰白、口唇青紫、四肢冰冷、心率加快、大汗淋漓、精神紧张等。

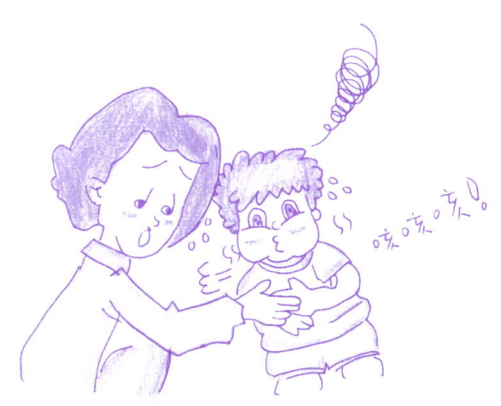

图 3-5　哮喘发作

总的来说，咳嗽是哮喘发作时最常见的症状，哮喘发作时的咳嗽往往有这样的特点：

❶ 突发性：当哮喘儿童接触到诱发哮喘发作的因素，如异常气味、冷空气等时，咳嗽突然发作，在离开当时所在的场所后，咳嗽仍然持续甚至呈进行性加重。

❷ 节律性：哮喘引起的咳嗽往往有明显的规律性，常在夜间及凌晨发作或加重。

❸ 季节性：哮喘的发作常常在春季或秋冬季节发作或加重；当然，有的小朋友常常在"感冒"后发作，这是因为"感冒"也是哮喘发作的重要诱发因素之一。

❹ 可逆性：合理使用平喘药后，患儿的咳嗽通常能够获得缓解。

## 第六节

### 如何判断哮喘到底有多严重

虽然大部分儿童哮喘急性发作属于轻度或中度，但是不同儿童哮喘急性发作的严重程度可能不同，即使是同一儿童，每次哮喘发作的严重程度亦不尽相同。轻度哮喘发作可以迅速自行缓解或用药后缓解，较严重的哮喘发作则需要及时到医院急诊就医并采取进一步积极治疗，以免发生严重后果。

严重哮喘发作又称为哮喘持续状态，可引起严重气道阻塞或其他心肺并发症，甚至导致心跳呼吸骤停，威胁哮喘小朋友的生命。虽然哮喘的治疗方法和药物已有很多进展，但近年来其致死率并无明显降低，部分原因是由于医生和患儿对每次哮喘急性发作的严重程度估计不足，因此得不到有效和及时的治疗。

鉴于此种状况，尽可能早地对儿童哮喘急性发作的严重程度予以评估，以便采取相应的措施就显得格外重要。通常可根据儿童的意识状态、呼吸状况、说话的流利程度、活动受影响程度、对日常生活的影响、峰流速值等指标将哮喘急性发作的严重程度分为轻度、中度、重度和危重4种。

#### 一、意识状态

意识模糊、脸色苍白、嘴唇发紫或苍白，属于重度哮喘发作，需到医院急诊处理（图3-6）。

#### 二、呼吸状况

呼吸急促或无力呼吸，无法站立或者不能平卧，属于重度哮喘发作，需到医院急诊处理（图3-7）。

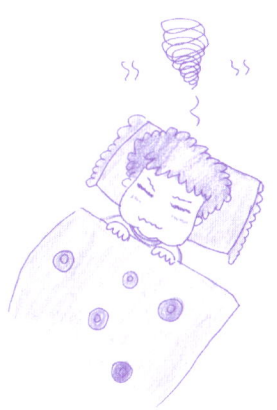
图3-6　意识模糊

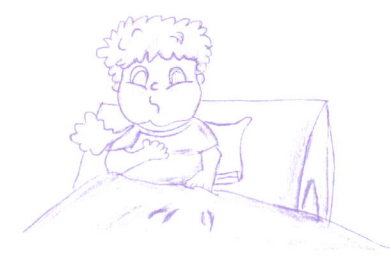
图3-7　呼吸困难

## 三、说话的流利程度

即能否正常对话。一次性说话的字数和哮喘的严重程度有一定的相关性。如果小朋友只能断断续续地说话，甚至不能说话，这属于重度哮喘发作，需到医院急诊处理（图3-8）。

## 四、活动受影响程度

哮喘发作时，小朋友能否自由活动，也是评估哮喘发作严重程度的指标之一。随着发作程度的加重，小朋友可表现为无力快步行走，甚至停下来喘息（图3-9）。较小的患儿表现为不爱言语、吃奶乏力、哭声微弱等。

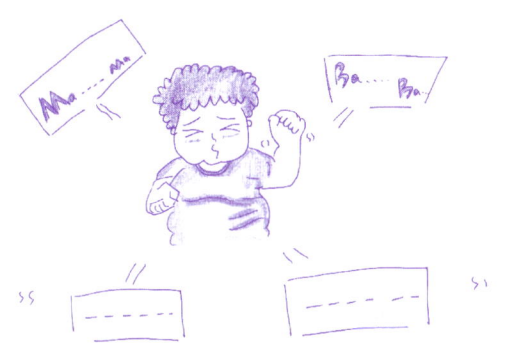
图3-8　语言断断续续

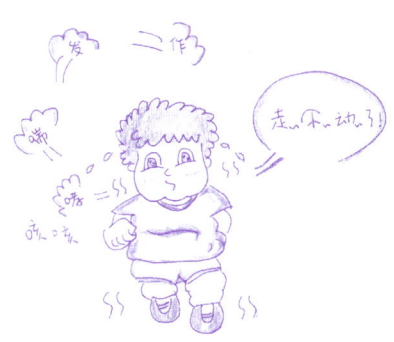
图3-9　活动受影响

## 五、对日常生活的影响

即对患儿的饮食、活动、学习是否受影响。我们可以注意观察哮喘患儿的玩耍情况。一般来说，哮喘发作时，由于氧气不能有效进入肺部，身体处于缺氧状态，可以出现注意力不集中、全身乏力、食欲下降、心跳加速等表现，从而影响小朋友的学习、饮食、游戏或运动。

## 六、峰流速值

通过峰流速仪测量小朋友的峰流速值是评价肺功能的客观指标之一（图3-10）。较大的患儿通过测量哮喘发作时的峰流速值可以评估哮喘发作的严重程度，数值越低，呼吸状况越差。

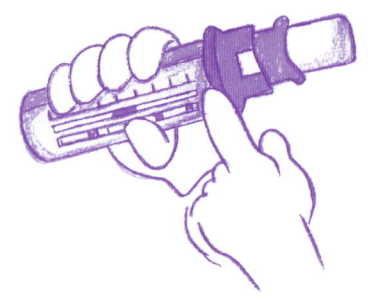

图3-10　峰流速仪

（黎雅婷　杨丽芬）

# 第四章　儿童哮喘有哪些相关检查

| 肺功能检测 | 能够评估哮喘严重程度和气流受限的可逆性、变异性，有助于哮喘诊断的确立。 |

| 过敏状态检测 | 吸入变应原致敏可预测儿童是否发作为持续性哮喘，用于无法配合进行肺部功能检测的学龄儿童；有助于制定环境干预措施和确定变应原特异免疫方案。 |

| 气道无创炎症指标检测 | 痰或诱导痰中嗜酸性粒细胞的水平、呼出气一氧化氮水平，可作为哮喘气道炎症指标，有助于评估哮喘的控制水平和制定最佳哮喘治疗方案。 |

图4-1　哮喘的相关检查

## 第一节

### 关于过敏原检测

一、过敏原检测的临床意义

❶ 针对性地对患儿进行教育；
❷ 可以早期筛查出有可能发展成变态反应疾病的高危婴幼儿，防止疾病加重。

## 二、过敏原检测方法

### 1. 皮肤点刺试验

皮肤点刺试验（图4-2）是将少量高度纯化的致敏原液体滴于患儿前臂，再用点刺针轻轻刺入皮肤表层；如患儿对该过敏原过敏，则会于15分钟内在点刺部位出现类似蚊虫叮咬的红肿块，并出现痒的反应，或者在颜色上有所改变。皮肤点刺试验现为欧洲国家及美国公认的最方便、经济、安全、有效的过敏原诊断方法，其优点为安全性及灵敏性均高，检查过程中患儿无明显痛楚，就如被蚊叮一样，而且医生可以立刻知道检验结果。

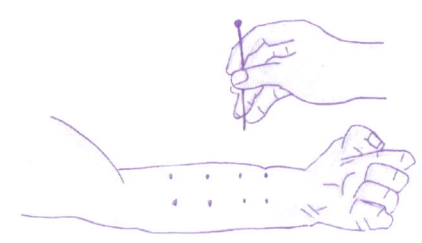

图4-2 皮肤点刺试验

### 2. 体外血清检测

体外血清检测是抽取患儿的静脉血，并分离出血清以作检测，其结果分为无过敏反应（总IgE水平低，相当于0级）、轻度过敏反应（总IgE水平稍高，相当于1级）、中度过敏反应（总IgE水平升高，相当于2～3级）、重度过敏反应（总IgE水平明显升高，相当于4～6级）四种。

结果分级标准：

| | | |
|---|---|---|
| 0级 < 0.35 | 1级 ≥ 0.35 | 2级 ≥ 0.7 |
| 3级 ≥ 3.5 | 4级 ≥ 17.5 | 5级 ≥ 50 |
| 6级 > 100 | | |

## 第二节

### 关于肺功能检测

**5岁以上的小朋友**，可以配合做较全面的肺功能常规检查（图4-3），即用力依赖性肺功能测试(MEFV)，包括肺容量检查、通气、换气功能的检查及呼吸动力学的检查，但需要提前进行比较耐心细致的准备工作，要有专业的医生或护士负责讲解如何用力吹气，如何配合，使患儿消除恐惧心理。根据医生的经验，10岁以上儿童理解能力较强，能较好地配合完成；7～9岁的儿童在耐心引导下也能进行；6～7岁儿童部分可完成；小于5岁者几乎都不能配合进行测试。

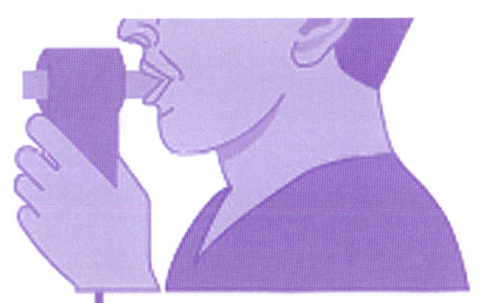

图4-3　肺功能测试

**对不能配合作肺功能测试的小朋友，或某些需要连续监测其肺功能改变的小朋友**，可以使用最高呼气流速仪（峰流速仪）作呼气峰流速测定。

**小于3岁的婴幼儿**，由于他们不能主动配合，不能应用目前常规的用力依赖性肺功能测试。而非用力依赖性肺功能如潮气量、分钟通气量、功能残气量、重复呼吸法测肺弥散量、呼吸力学如气道阻力及胸肺顺应性等可应用于这些儿童，但由于这些检查所使用的仪器较为复杂且需要接受特殊训练的人员操作，故上述多数指标未能被临床广泛使用。随着肺功能技术的发展，目前有两种新方法可应用于婴幼儿：

① 潮气呼吸流速容量环（TBFV）测定。此项技术不需小朋友主观用力配合，只需连接咬口器后作潮气呼吸。

② 脉冲振荡频谱分析法测定气道阻力。通过外加信号源的脉冲振荡技术，患儿只需连接咬口器作潮气呼吸数个周期，即可对其气道黏性阻力、弹性阻力和惯性阻力，以及胸肺支气管顺应性等多个指标作出评估。

上述两种方法目前仍在试验中，如测定过程中患儿出现烦躁不安或咬口器、面罩接口连接欠佳者，可能需要使用镇静剂，故这两种方法仍有其局限性。相信将来随着技术的发展，其测试将进一步完善及简便。

## 第三节

### 哮喘的临床诊断

一、具备典型症状者（有明显喘息或体征）

① 反复发作喘息、咳嗽、气促、胸闷，多与接触变应原、冷空气、物理或化学性刺激、呼吸道感染及运动等有关，常在夜间和（或）清晨发作或加剧；

② 发作时在双肺可闻及散在的、弥漫的、以呼气相为主的哮鸣音，呼气相延长；

③ 上述症状和体征经抗哮喘治疗有效或可自行缓解；

④ 排除了其他疾病所引起的喘息、咳嗽、气促和胸闷。

## 二、不具备典型症状者（无明显喘息或体征）

① 排除了其他疾病所引起的喘息、气急、胸闷和咳嗽；

② 同时应至少具备以下一项：

（a）支气管激发试验或运动激发试验阳性；

（b）证实存在可逆性气流受限：

● 支气管舒张试验阳性：吸入速效 $β_2$ 受体激动剂15分钟后，第一秒用力呼气量（FEV1）增加≥12%；

● 抗哮喘治疗有效：使用支气管舒张剂和口服(或吸入)糖皮质激素治疗1~2周后，FEV1增加≥12%，最大呼气流量每日变异率(连续监测1~2周)≥20%。

（周静雯）

# 第五章 儿童哮喘的治疗目标

哮喘最主要、最重要的**治疗目标**是达到和维持对哮喘的完全控制。

**对家长来说，**儿童哮喘治疗的目标包括没有急性发作，不需要看急诊，不需要住院，可以正常地参加体育活动等，以及保持肺功能正常、避免哮喘导致的死亡。

**对医生来说，**对哮喘的控制有一个明确的规定，必须达到以下六条标准：

① 没有日间症状，或者每周少于两次的发作；
② 没有夜间症状，没有夜间的憋醒；
③ 没有活动或运动的受限；
④ 肺功能正常或者接近正常；
⑤ 没有哮喘的急性加重；
⑥ 没有或只有最低限度的药物副作用。

要达到治疗目标需要采用综合性的措施。首先要根据哮喘小朋友的病情，进行正确的评价，给予一些相应的处理措施。哮喘患儿是否

能够达到医生所说的临床控制呢？国际上做了很多的研究，按照哮喘的防治指南采取规范化治疗，如果没有达到对哮喘的控制，则应调整治疗方案——采取升级治疗；如果能够达到对哮喘的控制，则应在医生的指导下，维持小朋友的哮喘治疗。

哮喘是可以控制的，而且是可长期控制的，甚至某些哮喘是可以临床治愈的。只要哮喘小朋友积极配合医生的有效治疗措施，注重对环境因素的控制，哮喘症状就会明显好转，用药也会明显减少，接近80%的哮喘小朋友能够达到良好控制，接近50%的哮喘小朋友能够达到完全控制。因此，在儿童时期积极治疗和控制哮喘症状，对哮喘儿童极为重要。所以哮喘小朋友一定不要灰心，要积极和医生一起配合努力呢！

（陈壮桂　杨可鑫）

# 第六章 哮喘小朋友要如何正确治疗

## 第一节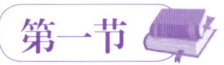

### 核心：四位一体综合性治疗方案

世界卫生组织（WHO）在关于脱敏治疗的指导文章中指出，针对过敏性疾病的小朋友，需要强调"四位一体"的最佳过敏症治疗方案。"四位一体"到底是什么意思呢？这就好比一个马车有四个轮子才能平稳行驶，"四位一体"包括：

① 对哮喘小朋友进行良好的健康教育；
② 正确诊断及避免接触过敏原；
③ 采用标准化特异性免疫治疗（即脱敏治疗），这是哮喘的一种最新治疗方法；
④ 适当的对症药物。

这个总指导思想分别在世界权威机构的指导方案中得到进一步的肯定，而其中标准化的脱敏治疗更被WHO推荐为唯一的对因治疗方案。

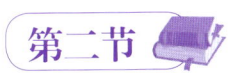

## 哮喘发作应如何现场处理

对于患哮喘的小朋友，常常都有自己固定就诊的医生，在哮喘发作后也往往到住所附近医院找自己熟悉的医生诊治。但是，患儿每次哮喘发作并不是都发生在家里，在哮喘突然发作时爸爸妈妈经常会感到手足无措。患儿和父母所担忧的是哮喘发作当时应如何现场处理，尤其是在假期和爸爸妈妈一起到外地游玩的时候，患儿如发生呼吸道感染或接触过敏原的突发情况，就容易诱发哮喘发作，但有条件处理这种情况的医院不容易及时找到，因此患儿和家长都会不知所措，无法正确应对哮喘发作的情况。

有这样经历的小朋友不在少数。儿童哮喘是一种反复急性发作的慢性疾病，轻度发作患儿症状可自行缓解或经吸入药物后迅速缓解，严重者则可在数小时甚至数分钟内发生窒息甚至死亡。小朋友的哮喘可随时随地发病，且大多数发作的第一现场是在家中或旅途中，如果能在发作第一现场即对哮喘进行正确的处置，往往是最有效的。那么，怎么做才是正确的急救方式呢？

当哮喘发作时，首先，小朋友一定不要有心理压力或恐惧，要让自己冷静下来，坐在床上或椅子上，可半卧位休息，解开领扣，松开裤带；用纸巾清除鼻涕和嗓子里的痰，想尽办法保持自己的呼吸道通畅。其次，如果处于花粉或者灰尘较多的场所，因这些地方更容易引起哮喘加重，故应尽快转移到通风良好的场所，尽可能脱离过敏原，同时及时吸入快速舒张支气管的药物，如万托林气雾剂。特别要提醒的是，当哮喘发作时，爷爷奶奶、外公外婆以及爸爸妈妈可能会出于担心患儿的病情，而焦急地围在患儿周围，这样做不但会使哮喘患儿陷入紧张情绪，而且会影响周围空气流通，加重哮喘的病情。此外，还要避免煤油、烟雾、油漆等刺激性气体。假如哮喘病情十分严重，如出现神志不清时，应将患儿平躺在木板上，快速送往医院，以免延误治疗。

## 第三节

### 在到达医院就诊前，小朋友可以使用哪些药物

在哮喘急性发作时，我们要保持镇静，避免精神紧张，冷静应对。建议在家中准备好缓解哮喘发作的药物，如果出远门则随身携带，以便尽可能在短时间内缓解哮喘急性发作。首先应选择最方便、快捷、有效的支气管扩张剂，在正确吸入后可在数分钟内起作用。如气促、喘息较明显，也可同时口服短效的糖皮质激素如强的松等药物。若应用以上药物后，症状仍不缓解，则应立即到医院进行治疗。

在哮喘发作时，正确使用快速抑制哮喘发作的药物十分重要，哮喘发作的本质是肺部支气管严重收缩，管腔缩窄，导致空气不能有效进入肺部，引起身体缺氧。因此，哮喘一旦发作，应尽快使用快速起作用的药物，以缓解呼吸困难的症状。

家中应常备有快速控制哮喘发作的药物，所有哮喘急性发作在家庭治疗中的常用药物均应在过敏专业医师的指导下配备，并遵照医师提前制定的急救计划使用解除支气管平滑肌痉挛的药物。

**每位哮喘小朋友都应随身携带一支速效支气管扩张剂以备不时之需。**如万托林气雾剂（图6-1）。

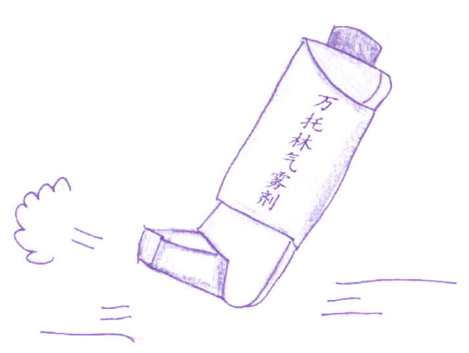

图6-1　万托林气雾剂

## 一、常用哮喘药物的类型

### 1. $\beta_2$受体激动剂

$\beta_2$受体激动剂（如万托林气雾剂）的主要作用是舒张支气管，缓解哮喘急性发作，由于吸入给药起效迅速，给药方便，副作用少，已成为主要给药方法。目前使用最为广泛的是短效的$\beta_2$受体激动剂如沙丁胺醇（商品名为万托林气雾剂或喘宁碟粉雾剂）。一般情况下，轻中度哮喘发作在及时而正确地吸入沙丁胺醇后，症状能在5～10分钟得到迅速缓解。吸入给药的全身不良反应（心悸、震颤等）较轻。治疗轻度哮喘急性发作，或预防运动性哮喘时可单独吸入沙丁胺醇，但应根据症状在必要时使用。轻度以上的哮喘，小朋友切忌长期单独应用$\beta_2$受体激动剂，因为滥用或盲目增加吸入$\beta_2$受体激动剂的次数有可能引起心律紊乱甚至危及生命，这一点小朋友要谨慎注意哦！$\beta_2$受体激动剂的使用需要配合吸入糖皮质激素以控制气道炎症。新一代的长效$\beta_2$受体激动剂在吸入给药后作用时间可持续8～12小时，适用于防治夜间哮喘发作和中重度慢性哮喘。

## 2. 抗胆碱药物

吸入型抗胆碱药物主要指异丙托溴铵（商品名为"爱全乐"），其扩张支气管的作用较 $\beta_2$ 受体激动剂弱，起效也较为缓慢，但不良反应相对较少。对于单纯吸入 $\beta_2$ 受体激动剂疗效不好的哮喘小朋友可配合抗胆碱药物联合吸入治疗，可使支气管舒张作用增强并持久。吸入爱全乐的方法是每日3次，每次1～3揿，或用100～150微克/毫升的溶液雾化吸入。

## 3. 糖皮质激素

糖皮质激素（简称激素），是目前已知对哮喘气道炎症作用最强的药物，因为它对炎症介质、炎症细胞和炎症反应具有多途径的抑制作用。在哮喘缓解期长期使用吸入性糖皮质激素，能够控制哮喘儿童发生哮喘急性发作的频率和严重程度。在哮喘急性发作时，可短时间服用（3～5天），能够起到抗过敏、抗气道炎症、舒张支气管、减少气道黏膜水肿的作用。

经过有序地处理后，如果症状缓解不明显，小朋友要尽快到医院就诊哦。

## 二、常用哮喘药物的使用方法

### 1. 气雾剂

气雾剂的使用方法（图6-2）如下：

第一步，打开盖子，充分摇匀。

第二步，站立，做深呼气。

第三步，将吸入器喷口含在口内，在张口用力吸气的同时，按下吸入器的顶部，并继续慢慢地吸气。

第四步，屏气10秒或尽可能长后，徐徐呼气。

若需要多吸一揿，应等待至少一分钟后再重做第二、三、四步骤。

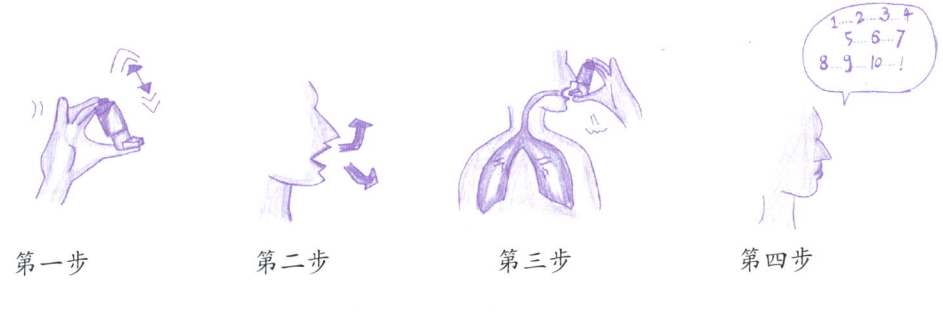

图6-2 气雾剂使用步骤

## 2. 储雾罐

儿童患者由于技术操作和配合能力不足,难以使用上述方法吸入时,可使用定量吸入器+储雾罐,其正确操作方法(图6-3)如下:

第一步,打开药盖。

第二步,沿气雾剂长轴方向用力摇匀药物。

第三步,将气雾剂喷嘴插入储雾罐,保持面罩鼻部位置与气雾剂药瓶均向上。

第四步,储雾罐面罩盖住患儿的鼻和嘴;按压药物1揿,张口均匀呼吸30秒(即6～8次呼吸);如需吸入2揿则重复该步骤,然后取下储雾罐,盖好药盖,用纸巾擦干净储雾罐和面罩。

结束后,可用毛巾擦面,漱口或喝水。每周清洗储雾罐1次,用自来水缓缓流动冲洗,并自然晾干,或用吹风筒"凉风"吹干。

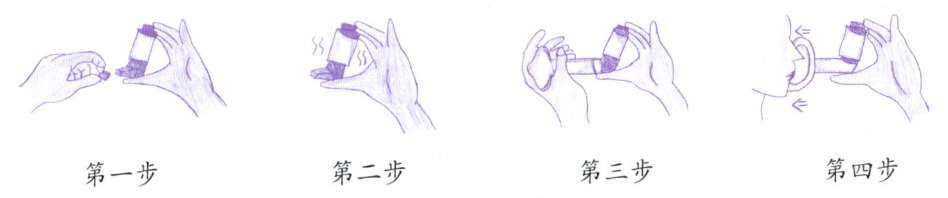

图6-3 定量吸入器+储雾罐的使用方法

定量吸入器+储雾罐使用的常见错误：

① 没有充分摇匀药物；

② 吸气不充分；

③ 呼吸频率过快；

④ 多次连续吸入。

### 3. 准纳器

操作要点：一开，二滑，三呼，四吸，五关（图6-4）。

第一步，一手握住外壳，另一手的大拇指放在拇指柄上，向外推动拇指直至完全打开（指示窗一面朝上）。

第二步，握住准纳器，使吸嘴对向自己。向外推动滑动杆直至发出"咔嗒"声，表明准纳器已做好吸药准备。尽量呼气，但请勿将气呼入准纳器中。

第三步，将吸嘴放入口中，从准纳器中深深地平稳地吸入药物，切勿从鼻吸入；然后将准纳器从口中拿出，继续屏气约10秒；然后缓慢呼气。

第四步，关闭准纳器。将拇指放在手柄上，往后拉手柄，发出"咔嗒"声表示准纳器已关闭，滑动杆自动复位，准纳器可用于下次吸药时使用。

操作结束后，用温水漱口，保持口腔清洁。

如需吸入第2剂药物，须关上准纳器，1分钟后重复上述四个步骤。

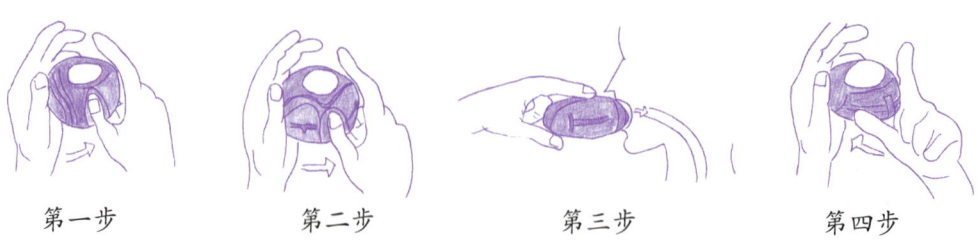

第一步　　　　第二步　　　　第三步　　　　第四步

图6-4　准纳器使用方法

### 4. 喷射型雾化器

小婴儿可用喷射型雾化器（图6-5）雾化吸入，配合难度小。

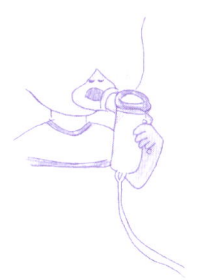 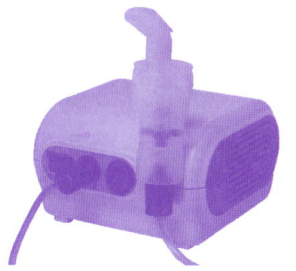

图6-5　喷射型雾化器　　　图6-6　空气压缩机

### 5. 空气压缩机

空气压缩机（图6-6）主要为哮喘患儿提供充足、洁净的气源。

### 6. 过敏急救笔

过敏急救笔（图6-7）可用来注射预先量度的单剂量肾上腺素，内均配备针头，使用后黑色针头盖会自动套住针头。在紧急时可避免病情恶化，挽回宝贵的生命。

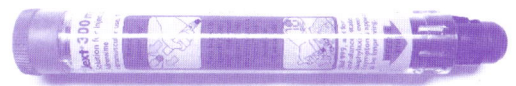

图6-7　过敏急救笔

过敏急救笔的作用：

❶ 肾上腺素会升高血压；

❷ 改善头晕症状；

❸ 放松气管肌肉；

❹ 减少喉咙肿胀；

❺ 改善患儿呼吸。

故哮喘患儿可以随身携带一支过敏急救笔，如突发哮喘危重状态时可以自救。

## 第四节

### 分析发作的原因，减少再次发作的可能

绝大多数哮喘急性发作存在诱发因素，但是每一位哮喘儿童的诱发因素不尽相同，甚至是同一个小朋友的哮喘发作，其诱发因素也不尽相同。因此，要积极鼓励小朋友和爸爸妈妈一起记录哮喘日记，要善于总结患儿哮喘发作规律，避免出现再次发作，或者提前预防。

常见支气管哮喘的诱发因素有以下几种：

1. 接触过敏原

过敏原种类很多（图6-8），一般来自体外，如植物的花粉、房屋的尘土、螨虫、工业粉尘、动物毛屑、鱼、虾、油漆、染料等，都可以诱发哮喘。

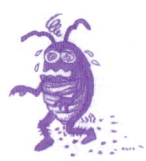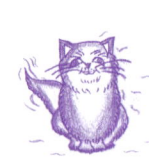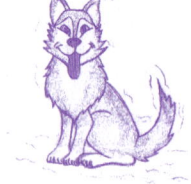

图6-8　常见吸入性过敏原

2. 呼吸道感染

呼吸道感染是儿童哮喘最常见的诱因之一，我们整个呼吸系统如肺、支气管、气管、鼻旁窦的感染均可诱发哮喘。

3. 天气变化（图6-9）

寒冷季节发病率增加，因为秋冬天气转变较快而且多骤变，病毒性呼吸道感染较多；有些可以致敏的植物花粉，在春秋两季分布浓度增高；温度、湿度高的时候容易使细菌繁殖；气压低的时候可以使花粉、有害粉尘、刺激性气体等聚集在地面，浓度增加，容易吸入。

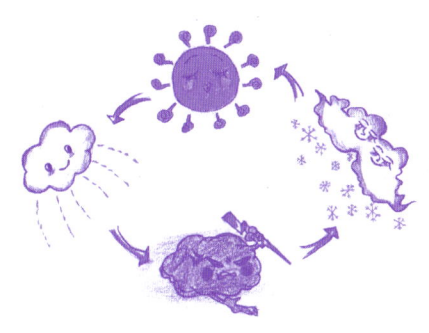

图6-9 天气变化

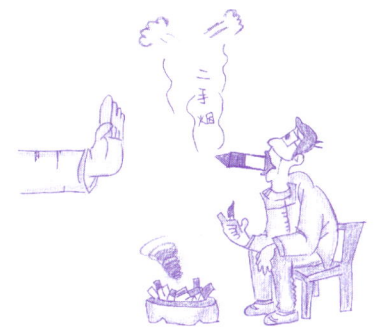

图6-10 二手烟

### 4. 二手烟

二手烟含有许多有害的化学物质，不但会损害小朋友娇嫩的呼吸道，而且其作为特殊气味，可刺激呼吸道感受神经，诱发哮喘发作。小朋友要鼓励爸爸戒烟哦（图6-10）。

### 5. 精神因素

情绪激动（图6-11）、条件反射可以诱发哮喘。

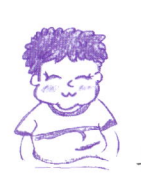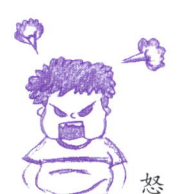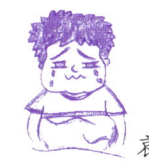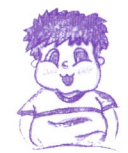

喜　　　　怒　　　　哀　　　　乐

图6-11 情绪激动

### 6. 其他因素

冷空气、有害物质的化学性刺激、剧烈运动或咳嗽，以及某些药物如退热药等，都可能诱发哮喘。

## 第五节

### 衣食住行：日常生活注意细则

❶ 注意避免产生或接触室内污染物，如家庭装修、家具、烹饪等所带来的污染，房间宜空气流通，保证适宜的湿度和充足的阳光（图6-12）。

❷ 饮食宜清淡而富有营养（图6-13），不要偏食，忌食生冷油腻、辛辣酸甜及海鲜等可能引起过敏的食物。

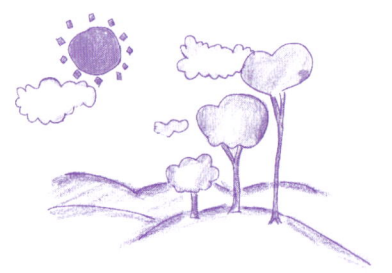

图6-12　阳光充足的环境

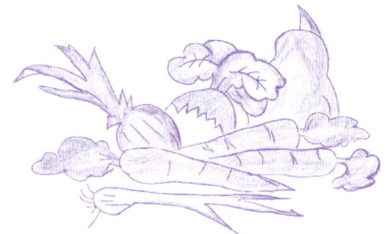

图6-13　饮食清淡

❸ 避免接触过敏原（图6-14），如花粉、尘螨等；避免各种诱发因素，如被动吸烟、油漆味等。

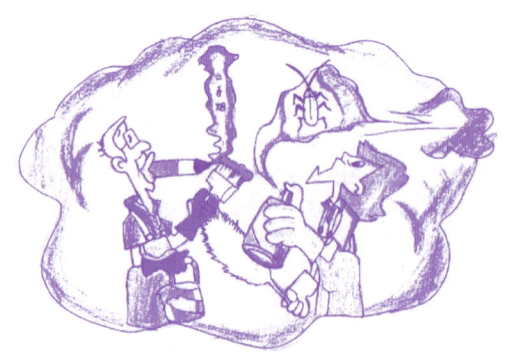

图6-14　避免接触过敏原

❹ 在秋季要注意天气影响，及时添衣做好防寒保暖工作（图6-15），预防感冒诱发的哮喘。

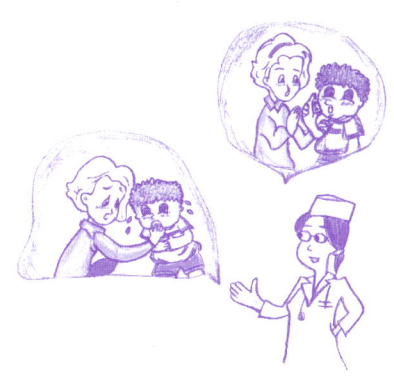

图6-15　注意保暖

❺ 大约80%的哮喘小朋友合并有过敏性鼻炎，如果患有过敏性鼻炎一定要积极治疗（图6-16）。

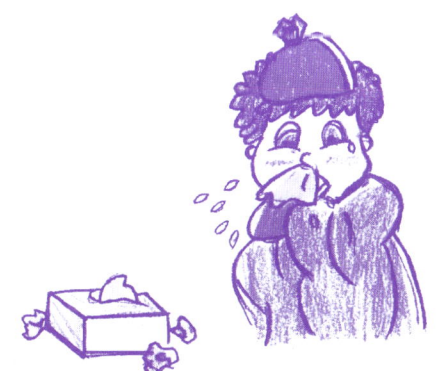

图6-16　过敏性鼻炎

❻ 在哮喘缓解期应适当参加日常活动和体育锻炼以增强体质；在发病季节，要避免活动过度和情绪激动，以防诱发哮喘（图6-17）。

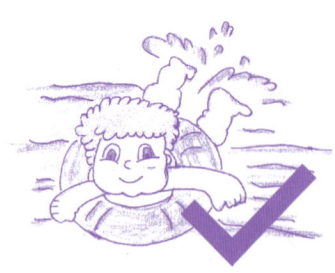
缓解期/适当运动

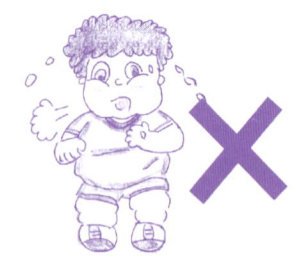
发病季节/过度运动

图6-17　适当运动

**控制屋尘螨的方法：**

❶ 把床垫、枕头、被褥、毛毯等用化纤物品包裹，断绝尘螨所需的生存条件。床单和被套每周用热水(55℃)清洗一次（图6-18），或将其暴晒于阳光下，皆可达到一定效果；清理床上用品或室内大扫除时，哮喘小朋友最好避开，以免吸入尘螨。

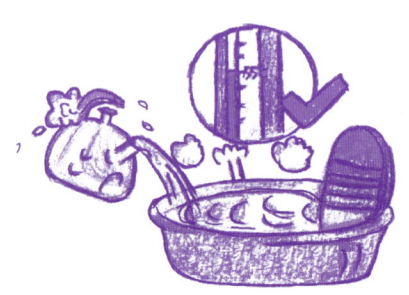

图6-18　热水清洗床上用品

❷ 不使用地毯（图6-19），可用其他材料（如打蜡地板或乙烯塑料）替代。吸尘器只能减少地毯表面的尘螨，但无法清除隐藏于地毯深处的尘螨。

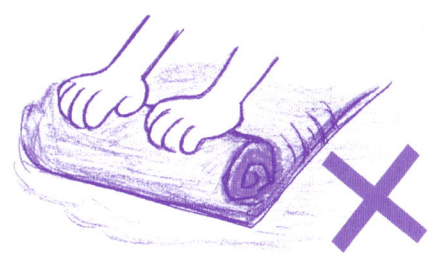

图6-19　不使用地毯

❸ 尽可能不使用绒毛玩具（图6-20），或每周用热水清洗，或每周低温消毒冷冻一次。

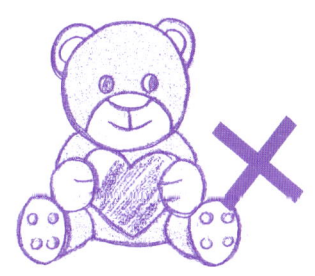

图6-20　不使用绒毛玩具

❹家具宜用塑料、皮革或简单的木制品。

❺用空调或除湿剂减少周围的湿度，保持低湿水平（＜50%）是理想的，保持每日室内外气流疏通是必要的。

❻杀螨剂（如苯甲酸苄酯和3%鞣酸水溶液）可使哮喘变应原变性，在螨虫外试验很有效，但由于其难以深入到家具或地毯的绒毛芯内，从而降低了一定的效力。此外杀螨剂能否长期应用，其安全性和毒性有待进一步研究。

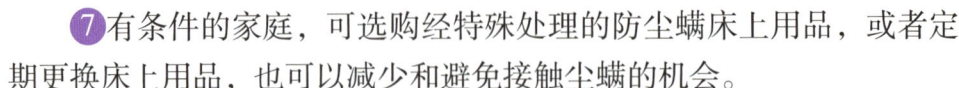

❼有条件的家庭，可选购经特殊处理的防尘螨床上用品，或者定期更换床上用品，也可以减少和避免接触尘螨的机会。

**如何预防花粉诱发的哮喘：**

❶首要的措施就是避免或尽可能少地接触花粉，例如在干热或有风的天气将门窗关闭；避免在花粉播散的季节到公园中去游玩；在好发季节需要在户外活动时佩戴口罩。当然，如果在花粉飘散季节暂时移居到没有或较少有致敏花粉的地区则更为理想，但要做到这点较为困难，因而在临床上常需配合脱敏疗法和药物预防措施。

❷脱敏疗法：此疗法是花粉过敏性哮喘唯一的针对病因的预防性治疗措施，经过适当的治疗，可以有效预防哮喘发作或使病情发作明显减轻，总有效率达80%～90%。脱敏疗法主要有以下两种：

①常规脱敏疗法：这是一种需时较长的免疫疗法。通过每周2次注射逐次递增浓度的花粉浸液，力争在3～4个月达到最大耐受量，此时机体可产生足够的IgG封闭抗体，以减轻症状或预防发作。然后改用每周1～2次的维持注射，通常需坚持3～5年或5年以上才能巩固疗效。由于该疗法疗程长、费用大，因此仅适用于多个花粉季节过敏的哮喘小朋友。

②季节前脱敏：这是花粉过敏性哮喘最常采用的方法。在花粉季节来临之前的3个月开始治疗，到花粉季节来临时，由于儿童已接受了为期3个月的脱敏治疗，体内已产生了足够的IgG封闭抗体，从而可以发挥良好的防治作用。花粉季节开始后每周进行1～2次维持注射，在花粉季节的最后一个月可停止治疗。这样不仅缩短了疗程，而且其疗效也与常规脱敏治疗相当。

❸药物性预防措施：可向专科医生咨询，在医生的指导下用药。

## 第六节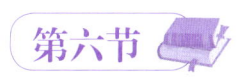

### 哮喘儿童饮食要注意

的确有一部分哮喘儿童在摄入可疑敏感食物后会出现喘息发作，而且在不同儿童中引起发作的食物种类也不同。如果确定食物是过敏原，在正常的饮食中予以规避是最简单的做法。

下面就来讲讲**不适合**哮喘小朋友吃的食物吧。

1. **过敏食物**

哮喘急性发作经常与某种食物过敏有关，避免该类食物往往是避免哮喘发作最简单有效的方法。哮喘小朋友应与医生一起制定饮食方案，既可避免含过敏原的食物，又能获得足够营养。对于怀疑由食物过敏引起的哮喘发作（尤其是饭后或夜间发作的哮喘），患儿应该进行食物过敏原检查（查 sIgE）以确定食物过敏原的种类，有的放矢地采取避免过敏食物的措施后，可减少食物诱发的过敏性哮喘。

在合并湿疹的哮喘儿童中，牛奶和鸡蛋往往是主要过敏原，所以一旦确诊应该禁食所有奶制品和蛋制品，包括奶片、奶油面包、奶糖、蛋糕等。对黄豆过敏的患儿，往往也对其他豆类如蚕豆、青豆有过敏反应，因此对某一种豆类过敏应避免食用其他豆类。对霉菌过敏的患儿应忌食木耳、蘑菇、松茸等。

海产品（包括虾、蟹、鱿鱼、鱼、贝类和蚌类）也是诱发哮喘的主要食物之一，哮喘儿童应尽量避免食用海产品。

2. **过辣、过咸、过甜或生冷食物**

哮喘儿童饮食宜清淡，少刺激，不宜过辣、过咸、过甜，忌生冷、辛辣等刺激性食物（图6-21）。过辣食物包括辣椒、芥末、辣根、花椒、大蒜、醋、白酒或某些调味品（胡椒面、花椒面）等，这些辛辣食物所挥发的刺激性气味对气道的刺激极易引发急性哮喘发作。生冷食物如冷饮、冰激凌、刚从冰箱取出的食物也可以诱发哮喘，进食某些水果如芒果、桃子或某些坚果也可以诱发过敏性哮喘。

图 6-21　刺激性食物

### 3. 油腻食物

油腻食物（图6-22）可以增加气道反应性，经常有哮喘儿童在进食油腻食物后觉得痰多或胸闷，因此患儿应适当控制油脂的摄取量。已经有研究证实脂质物质可以影响哮喘小朋友的气体交换功能。

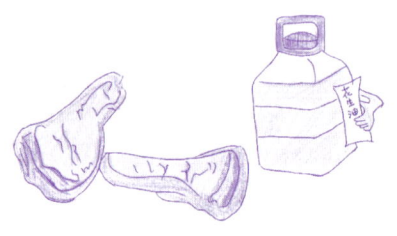

图 6-22　油腻食物（肥肉、油等）

### 4. 高蛋白食物

高蛋白食物是诱发过敏的常见过敏原，所以过敏性哮喘儿童进食高蛋白食物时要慎重（如海鲜、奶类、禽蛋类和肉类）。

### 5. 过饱饮食

过饱饮食的机械压迫，致使膈肌上升使肺容量减少也可加重哮喘的呼吸困难，所以哮喘小朋友应注意避免暴饮暴食哦。

接着来说说对哮喘儿童**有好处**的食物。

### 1. 抗过敏益生菌饮品

除了抗过敏药物的应用外，新型的抗过敏乳酸菌对免疫功能的调节也越来越受到重视。抗过敏益生菌（图6-23）可以调节肺部的免疫反应，亦可减少呼吸道过敏反应的发生。

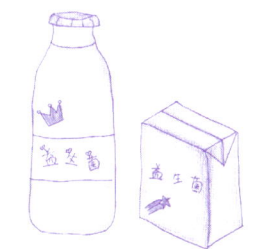

图 6-23　抗过敏益生菌

### 2. 新鲜蔬菜

很多新鲜蔬菜（图6-24）如卷心菜、红卷心菜、土豆和荠菜具有一定的抗过敏效果，哮喘或过敏患儿可经常摄食该类新鲜蔬菜。研究还发现，补充维生素 E 和维生素 C 等能减轻哮喘症状。

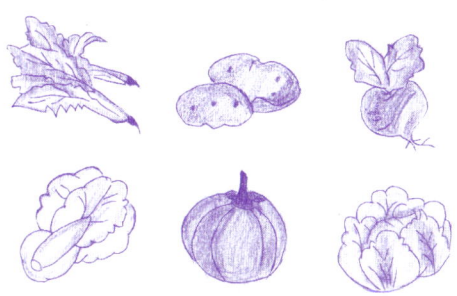

图 6-24　新鲜蔬菜

3. 菌类

经常吃食用菌类（图6-25）能调节免疫功能，如香菇、蘑菇等，可以增强小朋友的抵抗力，减少哮喘发作，但对霉菌过敏的患儿应忌食木耳、蘑菇、松茸等。

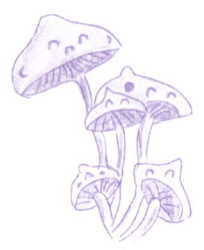

图 6-25　菌类

## 第七节

### 哮喘儿童运动有讲究

长期以来，医生往往劝告哮喘儿童应减少活动，父母和老师也不让其参加体育活动。这主要是因为某些运动会诱发哮喘发作，尤其是做一些剧烈运动时。结果，许多哮喘小朋友不敢参加体育活动或娱乐活动，享受不到普通小朋友的快乐和乐趣。更严重的情况是，患儿长期处于活动减少的状态，许多小朋友甚至不上体育课或休学，长此以往，不仅患儿的身体抵抗力下降，肺功能下降，而且许多哮喘小朋友会产生不良的心理情绪，变得孤僻、内向，产生压抑或恐惧的心理。这些情况显然对哮喘病的治疗是不利的，有时还会诱发哮喘的发生。

实际上，哮喘患儿在缓解期经常进行体育锻炼，反而可以降低运动后气喘的发生。体育锻炼不仅可以改善我们的体质，也可以提高身体的抗病能力和对环境的适应能力。但哪些运动比较适合哮喘小朋友呢？澳大利亚著名的运动医学家达奇在研究中发现，如果哮喘患者进行同样运动量的活动，在跑步、骑车和游泳三项运动中，导致哮喘发生率分别为72%、65%和35%，而且参加游泳的患者发病也较轻。所以哮喘小朋友可以经常游泳呢（图6-26）。

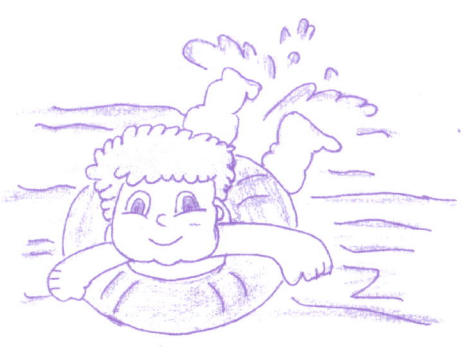

图6-26　游泳

如何科学合理地安排和制定出一套适合哮喘患儿的运动方案呢？

## 1. 从小量、适量运动开始

可让患儿先做5分钟的准备活动，然后剧烈活动2分钟、休息2分钟，接着再剧烈运动2分钟、休息2分钟，如此反复30分钟。在温暖湿润的环境下运动，每周2～3次，3～4个月为1个疗程。运动的项目可以是游泳、打乒乓球、打排球和跳绳等，但不宜进行跑步和爬山之类的活动。对于一些稍微运动一下就易引起哮喘发作的患儿，可以在运动前先口服一些预防哮喘发作的药物，能防止哮喘的发作。这样做也意味着哮喘患儿可以像正常儿童一样生活和运动。另外，运动量宜慢慢增加，以逐步提高其适应能力。

### 2. 注意选择运动场所

哮喘小朋友的运动场所和天气条件也很有讲究，因该病在寒冷和干燥空气中容易发作，故运动时宜选择空气湿润而温暖的环境。在冬天宜先在室内运动一会儿，再到室外运动，以减少运动时气道内的热量和水分的丢失。

### 3. 运动时哮喘发作的处理

一旦在运动中哮喘发作，可立即吸入哮喘药物（如沙丁胺醇气雾剂），或者在运动前服用哮喘药物（如孟鲁司特）预防。若发作程度严重，使用药物后仍感觉不舒服的小朋友，要及时去医院就诊。

## 第八节

## 哮喘的自我监控：峰流速仪与哮喘日记

哮喘是一种急性发作期和缓解期交替的疾病，虽然目前尚无根治的方法，但以抑制气道炎症为主的治疗通常可以使病情得到控制。在哮喘的缓解期，合理的监控能够早期发现哮喘发作的预警信号，配合医生及时调整治疗方案，使哮喘发作得到有效的预防与控制，降低哮喘反复频率，使哮喘小朋友的肺脏健康发育。对于4周岁以上的儿童哮喘患者，世界卫生组织及我国哮喘防治机构均推荐三区管理法进行家庭自我监测。正如高血压患者家中自备血压计、糖尿病患者家中自备血糖仪一样，哮喘儿童家中也应当备有一个峰流速仪（见图3-10）。在日常生活中认真进行峰流速仪测定，记好哮喘日记，可对自身病情进行自我掌控。

峰流速仪的用途：

① 可以帮助医生诊断小朋友是否患哮喘；

② 了解哮喘发作的严重程度；

③ 随时了解哮喘控制的情况。

峰流速仪主要测量支气管哮喘儿童的最高呼气流速，也称峰流速值（英文简称为PEF）。当哮喘发作或有发作先兆时，由于患儿气道痉挛，使呼气流速受到影响，此时，患儿可能尚未感到明显不适，而峰流速仪却已经发现PEF降低。根据其变化，可以立即采取相应的措施。

医学权威机构以PEF作为客观指标，为哮喘患儿制定了一种自我监测分区管理方案。在这个方案中，借用交通管理信号，分别设立了绿区、黄区和红区。患儿家长可以根据病情，结合PEF测定结果，判断目前病情处于哪个区域，并积极采取相应的措施。

① 绿区：PEF是个人最佳值的80%以上，且24小时内波动范围（医学上称日间变异率）小于20%。

• 意义：哮喘控制满意，患儿很少出现症状，活动和睡眠不受影响。

• 处理：如果持续3个月在绿区，在医生的指导下，可以考虑减少治疗药物的剂量。

② 黄区（警告区）：PEF是个人最佳值的60%～80%，日间变异率在20%～30%。

• 意义：哮喘控制得不满意，患儿有夜间咳嗽、喘息，活动或休息时有胸闷等症状。

• 处理：在哮喘急性发作时，需要即刻增加药物治疗，尤其是吸入短效$\beta_2$受体激动剂。当PEF逐渐下降时，哮喘症状可能加重，需要到医院就诊。

③ 红区：PEF是个人最佳值的60%以下。

- 意义：哮喘未得到控制，患儿休息时也有症状，活动受限。
- 处理：应立即吸入短效 $\beta_2$ 受体激动剂，如果用支气管扩张剂后，PEF 仍在 60% 以下，应及早去医院就诊。

目前，很多大医院都开设有哮喘专科门诊，由经验丰富的医生负责哮喘的规范化诊治，并能提供质量合格的峰流速仪。

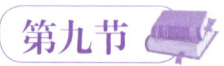

## 定期进行儿童哮喘控制测试

在哮喘不发作的时候，小朋友要和爸爸妈妈定期进行儿童哮喘控制测试，这可以有效了解你的哮喘控制情况。

现在请和你的爸爸妈妈一起做这份测试，并与你长期就诊的医生讨论测试的结果。

**步骤1：** 小朋友先回答前四题（1～4）。如果你在阅读或了解问题上需要帮助，可以请爸爸妈妈进行协助，但要自己来选择答案。剩下的三题（5～7）则由你的爸爸妈妈完成，不要让你的答案影响你父母的作答。答案并无对错之分。

**步骤2：** 将每题答案的分数相加，即为总分。

**步骤3：** 请将测试结果与你长期就诊的医生讨论。

你先完成以下问题：

1. 今天你哮喘的状况怎么样？

    非常不好 ----0；

不好 ----1；

好 ----2；

非常好 ----3

2. 当你跑步、运动或是玩耍时，你的哮喘会造成多大的问题？

那是个大问题，我无法做我想做的 ----0；

那是个问题，我并不喜欢 ----1；

是有点问题，但还好 ----2；

并不会造成问题 ----3

3. 你会因为你的哮喘而咳嗽吗？

会，一直如此 ----0；

会，大部分时候 ----1；

会，有些时候 ----2；

不会，从来不会 ----3；

4. 你会因为哮喘而在夜间醒来吗？

会，一直如此 ----0；

会，大部分时候 ----1；

会，有些时候 ----2；

不会，从来不会 ----3

以下问题请由你的爸爸妈妈来回答。

5. 在过去四星期，平均有几天您的小孩在白天出现了哮喘症状？

完全没有 ----5；

1~3 天 ----4；

4~10 天 ----3；

11~18 天 ----2；

19~24 天 ----1；

每天都有 ----0

6. 在过去四星期，平均有几天您的小孩在白天因为哮喘而发出喘鸣声？

　　完全没有 ----5；

　　1~3 天 ----4；

　　4~10 天 ----3；

　　11~18 天 ----2；

　　19~24 天 ----1；

　　每天都有 ----0

7. 在过去四星期，平均有几天您的小孩在夜间因为哮喘而醒来？

　　完全没有 ----5；

　　1~3 天 ----4；

　　4~10 天 ----3；

　　11~18 天 ----2；

　　19~24 天 ----1；

　　每天都有 ----0

第一次发病时间_____确诊时间_____

年龄_____性别_____

使用药物_____

SIT 时间_____

分数所代表的意义：

**20分或20分以上：**

如果分数在20分或是20分以上，那表示你的哮喘控制良好。当然医生在评估你的哮喘是否获得控制时，可能还有其他需要考虑的因

素。你和你的爸爸妈妈应该与医生讨论你的哮喘。哮喘无法预测，小朋友的哮喘症状或许看来轻微或是不存在，但是仍然有可能会发作。不管你觉得自己状况有多好，你都应该定期和你的家长进行这一份儿童哮喘控制测试，持续且定期和爸爸妈妈去看医生，以确保你的哮喘获得良好的治疗。

### 19分或19分以下：

如果测试分数在19分或是19分以下，那可能是个征兆，表示你的哮喘并未获得良好的控制，你需要与你长期就诊的医生约个诊，一起讨论哮喘控制测试的结果，同时也可询问医生你的哮喘治疗计划是否需要改变。询问医生小朋友每日需要使用的长期用药，这些药物可以帮助控制呼吸道炎症及气道收缩这两项造成哮喘症状的原因，为了获得控制哮喘的最佳结果，小朋友每天必须针对哮喘的两个主因来治疗。

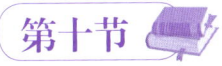

## 和医生一起制定个体化治疗计划

哮喘是儿童常见的呼吸道慢性疾病之一。据统计，我国哮喘患儿的人数超过1000万。但2013年亚太哮喘控制现状调查（AIRIAP2）显示，仅有2.5%的哮喘患儿达到全球哮喘防治创议（GINA）所定义的哮喘控制标准。可见，儿童哮喘治疗是广大儿科医生面对的一项挑战。

哮喘是一种慢性疾病，需要长期预防治疗。然而，家长们却经常咨询："我的孩子什么时候能够减药或完全停药？"相当一部分哮喘儿童需要早晚不停地用药，这的确令爸爸妈妈揪心。家长总期望有一天，孩子可以不需要用药，出门也不必随身带着药物。特别是有些家长害怕吸入药物中含有激素类药物，会产生与口服全身应用激素相同的副作用，影响小朋友的生长发育。所以，不少家长常存在过分心急而又焦虑的心情，在小朋友病情还没完全控制时，就自行减药或停药，结果影响了对哮喘的控制。其实，很多儿童的哮喘，到成年时有机会痊愈，特别是在青春发育期，哮喘会逐渐减轻。

到底小朋友的哮喘要控制到什么程度才能减量或者停药呢？这是一个简单而又难以回答的问题，儿童哮喘有其本身的控制目标，只有达到控制目标，才能考虑减量或停药。但是，儿童哮喘病是一种急性发作期和缓解期交替的慢性疾病，不像高血压或者糖尿病，一旦停药，血压或者血糖就马上升高，立即给病人造成直接不适感。哮喘儿童停药后，可以有相当长的一段时间没有任何症状，这样给家长造成一种"伪安全感"。许多家长存在这样的心态：天天用药，副作用太大，不用药也没事。但等到小朋友的哮喘病再度发作时，医生就需要使用较大剂量的激素、较多种类的药物才能控制病情了。

因此，幼儿药物减量、停药，应当和长期就诊的医生一起讨论，还应根据小朋友的监测情况、哮喘控制水平来全面考虑。

以下情况可以考虑减量：

首先，一定要把病情控制得很好，例如小朋友超过三个月晚上没有半夜咳醒、发憋，运动后或进行较大体力活动也无任何症状时。

其次，遇到一些特殊气味，也不会引起咳嗽或哮喘发作。

第三，早晚的峰流速值变异情况不小于20%。

第四，只使用一种预防药如吸入激素，病情稳定已经3～6个月时，可以逐渐减药。特别提醒的是，减药最好不要选在小朋友哮喘好

发的季节，如春季或秋冬季节。

一般来说，儿童常需使用1～2年预防药物，持续控制超过1年没有哮喘发作，才可以考虑停药。对于重症幼儿或者超过12岁的儿童，则需更长时间。至于有的小朋友用药不合作，家长时停时用，哮喘时有发作，或根本未能很好控制的患儿，用药时间则会更长。

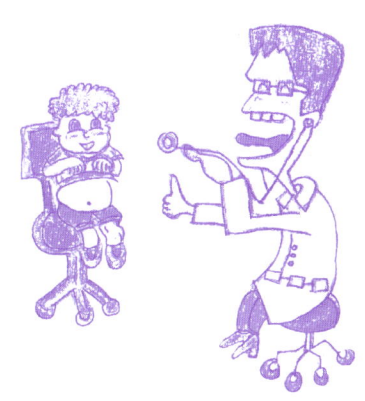

曾经，哮喘被认为是一种文明病。但是，我们坚信，社会文明的进步应该给人类健康带来福音，而不是以牺牲人类的健康为代价。让我们一起携手，控制儿童哮喘，使小朋友重获呼吸自由！

（杨丽芬　黎雅婷）

# 参考文献

[1] SEARS M R. Trends in the prevalence of asthma. Chest, 2014, 145（2）: 219-225.

[2] 全国儿科哮喘协作组. 第三次中国城市儿童哮喘流行病学调查. 中华儿科杂志, 2013, 51（10）: 729-735.

[3] 陈壮桂, 陈虹. 儿童支气管哮喘的治疗近况. 新医学, 2009（06）: 351-354.

[4] 梁萍, 楼芳, 覃世文, 等. 儿童哮喘控制现状及家长对疾病认知水平的调查. 中国妇幼保健, 2012（05）: 719-721.

[5] 刘传合, 洪建国, 尚云晓, 等. 中国16城市儿童哮喘患病率20年对比研究. 中国实用儿科杂志, 2015（08）: 596-600.

[6] ALLAN B BECKER, ELISSA M ABRAMS. Asthma guidelines: The global initiative for asthma in relation to national guidelines. Current Opinion in Allergy and Clinical Immunology, 2017, 17（2）: 99-103.

[7] 吴谨准. 儿童哮喘控制测试及其临床应用价值. 中国实用儿科杂志, 2009（4）: 261-263.

[8] 吴谨准, 杨运刚, 张健民, 等. 儿童哮喘控制测试的应用研究. 中国实用儿科杂志, 2011（4）: 256-259.

2018年天河区科技计划项目医疗联合体项目（2018YT026）
国家自然科学基金资助项目（81470219）

# 浅浅的医学知识
## 儿童常见病科普加油站

陈壮桂 主编

### ·皮肤篇·

冯佩英 分册主编

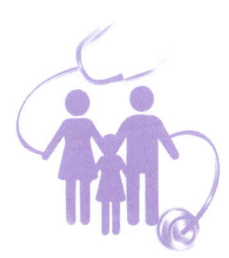

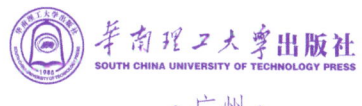

·广州·

图书在版编目（CIP）数据

浅浅的医学知识：儿童常见病科普加油站.皮肤篇/陈壮桂主编；冯佩英分册主编.—广州：华南理工大学出版社，2019.3
ISBN 978-7-5623-5887-9

Ⅰ.①浅… Ⅱ.①陈…②冯… Ⅲ.①皮肤病-儿童读物 Ⅳ.①R-49

中国版本图书馆CIP数据核字（2019）第009418号

Qianqian De Yixue Zhishi——Ertong Changjianbing Kepu Jiayouzhan：Pifu Pian
浅浅的医学知识——儿童常见病科普加油站：皮肤篇
冯佩英　分册主编

出 版 人：卢家明
出版发行：华南理工大学出版社
（广州五山华南理工大学17号楼，邮编510640）
http：//www.scutpress.com.cn　E-mail：scutc13@scut.edu.cn
营销部电话：020-87113487　87111048（传真）
责任编辑：黄丽谊
印 刷 者：广州市新怡印务有限公司
开　　本：787mm×960mm　1/16　印张：33.5　字数：449千
版　　次：2019年3月第1版　2019年3月第1次印刷
定　　价：135.00元（全九册）

版权所有　盗版必究　印装差错　负责调换

# 《浅浅的医学知识——儿童常见病科普加油站》

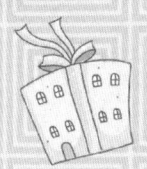

## 编 委 会

主　编：陈壮桂
顾　问：方建培
主　审：檀卫平

## 《皮肤篇》编委会

主　编：冯佩英
副主编：谢小元
编　委：杨素莲　陈巧萍　陈海燕
绘　图：卢红飞

# 序

由中山大学附属第三医院儿科主任陈壮桂教授领衔的儿科学团队，联合皮肤科、感染科、口腔科、耳鼻喉科等学科，为普及儿童健康与常见疾病防治的知识，在百忙的工作之余，以丰富的一线工作经验为基础，充分照顾到儿童，尤其是少年阶段对知识的渴求和理解力水平，以实用、通俗易懂、图文并茂、深入浅出的角度解读，讲述了包括急救以及皮肤、呼吸、血液、口腔、耳鼻、肝肾等特定组织、系统、器官的医学知识。让读者做到"开卷有益"，并且明显感觉到各位作者为达到"喜闻乐见"的效果，花费了大量的心血。在当今一切"唯SCI"的年代，这群大学附属医院的医生们愿意花时间和精力，为科普发力，更值得点赞。

我从事儿科临床医教研工作35年，深知儿童健康科普知识在国内的重要地位，同时却又十分"贫乏"。因此，非常乐意向儿童、少年，甚至非医学群体的家长们推荐这套书。衷心祝愿该书的出版能得到大众的喜爱，并能解决一些儿童健康的实际问题，此为序。

方建培

中华医学会儿科学分会常务委员
中华医学会儿科学分会基层儿科发展委员会主任委员
广东省医学会儿科学分会前主任委员
中国妇幼保健协会脐带血应用专业委员会副主任委员
广东省妇幼保健协会脐带血应用专业委员会主任委员
中山大学博士生导师
中山大学孙逸仙纪念医院儿科主任
2019年1月

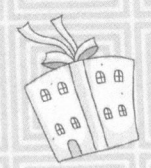

# 前 言

儿童是祖国的花朵，是冉冉升起的太阳，是家庭和祖国的未来和希望，少年强则中国强。儿童的健康成长关系着国家和民族的未来和发展。为儿童成长创造一个安全健康的生活空间，既是父母的责任，也是社会共同的责任。

《浅浅的医学知识——儿童常见病科普加油站》编者均为来自临床工作的医生专家，具有丰富的临床知识和科普经验，通过长期的工作体会以及对社会人群调研的反馈总结，依托社会各界的力量，发起了此次中国儿童健康知识普及计划，希望为儿童的健康成长贡献自身的一分力量。本丛书主要针对儿童日常生活中经常遇到的健康问题进行科普，包括呼吸、血液、泌尿、肝胆、耳鼻、口腔、皮肤健康以及相关疾病的科普，与儿童健康成长息息相关。内容丰富实用，语言通俗易懂，图文并茂，适合儿童及青少年、家长、教师及学校保健工作者阅读。

感谢各位编者在百忙之中仍然积极投身至本丛书的编写及审核之中。真诚感谢各位读者的厚爱，期待大家阅读后提出宝贵意见，共同参与到儿童健康问题的探讨之中。此外，还要特别感谢广州市合力科普基金会的热心资助，与我们在科普的路上并肩作战，一同为繁荣科普创作、提高市民科学素质而努力。感谢您们的支持！

最后，愿祖国的花朵健康成长，如日之升，照亮祖国的未来！

陈旭桂

2019 年 1 月

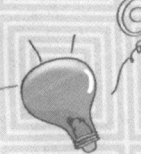

# 目 录

第一章　正确认识皮肤的结构 /1

第二章　皮肤附属器：皮肤的零件 /4

第三章　细数人体皮肤的功能 /7

第四章　皮肤的正确保健：正确洗手与保湿防晒 /9

第五章　皮肤的基础保健：养成良好的生活习惯 /13

第六章　风疹块：荨麻疹 /15

第七章　最常见的皮肤病：湿疹 /19

第八章　遗传过敏性皮炎：特应性皮炎 /24

第九章 "四代同堂"的水痘 /29

第十章 手足口病好辨认 /32

第十一章 化脓性皮肤病：脓疱疮 /34

第十二章 宠物惹的祸：癣 /37

第十三章 满脸雀斑，萌萌哒 /42

第十四章 色素痣，无须谈痣色变 /44

第十五章 脸上有虫斑，肚子不一定有蛔虫 /46

第十六章 白癜风，易诊难治 /48

第十七章 无伤大雅的"鸡皮肤" /50

参考文献 /52

# 第一章 正确认识皮肤的结构

周末《钢铁侠3》在全国公映了,关关和童童都是钢铁侠的忠实粉丝,赵医生带着两个孩子来到电影院。电影院门口摆放的高逼真钢铁侠模型摆件吸引了很多影迷前去合影留念。童童摸着细致打造的金属盔甲说:"我和妹妹也想要一件无敌的盔甲,这样我们就不担心外面小坏蛋对皮肤的破坏了,妹妹就不怕蚊虫叮咬,我也不怕狗狗身上的小虱子了!"赵医生听了哈哈大笑道:"我们每一个人身上都有一件无敌钢铁战衣,那是脱也脱不掉的,它时时刻刻保护着我们免受病菌和不良因素的侵害,那比钢铁侠盔甲厉害多了。离电影开场还有十分钟,下面我来简单说说我们这件战衣是怎么构造的,有哪些武器和功能吧。"

皮肤是人体最大的器官,好比钢铁侠的战衣,是人体的外在保护膜,覆盖于人体整个表面,不但是人体的第一道防线,还具有保护机体内部组织和器官的重要作用。

我们的"战衣"是由什么组成的呢?皮肤从外到里由表皮、真皮、皮下组织三部分组成(图1-1)。

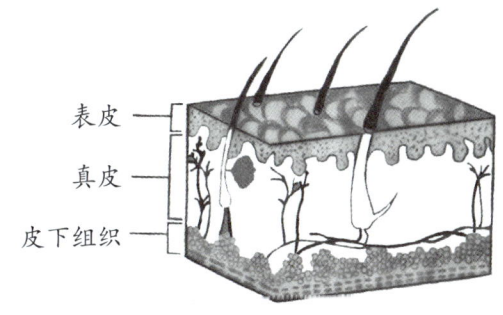

图1-1 皮肤组成示意图

皮肤的厚度根据年龄、部位的不同也有所不同，不包括皮下组织，一般为0.5～4毫米。我们常取笑人"脸皮薄"（图1-2），其实皮肤最薄的地方不在脸，而在眼睑、外阴、乳房的皮肤，厚度约为0.5毫米，而皮肤最厚的部位在手掌脚掌，可达3～4毫米。

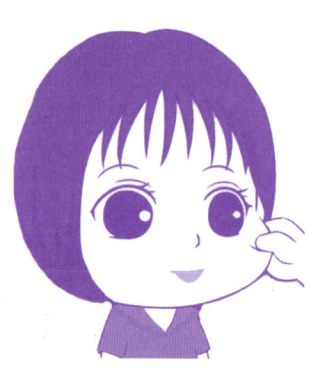

图1-2　脸部皮肤

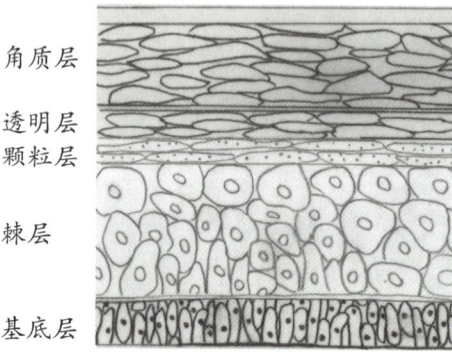

图1-3　表皮结构

表皮位于皮肤最外层，可以不断新生，主要由角质形成细胞组成。在光镜下还可分五层结构，由外向内依次为角质层、透明层、颗粒层、棘层和基底层（图1-3）。

**角质层，** 由5～20层已经死亡的细胞构成，它们像整齐排列的砖头一样堆砌在皮肤表面，帮助防止细菌和有害物质入侵，也可以防止自然水分流失，起重要的保护作用。

**透明层，** 由2～3层细胞构成，只存在于手掌和脚掌，可以防止水分流失和过量通过皮肤屏障的作用。

**颗粒层，** 由2～4层细胞构成，主要起过滤紫外线作用，使肌肤免受光伤害。

**棘层，** 由4～10层细胞构成，是表皮的营养供应站，辅助细胞的新陈代谢。

**基底层**，是表皮的最下层，亦称生发层，能不断产生新生细胞，维持表皮层的新陈代谢。

每天基底层约有30%的细胞分裂，不断产生新的细胞，将原有细胞不断向上推移直至形成角质细胞，最后脱落。这个不断的"新生→上移→脱落"的过程，就是表皮层的新陈代谢的过程（图1-4）。一个新生细胞从基底层上移到颗粒层约需14天，再移行至角质层表面并脱落，又要14天，所以表皮的新陈代谢周期是28天。随着年龄增长，新陈代谢会变得缓慢，周期渐渐长至60天。表皮的新陈代谢在夜晚最为活跃。

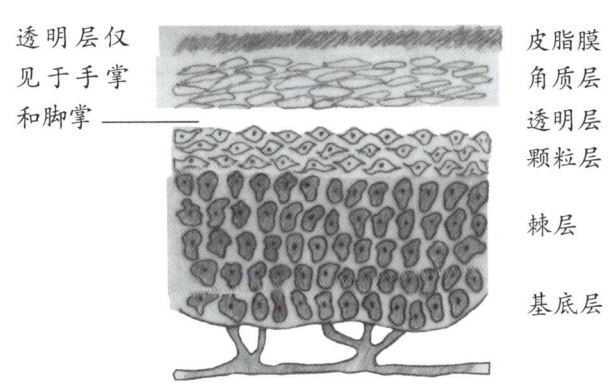

图1-4 表皮"新生→上移→脱落"的过程

（冯佩英　谢小元）

## 第二章 皮肤附属器：皮肤的零件

钢铁侠的战衣有很多厉害的武器，我们的皮肤这个人体最大的器官也有很多厉害的零件，那就是皮肤附属器，包括毛发、汗腺、皮脂腺和指（趾）甲。

**毛发：** 皮肤表面有长短不一的毛发。头发（图2-1）、胡须、阴毛及腋毛为长毛；眉毛、鼻毛、睫毛、外耳道毛为短毛（图2-2）；面、颈、躯干及四肢的毛发细软、色淡，为毳毛（图2-3）。头发生长速度为每日0.27～0.4毫米，3～4年可长50～60厘米。

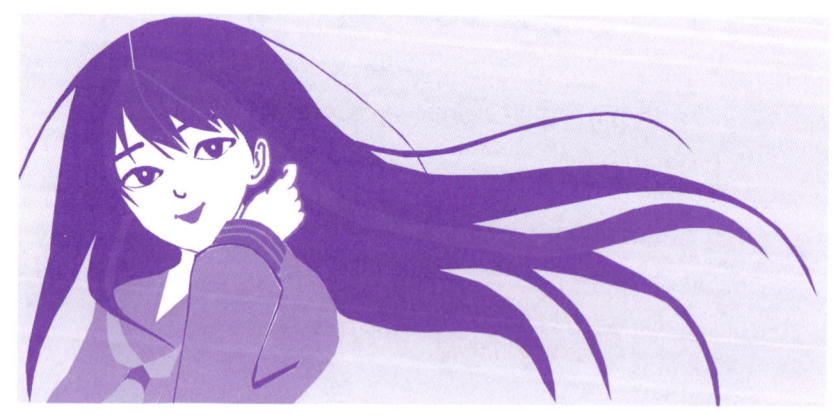

图2-1 头发

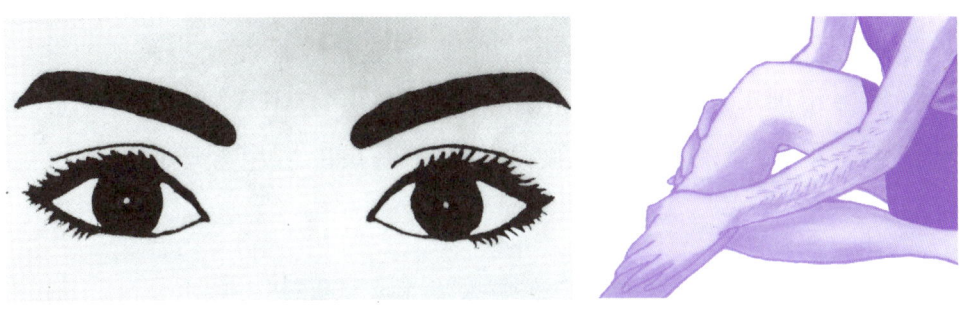

图2-2 短毛　　　　　　　　　图2-3 毳毛

**汗腺**（图2-4）：主要作用是排泄汗液，帮助人体排除毒素，并且有调节体温的作用。小汗腺遍布全身，以足跖、腋窝、额部较多。

**皮脂腺**（图2-5）：由腺泡和短的导管构成，主要作用是分泌油脂，滋润表皮，防止水分蒸发，且具有吸收脂溶性物质的作用，是皮肤吸收营养物质的主要通道。皮脂腺分布广泛，头、面及胸背上部等处皮脂腺较多，青春痘就发生于这些皮脂丰富的部位。

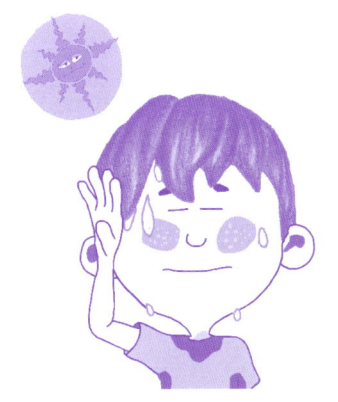

图2-4 汗腺

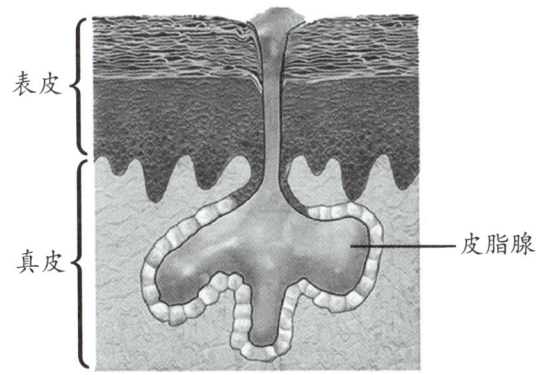

图2-5 皮脂腺

**指（趾）甲**（图2-6）：具有保护指（趾）端皮肤免受伤害，维护指（趾）的稳定性，增强指（趾）端感觉敏感性及协调抓、挟、捏、挤等精细工作的作用。正常指（趾）甲有光泽，甲色均匀，呈淡红色。甲板厚薄适中，软硬适度，不易折断。甲板表面光滑，甲缘整齐。

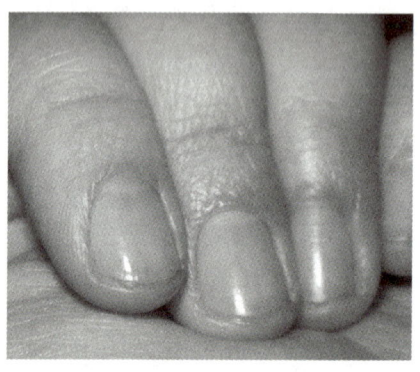

图2-6 指甲

（冯佩英　谢小元）

# 第三章 细数人体皮肤的功能

皮肤是人体最大的器官，好比钢铁侠的战衣，下面我们来看看这件战衣有哪些强大的功能（图3-1）。

**防护作用：** 皮肤是人体最大的器官，它完整地覆盖于身体表面，一方面防止体内水分、电解质和营养物质的流失；另一方面可抵抗外界有害的物质侵入，可使机体免受机械性、物理性、化学性和生物性等因素的侵袭，达到有效的防护，保持机体内环境的稳定。

**吸收作用：** 皮肤可以透过角质层细胞、细胞间隙、毛囊、皮脂腺和汗腺等吸收外界的营养物质，这一吸收功能在皮肤的护肤、外用药物治疗上有着重要的意义。

**感觉作用：** 皮肤内存在多种感觉神经末梢，除了可以感觉冷、热、痛、痒外，还可以感觉干、湿、光、糙、硬、软等。

**调节体温：** 皮肤中存在热敏感受器和冷敏感受器，并由此来调节体温，使得人体能保持36℃。在酷热环境中，机体通过出汗来散热。在寒冷环境中，机体通过减少出汗和皮下脂肪组织的隔热作用来减少热量散失，保持恒定的体温。

**代谢作用：** 皮肤参与糖代谢、蛋白质代谢、脂类代谢、水和电解质代谢。

**分泌和排泄作用：** 皮肤的分泌和排泄功能主要通过汗腺和皮脂腺完成。排出的汗液与皮脂形成乳状脂膜，对皮肤有保护作用。汗液使皮肤表面呈偏酸性，可抑制某些细菌、真菌的生长。

**免疫功能：** 皮肤应被看作是免疫系统的一个部分，皮肤组织内含有免疫相关细胞，使机体对外界异物产生适度的免疫反应，参与清除有害物质，抵御微生物的入侵。

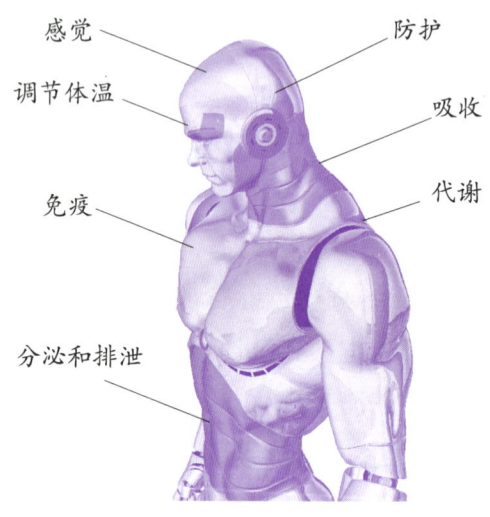

图3-1 人体皮肤的七大功能

（冯佩英 谢小元）

## 第四章　皮肤的正确保健：正确洗手与保湿防晒

　　春天百花盛开，周末安迪带着两个孩子外出踏青。关关和童童在草地上开心地玩小排球。安迪在清新的草坪上铺开餐布，摆放好精心准备的可口点心，向孩子们叫道："宝贝，来吃东西啦！"童童跑过来一伸手就往喜欢的寿司里抓，安迪拦着童童，指着他脏兮兮的小手说："你想把这黑乎乎的泥巴也吃进肚子里吗？小朋友要讲卫生哦！你看妹妹正在那边水龙头洗手呢。"童童尴尬地伸伸舌头，就往妹妹那跑过去了。关关一边仔细地洗着小手，一边对哥哥唱道："吃饭前，先洗手，讲卫生，不得病。哥哥你忘记老师教的七步洗手法了吗？我来教你！"

　　吃过点心后已经接近上午十点了，安迪对小朋友说："宝贝们，我们补点防晒霜后到湖里游船去好不好？"童童说："我是男子汉，不需要防晒。"安迪笑道："皮肤的防晒保湿是四季工程，男女不分哦！健美的皮肤需要日常正确的护肤保养的，我来告诉你们吧。"

　　洗手歌唱道："小脸盆，水清清，小朋友们，笑盈盈；小手儿，伸出来，洗一洗，白又净；吃饭前，先洗手，讲卫生，不得病。"那么如何进行正确洗手呢？

　　若沾染于双手的物质为无机物如尘土等，用清水冲洗即可。若接触到有机物或油腻的污垢，则需使用洗手液、香皂等清洁产品。不主张使用含抗生素、杀菌剂的产品。仅在可能接触到病原微生物或医院无菌操作时才需使用含有消毒杀菌功效的洗手液。

洗手以流动的水为宜，手心、手背、指缝、指尖和手腕都需清洁到位（图4-1）。洗手后可适当使用润手霜。

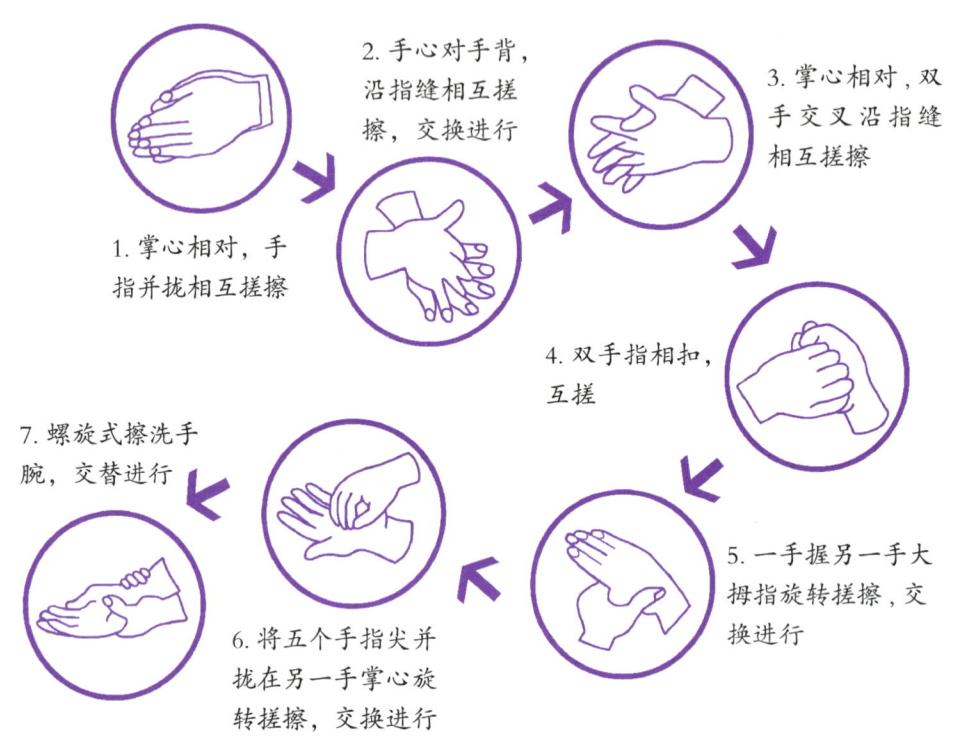

图4-1　标准七步洗手法

基础的皮肤护理是以清洁、保湿、防晒为重点的。俗话说："春夏防晒，秋冬保湿。"这是日常护肤的老生常谈，其实保湿防晒都应该是"四季工程"。

如何来保湿？保湿工作主要是要确保皮肤的

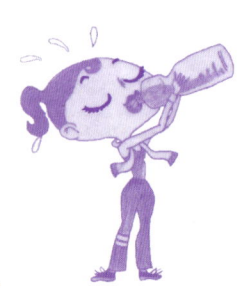

图4-2　多饮水

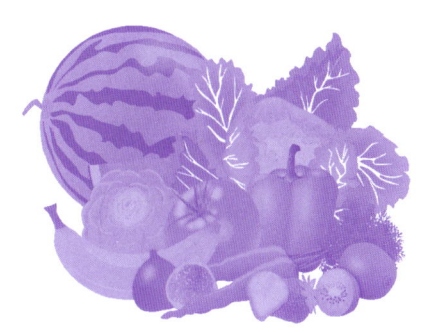

图 4-3　新鲜食物

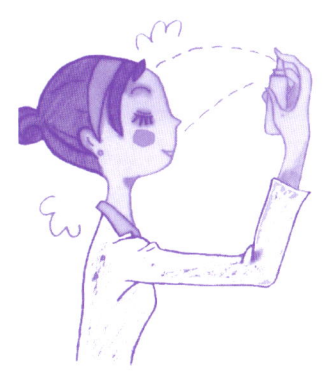

图 4-4　保湿喷雾

水分进出平衡。多饮水（图4-2）、坚持面部保健按摩可以促进血液循环。多吃新鲜水果、蔬菜及富含蛋白质的食品（图4-3）可以给皮肤提供保湿因子。此外，可适当选择保湿喷雾给皮肤提供水分（图4-4）。使用皮肤柔润剂和保湿剂，调节环境温度和湿度等均有助于防止皮肤水分丢失。

如何来防晒？紫外线和可见光对人体健康具有两面性。阳光中的紫外线可分为长波紫外线（UVA）、中波紫外线（UVB）和短波紫外线（UVC）（图4-5）。紫外线波长越长，其穿透力越强。UVA又称"黑光"，可穿透表皮达真皮上部，并可作用于血管和其他组织，仅在某些光敏物存在时才引起皮肤反应。UVB主要由表皮吸收，会损伤表皮，引起皮肤红斑，日光中的UVB大部分被大气阻断，它不能通过玻璃窗。UVC有较大的杀伤作用，可用来灭菌消毒，日光中的UVC大部分被大气中的空气、云层、尘粒、水气等吸收和散射，使人体免受其伤害。紫外线诱发的光老化中约有80%在20岁以前发生。因此，防晒要从儿童期开始，要重视儿童的防晒教育。

每天上午10点至下午4点，日光中的紫外线照射量最大，儿童应避免在此时段直接暴露在日光中。一年中以6～7月的紫外线辐射剂量最大，夏季更应该注重防晒。最简单也是最有效的防晒措施是穿有防

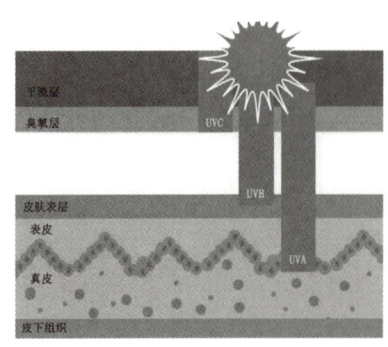

图 4-5　阳光中的紫外线

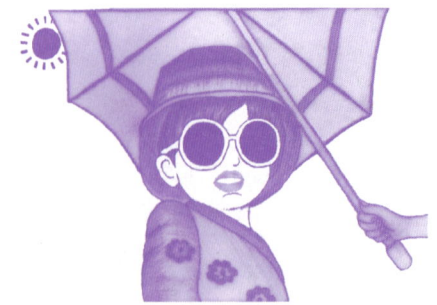

图 4-6　防晒措施

晒作用的衣物，如戴宽沿帽子，穿长袖衣服，打太阳伞，戴太阳眼镜等（图4-6）。

在选择防晒品时，需要注意防晒品的标签和意义，PA 指对 UVA 防护系数，而 SPF 是指对 UVB 防护系数。一般室内工作推荐 PA+、SPF10 的防晒品，室外工作需要 PA++、SPF20 的防晒品，而在烈日下活动及海边游泳需要耐水性好的、PA+++、SPF30 以上的防晒品（图4-7）。紫外线的存在不分季节、天气和室内外，即便在冬天、阴天、室内，紫外线强度只会减少约30%，所以四季都应坚持做好防晒工作。

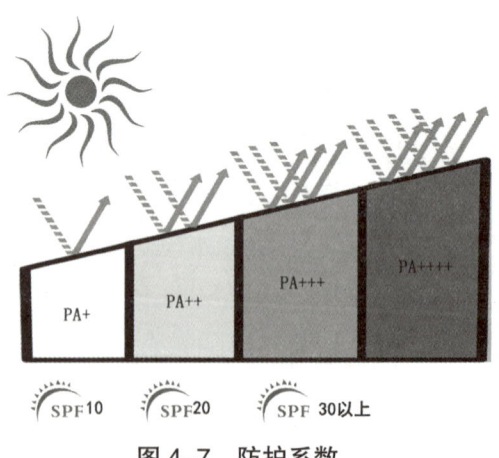

图 4-7　防护系数

（冯佩英　谢小元）

# 第五章　皮肤的基础保健：养成良好的生活习惯

为保证皮肤的正常生理功能和延缓皮肤的老化，皮肤的基础保健是最重要的第一步（图5-1）。

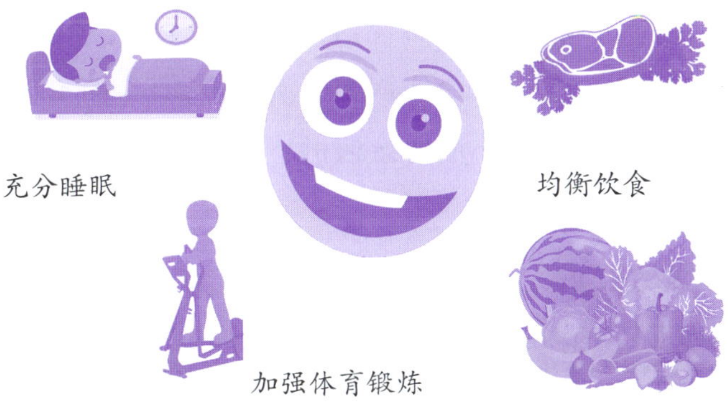

图 5-1　皮肤的基础保健

**保持良好的精神状态**。俗话说得好，"笑一笑，十年少"，"愁一愁，白了头"。精神状态与皮肤状态关系密切。保持乐观、心情愉快、思想开朗，可使副交感神经处于兴奋状态，血管扩张，皮肤血流量增加，从而使皮肤代谢旺盛，肤色红润，容光焕发。而抑郁、忧愁、焦虑等可加速皮肤衰老，使得肤色黯淡、灰黄、缺乏活力。

**充分睡眠**。俗话说："美是睡出来的。"充足的睡眠非常重要。皮肤基底层细胞更新最旺盛的时间主要在晚上，一般是夜间10时至次晨2时。因此，保证晚上有充足的睡眠对皮肤细胞的正常更新、行使正常功能的作用是显而易见的。所以生活不规则、经常失眠的人，往往皮肤色泽暗淡、缺乏活力。

**均衡饮食**。饮食多样化，避免偏食，摄入适量的水、蛋白质、脂肪、糖、维生素及微量元素等，可促进皮肤新陈代谢，使皮肤富有光泽和弹性。饮食结构不合理，维生素缺乏，则会出现一系列皮肤问题。如维生素A缺乏，皮肤会粗糙、发干、脱屑等；维生素$B_2$缺乏，可引发口角炎；维生素C缺乏，可使血管脆性增加，易引起皮肤出血，同时也可影响色素代谢。

**加强体育锻炼**。经常进行体育锻炼不但对心血管系统、呼吸系统和消化系统等的内脏器官的功能产生良好的影响，还可以增加皮肤系统对外界环境的适应能力，加快氧吸收，加速废物排泄，使皮肤保持持久健康。

（冯佩英　谢小元）

# 第六章　风疹块：荨麻疹

公园春游第二天，赵医生接到李老师的电话。"请问是关关的爸爸吗？关关今天上午全身出了很多红色的疹子，你赶紧来学校接她到医院看看吧。"李老师在电话里着急地说道。赵医生心想很可能是关关春游后出现皮肤过敏了，他带上常备的抗过敏药物开瑞坦糖浆和炉甘石洗剂就往学校奔去。果然不出所料，关关全身皮肤出了大小不等的风疙瘩，痒得她忍不住到处挠。赵医生给关关喝下开瑞坦糖浆后，一边给她外涂炉甘石洗剂止痒，一边跟李老师说："关关是过敏体质小朋友，很可能是昨天春游时吸入了过敏的花粉引起荨麻疹发作了。这在我们皮肤科是很常见的过敏性皮肤病。"李老师听到赵医生的解释，着急的心逐渐放松下来了，笑道："班上的小朋友时不时出现皮肤红疹，我们也不清楚是过敏还是传染病，所以特别担心。听您这么讲我也放心了！您是皮肤科医生，可否跟我们讲些关于皮肤过敏的知识呢？""没问题呀！"赵医生欣然答应道。

荨麻疹，俗称"风疹块"，15%～20%的人一生中至少发生过一次，是由于皮肤、黏膜小血管反应性扩张及渗透性增加而产生的一种局限性水肿反应，主要表现为边缘清楚的红色或苍白色的瘙痒性皮损——风团（图6-1）。

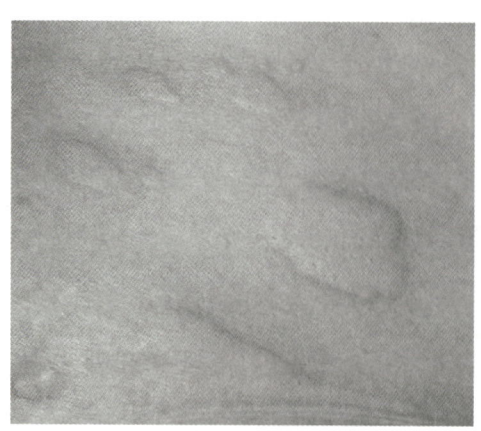

图 6-1　风团

**急性荨麻疹**起病常较急，皮肤突然发痒，很快出现大小不等的红色风团，呈圆形、椭圆形或不规则形。开始时风团孤立或散在，后逐渐扩大，融合成片。微血管内血清渗出加剧时，压迫管壁，风团呈苍白色，皮肤凹凸不平，呈橘皮样。数小时内水肿减轻，风团变为红斑逐渐消失。风团持续时间一般不超过24小时，但新风团此起彼伏，消退后不留痕迹。病情重者可伴有心慌、烦躁、恶心、呕吐甚至血压降低等过敏性休克样症状。

荨麻疹的病因复杂，大多数患者不能找到确切原因。常见的病因如下：

❶ 食物：以鱼虾、蟹、蛋类最常见（图6-2），其次是某些肉类和某些植物性食品如草莓、可可、番茄或大蒜等调味品等。

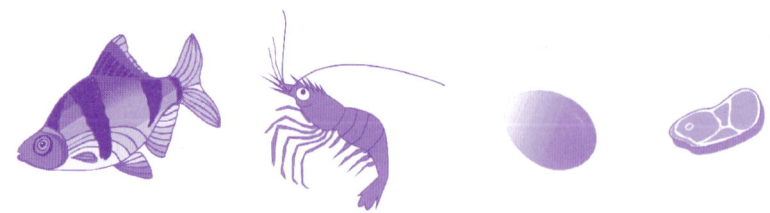

图 6-2　食物因素

❷ 药物：常见的有青霉素、血清制剂、各种疫苗、痢特灵、磺胺类药物等（图6-3）。

❸ 感染：包括病毒、细菌、真菌、寄生虫等（图6-4）。最常见的是引起上呼吸道感染的病原体，如金黄色葡萄球菌。

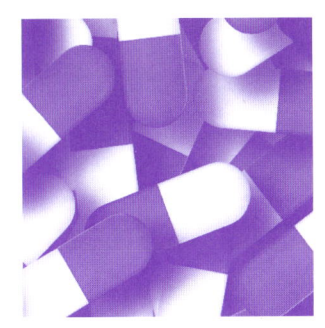

图6-3　药物因素

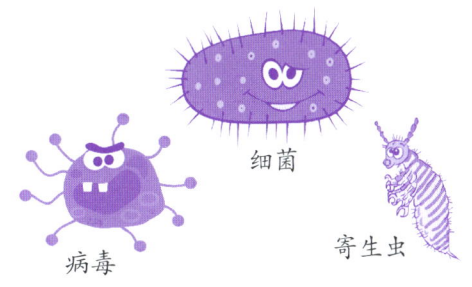

图6-4　感染因素

❹ 物理因素：如冷、热、日光、摩擦及压力等物理性刺激。用手搔抓或用钝器划过皮肤后，沿划痕发生条状隆起（图6-5），伴瘙痒，不久即消退。

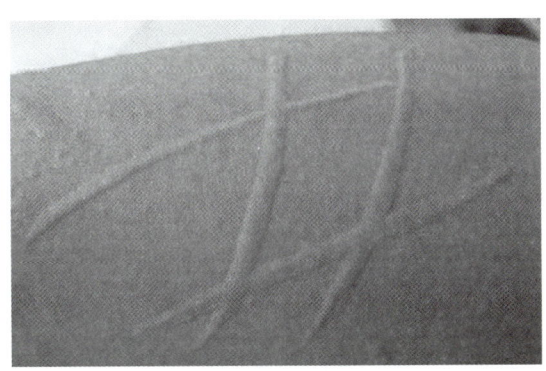

图6-5　条状隆起

❺ 动物及植物因素：如昆虫叮咬、荨麻刺激，或吸入动物皮屑、羽毛及花粉等。

❻ 精神因素：如精神紧张可引起乙酰胆碱的释放。青年人多由于运动、受热、情绪紧张、进食热饮或乙醇饮料等导致躯体深部温度上升，促使乙酰胆碱作用于肥大细胞而发生胆碱能性荨麻疹。

【咬文嚼字来认病】

**荨**【qián】 荨麻（图6-6）：多年生草本植物，叶子对生，卵形，开穗状小花，茎和叶子都有细毛，皮肤接触时能引起刺痛。茎皮纤维可以做纺织原料。

**荨**【xún】 荨麻疹：一种皮肤病，表现为局部皮肤突然成块地红肿、发痒，几个小时后消退，不留痕迹。常常复发。药物、寄生虫、血清、细胞感染、接触刺激性物质等都可能引起这种病。也叫风疹块，有的地区叫鬼风疙瘩。

**医生点评**：荨是一个多音词，在表示疾病时，荨读 xún。说到荨麻疹为什么有这个名字，最早可追溯到公元前1世纪的古希腊。古希腊人发现有人接触荨麻后，局部很快产生风团，因此就有了荨麻疹的病名。荨麻疹不可以说成是麻疹或风疹哦，麻疹、风疹是传染病，不是过敏性疾病。

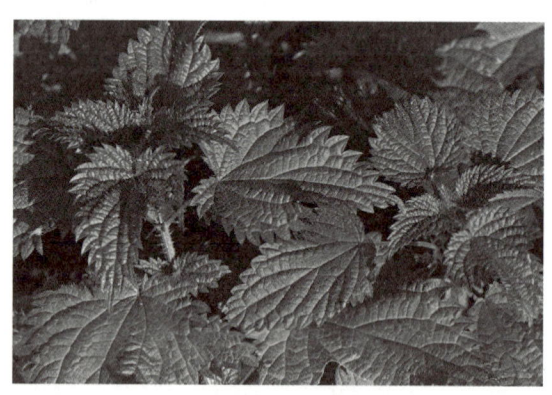

图6-6 荨麻

（冯佩英　杨素莲）

# 第七章 最常见的皮肤病：湿疹

湿疹是由多种内、外因素单独或综合作用下引起的皮肤炎症反应。湿疹据临床表现可以分为急性、亚急性及慢性三期（图7-1）。

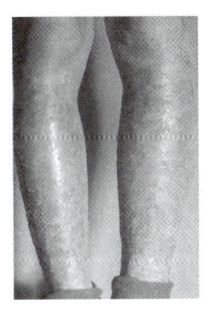 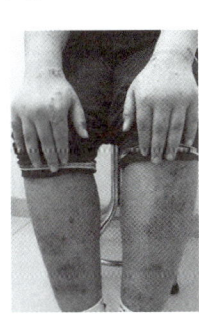 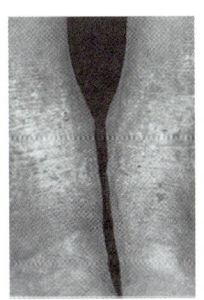

（a）急性　　（b）亚急性　　（c）慢性

图7-1　湿疹

急性期表现为在红斑基础上有针头到粟粒大小的丘疹、丘疱疹，严重时有小水疱，常融合成片，边界不清楚。常因搔抓形成点状糜烂面，有明显的浆液性渗出。皮疹分布对称，多见于面、耳、手、足、前臂、小腿外露部位。自觉瘙痒明显。

亚急性期是经急性发作后，红肿及渗出减轻，皮疹呈暗红色，糜烂面结痂、脱屑。

慢性期多由急性湿疹及亚急性湿疹迁延而成，或自一开始炎症不重，暗红斑上有丘疹、抓痕及鳞屑。患部皮肤肥厚，表面粗糙，像荔枝皮样改变（医学上称为苔藓样变），有色素沉着或色素减退。病情时轻时重，延续数月或更久。

图7-1a、b、c分别是湿疹急性、亚急性及慢性三期的皮疹表现，除了第一张急性期有渗液，有"湿"的表现外，其他两个时期没有"湿"的迹象；亚急性期以鳞屑性红斑为主；慢性期则以干燥增厚增粗为主。

## 一、湿疹发作的两大因素

湿疹是一种慢性复发性疾病，可持续数月、数年甚至数十年，最显著的症状是瘙痒剧烈，在生理（如瘙痒、疼痛）、心理（如缺乏自信、沮丧）、社会活动、人际交往及职业、家庭生活等方面产生或多或少的影响，严重者可影响睡眠，还可明显影响患者的学习、工作和生活。很多患者看病时，总希望能够从医生那得到湿疹的病因是什么的一个肯定回答。但实际上，湿疹的真正病因尚不很清楚。一般认为湿疹是在机体内部因素如免疫功能异常、皮肤屏障功能障碍等的基础上，由内、外多种因素相互作用所致（图7-2）。

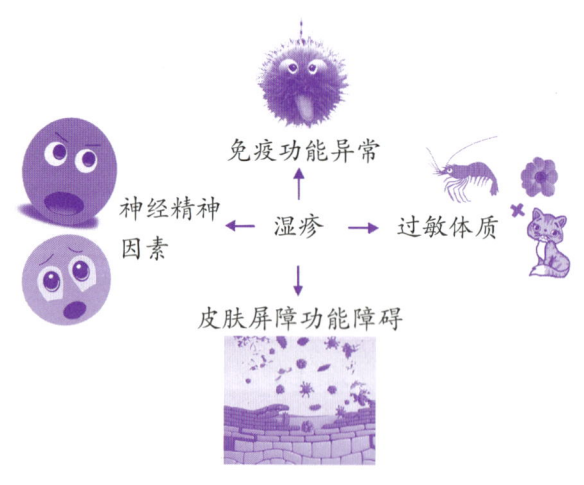

图7-2 湿疹发作的因素

机体内因包括免疫功能异常和免疫系统性疾病以及遗传性或获得性皮肤屏障功能障碍。慢性感染病灶如慢性胆囊炎、扁桃体炎、肠寄生虫病；血液循环障碍，如小腿静脉曲张；神经精神因素如精神紧张、过度疲劳等；遗传因素如过敏体质。每一个个体对各种因素的易感性和耐受性与遗传有关，可随年龄、环境而改变。

外部因素包括食物方面的鱼、虾、牛羊肉等过敏原；吸入物如花粉、屋尘螨、微生物等过敏原；生活环境如日光、炎热、干燥、动物皮毛等；各种化学物质如化妆品、肥皂、合成纤维等，均可以引发或加重湿疹。

## 二、湿疹的基础护理之道

湿疹是一个病因复杂、病程为慢性、好转和加重交替发作的皮肤病。目前还没找到一种能彻底治愈湿疹的方法，最好的治疗建议依然是：调整生活方式预防复发；在皮肤科医生指导下接受治疗；遵循皮肤科医生有关皮肤护理的建议，加强"衣、食、住、行、洗"等方面的管理（图7-3）。

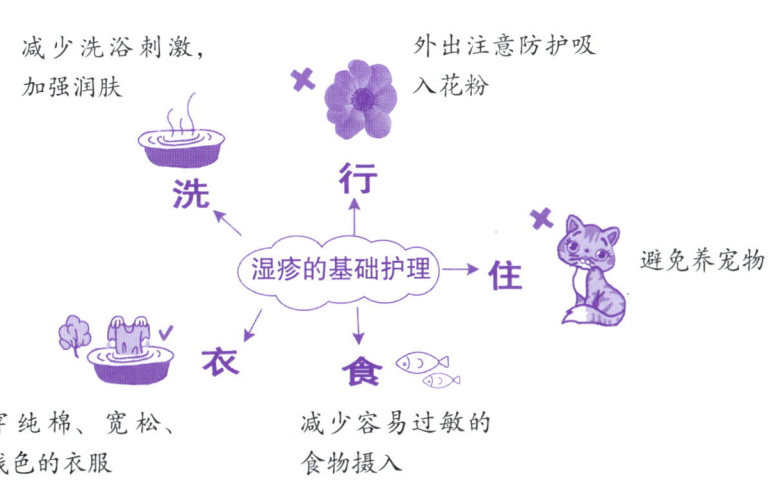

图 7-3 湿疹的基础护理

患者教育：积极寻找和避免环境中常见的变应原及刺激原，如吸入性过敏原包括尘土、尘螨、棉絮、花粉、动物毛、真菌、昆虫和烟等；食物过敏原包括鱼虾、蟹、牛羊肉、鸡蛋、牛奶、花生、黄豆和坚果等；接触性过敏原包括衣物、染料、化妆品、首饰、外用药、漆胶、有机溶剂、染发剂和消毒剂等。对环境、饮食、使用防护用品、皮肤清洁方法等也应十分注意，如经常保持室内卫生，勤吸尘，开窗通风，保持适宜的温度和湿度；避免食用鱼虾、牛羊肉以及油腻的、甜的及辛辣刺激的食物；避免使用刺激性强的化妆品；避免搔抓及过度清洗等。

避免诱发或加重因素：仔细查找各种可疑病因及诱发或加重因素，如机械因素（搔抓、摩擦）、物理化学因素（热水洗烫、高温、低湿度、刺激性药物）、生物因素（动植物、微生物感染等）、精神紧张或情绪低落或消化功能紊乱等，以达到去除病因、减缓发作的目的。

日常生活注意事项：总的来说加强"衣、食、住、行、洗"等方面日常生活的管理。衣，一般建议穿纯棉、宽松、浅色的衣服。食，特别是小孩，吃什么、不吃什么不要过分依赖过敏原检测的结果，一定要认真观察小孩进食后1～2天的皮肤反应。住，家里尽量避免养宠物，如小猫、小狗、小松鼠、鸽子等。行，户外郊游活动应特别注意防止花粉过敏。洗，如洗澡、洗脸等，不要使用太强烈的碱性香皂、肥皂，不要用过热的水，同时要加强润肤。

【咬文嚼字来认病】

疹【zhěn】 病人皮肤上起的很多的小疙瘩，通常是红色的，小的像针尖，大的像豆粒，如丘疹、疱疹等。

湿疹，从中文的表面字义上望文生义，其意为皮肤上起的湿润的

小颗粒。

湿疹的英文名 Eczema，原意是"沸腾""起疱"的意思。这既概括了湿疹发病急，极度瘙痒的表现，也描绘出了它的渗出倾向和反复发作的特点。湿疹是形态学描述性名称，非病因学诊断。湿疹是皮肤科常见病，临床上凡具备了瘙痒、红斑、丘疹、水疱、脱屑、肥厚等特点，均可拟诊为湿疹。

**医生点评**：湿疹和皮炎是临床上极其常见的疾病。湿疹和皮炎是不是一回事？别说一般老百姓，就连临床医生对湿疹和皮炎这两个概念都很难把握。我国湿疹的一般人群患病率约为7.5%，近20年来流行病学调查的结果也显示湿疹的发病率在上升。普通三甲医院皮肤科门诊量约每日500人次，其中约50%是来看湿疹的；在儿童中，这比例可高达60%～80%。

（冯佩英　杨素莲）

# 第八章 遗传过敏性皮炎：特应性皮炎

特应性皮炎，原称"异位性皮炎""遗传过敏性皮炎"，是一种与遗传过敏体质有关的慢性复发性瘙痒性皮肤病，多在婴幼儿时期发病，在不同年龄阶段有不同的特征性表现，通常分为三个阶段，即婴儿期、儿童期、青年成人期。患者常伴有哮喘、过敏性鼻炎、多种食物过敏及血清 IgE 增高等。

**婴儿期特应性皮炎** 约60%的病例都在1岁以内发病。初表现为颊面部红斑、瘙痒，继而在红斑基础上出现针头大小的丘疹、丘疱疹，密集成片（图8-1）。由于搔抓、摩擦，很快形成糜烂、渗出性损害和结痂等。皮疹迅速扩展到其他部位，包括头皮、额部、颈、腕、四肢屈侧等。渗出性损害最常见于婴儿。皮疹呈多形性，界限不清，由于搔抓，可出现继发性损害及感染。病情时重时轻，某些食品或环境等因素可使病情加剧。一般在2岁以内逐渐好转、痊愈。

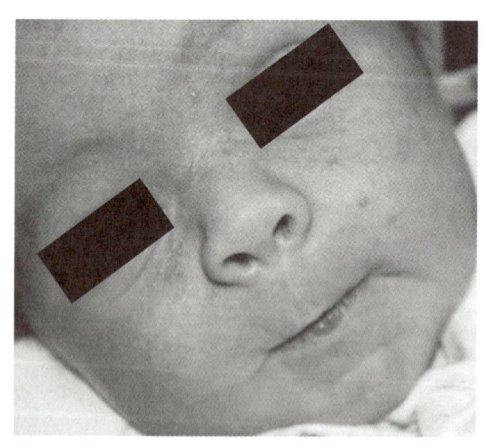

图 8-1　婴儿期特应性皮炎

**儿童期特应性皮炎** 多发生在婴儿期缓解1～2年后，自4岁左右开始加重，少数自婴儿期延续发生。皮损累及四肢伸侧或屈侧，常限于肘窝、腘窝等处，其次为眼睑、颜面部，皮损潮红、渗出现象较婴儿期轻，丘疹暗红，伴有抓破等皮肤损伤，久之则皮疹肥厚，呈苔藓样变（图8-2）。此期瘙痒仍很剧烈，易形成"痒—抓—痒"的恶性循环。

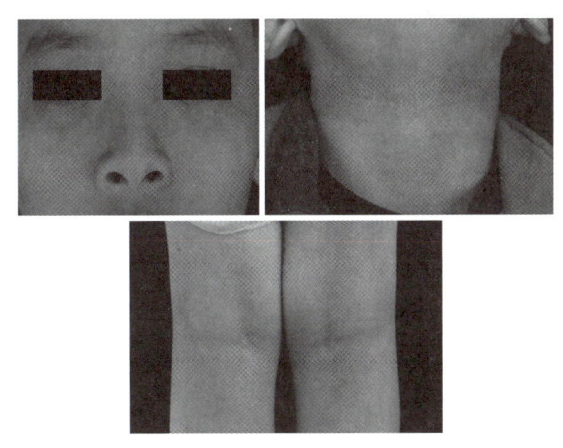

图8-2 儿童期特应性皮炎

**青年成人期特应性皮炎** 指12岁以后青少年期及成人阶段的特应性皮炎，可以从儿童期发展而来或直接发生。好发于肘窝、腘窝、四肢、躯干。皮疹常为泛发性干燥丘疹，或局限性粗糙、增厚斑块，多瘙痒剧烈抓后有血痂、鳞屑及色素沉着。

## 一、特应性皮炎的诊断

英国特应性皮炎协作组1994年制定的Williams诊断标准简明扼要，便于临床应用和流行病学调查。

Williams诊断标准（图8-3）：

❶ 皮肤瘙痒史；

❷全身皮肤干燥史（干裂的皮肤）；

❸屈侧皮肤受累史（肘窝、膝盖后的腘窝等部位曾有干燥或皮疹）；

❹发病年龄在2岁以前；

❺屈侧皮肤有湿疹（肘窝、腘窝等部位正患有湿疹）；

❻有个人哮喘史或者过敏性鼻炎病史，或一级亲属有特应性皮炎家族史。

其中第1项为必须，再加上其他5项中的任意3项或以上，便可诊断为特应性皮炎。

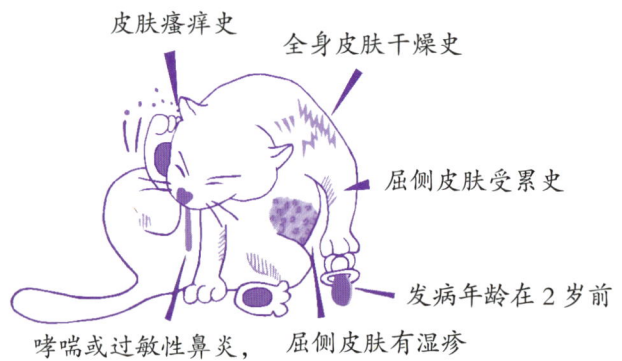

图 8-3　特应性皮炎的 Williams 诊断标准

## 二、特应性皮炎的治疗

目前为止，引起特应性皮炎的确切病因并不完全清楚。可能是由于遗传因素、免疫因素以及与环境因素相互作用的结果。遗传基础决定了特应性皮炎难以治愈，这些患者的皮肤屏障较正常人容易损伤，需要长期的护理以防止症状的复发。其实，国外的观察发现，80% 的儿童在2岁就可康复了，其余的20% 会延续到青春期，到青春期又有15% 左右可自愈，只剩5% 的会一直延续到成年，成人的维持治疗很重要。

特应性皮炎目前在医学上还不能完全治愈，但通过恰当的护理，可以做到有效减少病情复发，改善患者的生活质量。家长需要引导孩子正确认识疾病，适应这种慢性复发性疾病的存在，与之和平共处，在医生的指导下对疾病进行管理，减少疾病对生活的干扰。

特应性皮炎日常护理不可忽视（图8-4），它不仅是治疗的基石，更是缓解期防止病情复发的重要保障。在日常生活中，同样需要留意"衣、食、住、行、洗"五大要点，以加强对皮肤屏障的保护，降低与过敏原接触的机会。

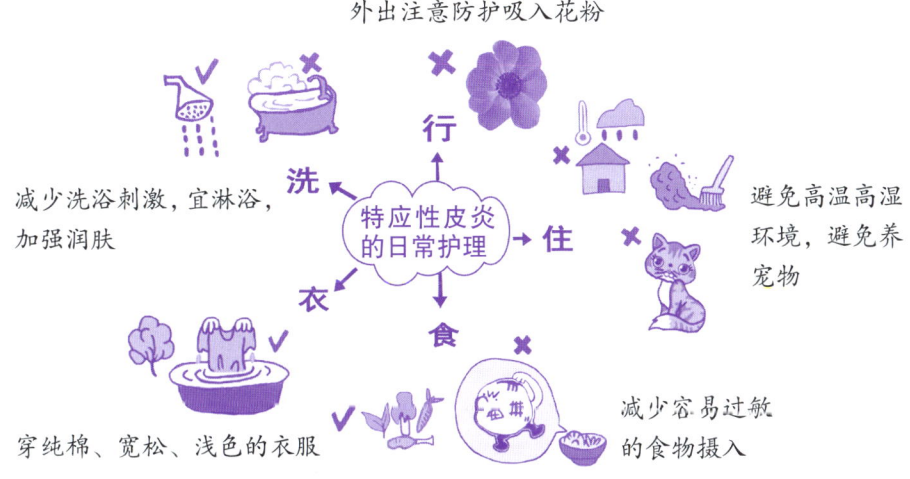

图8-4 特应性皮炎的日常护理

另外，特应性皮炎发病也受到环境的影响。在高温、高湿或者寒冷的天气，或者在频繁出汗、洗澡等诱因下，加上患者很多有表皮丝聚蛋白结构或功能的异常，这种异常造成了皮肤中天然保湿因子的含量降低，皮肤脂质屏障脆弱或不完整，过敏原将更易进入体内。使用润肤剂将有助于皮肤屏障进行修复，这也是皮肤护理能够改善患者症状的理论基础。

**【咬文嚼字来认病】**

**炎【yán】** 炎症：机体对有害刺激产生的以防御为主的反应现象，局部多有红、热、肿、痛、功能障碍等症状。

皮炎，大众很可能认为是皮肤发炎，而且是感染的那种炎症。医学上，皮炎（dermatitis）是一个组织病理学诊断，只说明存在皮肤炎症，因此，皮炎不可以在临床上单独作为疾病诊断使用，需有特定的修饰词，如接触性皮炎。

**医生点评：** 特应性、变应性和遗传易感性既相互联系，也存在显著的区别。特应性不等于变应性，也不等于遗传易感性，这是因为特应性的形成过程中，遗传因素和变态反应起重要作用，但不是唯一决定因素。同时也应意识到，特应性的形成是遗传因素和环境因素相互作用的结果。

（冯佩英　杨素莲）

## 第九章 "四代同堂"的水痘

晚饭后赵医生和安迪在小区花园里散步，迎面走来关关同班同学小红和她的妈妈，小红妈妈急切地说道："碰上你们俩真巧，我家小红这两天发烧了，身上出了些红疹子，有些像小水泡。这刚刚从医院回来，医生说是长水痘了，要隔离！赵医生您是皮肤科医生，麻烦您看看这孩子是否真的得了水痘，还是手足口病，或是我们小时候说的黄水疮？小红是否真的要隔离不能上学了？"赵医生安慰道："小红妈妈您先别着急，我来看看小红是否得了水痘。"经过仔细的问诊和检查后，赵医生明确小红得了水痘，并跟母女俩解释了水痘、手足口病和黄水疮的区别，以及水痘的日常护理注意事项和隔离要点。小红妈妈向赵医生和安迪道谢后，安心地带小红回家服药休养了。

水痘是由水痘带状疱疹病毒初次感染引起的急性传染病。好发于春秋季，主要发生于儿童，潜伏期约2周。表现为发热、乏力，典型皮疹初为米粒至绿豆大小的圆形的红色斑丘疹，1~2日内变成疱疹，周围有红晕，3~5日后疱疹呈脐样凹陷，逐渐干瘪结痂，数日后痂皮脱落，不留瘢痕，常有瘙痒。红斑、丘疹、疱疹、结痂等皮疹相继分批出现，呈向心性分布，以躯干为多，其次是面部、头部，四肢较少，手脚处更少。病程约2周。

千言万语不及一张图，接下来给大家展示一张水痘"四代同堂"的发病图，图中可见患者后背散在绿豆大小的红斑、丘疹、有脐凹的疱疹和结痂性皮疹，这就是"四代同堂"啦（图9-1）！再检查一下皮疹，发现其前胸后背居多，头面四肢较少，手脚处更少，这就是水痘的典型向心性分布。根据向心性分布及分批出现的四代同堂皮疹，水痘诊断基本成立。

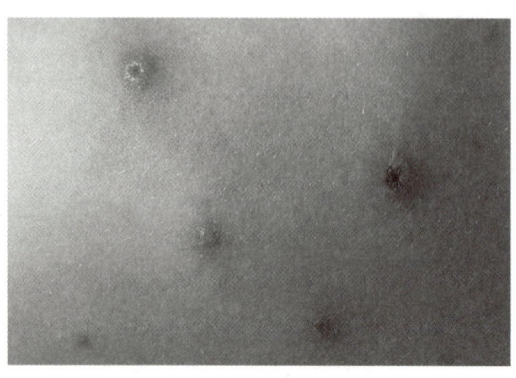

图 9-1　水痘"四代同堂"

**确诊水痘后需隔离！！**

传染源：水痘是传染性极强的疾病，患者是唯一的传染源。

传播途径：水痘主要经过空气传播和接触传播，如通过散布在空气中的呼吸道分泌物传播，或接触到患者的衣服、被褥等。

隔离时间：大概需要2周，期间应尽量限制亲朋好友来探访，尤其是未出过水痘的同学。水痘的隔离期为从水痘出现开始，至皮疹结痂脱落为止，而且，结痂期仍会传染，要等到水痘结痂脱落，才能结束隔离的日子。

隔离期的静养："静以修身，俭以养德"这八个字出自诸葛亮的《诫子书》，此刻借用于水痘隔离期的静养护理。

首先，"静"代表在家安静休息。水痘多为自限性疾病，病程约2周。一般不需要特殊治疗，主要以加强护理为主。疱疹未破时外搽炉甘石洗剂以干燥、消炎。若疱疹已破溃或有继发感染，需在医生的指导下适当给予抗生素治疗。出痘期间，千万不要随意挤、抠、抓破水疱，这容易引发细菌感染。水痘的水疱结痂后若自然脱落，是不会留疤的。但是若水疱继发细菌感染，就容易留疤了。对于免疫功能低下者或全身播散性感染者需要在医生的指导下辅以抗病毒药物治疗。

其次,"俭"代表清淡饮食。患病期间应注意多休息,多喝水,饮食清淡,多吃水果,比如西瓜等清热解毒的蔬果,还可以喝些绿豆汤,避免吃芒果、榴莲、荔枝、菠萝等易上火的水果,以及油煎油炸等刺激性食物。

隔离期清洁卫生:由于疱疹液有传染性,因此,患儿换洗的衣物、毛巾、被褥、玩具等,也应视情况采取煮沸、暴晒等方法进行消毒。同时注意室内要通风,经常开窗,保持空气流通和空气新鲜。

严重类型水痘需住院治疗:一般情况下95%的水痘患者在家静养休息,对症处理就可以痊愈。但是需要注意一些严重型水痘,如进行性播散型水痘,表现为病程持续时间较长,全身皮疹多而密集,且新的皮疹不断出现,伴有高热及全身中毒症状。有时疱疹融合形成大疱,或呈出血性疱疹,不易结痂。原发性水痘肺炎,多为成人原发性水痘肺炎,可有高热、咳嗽、胸痛、呼吸困难等。水痘脑炎,较少见,一般出现于出疹后3～8天,一般为5～7岁的幼儿。重症水痘感染,可出现水痘肝炎,并发肾炎、心肌炎等。这些严重类型往往在普通类型水痘发展过程中出现,需要住院治疗,延误病情可危及生命。

### 【咬文嚼字来认病】

**痘【dòu】** 水痘:急性传染病,病原体是水痘-带状疱疹病毒,患者多为儿童,症状是发热,皮肤上出现丘疹,丘疹变成疱疹。结痂脱落后一般不留瘢痕。

**医生点评:** 现代汉语词典对于水痘的解释等同于专业医学的水痘。而俗称的"痘疮"是指"天花",是由天花病毒引起的一种烈性传染病,因患者在痊愈后脸上会留有麻子,而由此得名,并非"天花板"的天花。天花是到目前为止在世界范围被人类消灭的唯一一个传染病。

（冯佩英　陈巧萍）

# 第十章 手足口病好辨认

手足口病是由肠道柯萨奇病毒所引起的手、足及口腔发生水疱为特征的一种病毒性皮肤病。好发于夏秋季，可引起爆发性流行，多见于5岁以下儿童，潜伏期2～7日。发疹前可有低热、头痛、食欲减退等前驱症状。皮疹初为红色斑疹，中央很快出现小水疱，疱液澄清，周围绕以红晕。皮疹常同时发生于手、足、口（图10-1），

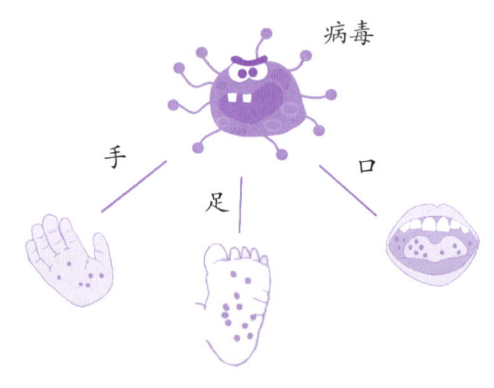

图10-1 手足口病

但也有患者呈不全表现，90%以上患者有口腔黏膜损害。口腔水疱溃破后形成灰白色糜烂面或浅溃疡面。病程约1周，愈后极少复发。

传染源：手足口病患者是唯一的传染源，其传染性比水痘相对低。

传播途径：主要通过飞沫进入呼吸道直接传播，例如患者咽喉分泌物及唾液中的病毒，与患者近距离接触可造成感染，亦可通过污染食品、衣物等由消化道感染。在疱液、咽部分泌物及粪便中皆可分离出这些病毒，因此饮用或食入被病毒污染的水、食物，也可发生感染。

## 一、得了手足口病，家长该怎么办？

首先，发现孩子发烧、有手足口皮疹等症状，应尽快到正规医院就诊。确诊孩子患病后需隔离，一般隔离2周，在家中休息，不宜继续上学，避免传染给同学，也防止再感染其他疾病。一般症状轻，可自行痊愈，居家休息即可。绝大多数情况下手足口病1～2周可以自行痊愈，不会留下后遗症，皮肤上也不会留下疤痕。患儿除隔离在家休息外，还需禁食冰冷、辛辣、咸等刺激性食物。口腔有糜烂时，需加强口腔清洁，每次餐后用温水漱口，预防细菌继发感染。有低热者，无需特殊处理，多饮温开水即可。如体温超过38.5℃，需到医院就诊，在医生指导下服用退热剂。重症患者多由肠道病毒71型引起，病情进展迅速，多在发病1～5天出现脑炎、肺炎等。需根据医生建议留院观察或治疗。

其次，对患儿的痰、唾液和粪便、擦拭用纸等都最好倒入适量消毒剂，搅拌消毒后再丢入厕所。对家庭日常用品、餐具、玩具、衣物等使用肥皂、消毒液进行消毒。一般常用含氯的消毒液浸泡及煮沸消毒。不宜蒸煮或浸泡的物品可置于日光下暴晒。室内保持通风换气，空气新鲜，定期开窗通风，每日进行空气消毒。家长接触患儿前、处理孩子粪便或污染的用具后都要清洁洗手。

## 二、如何预防手足口病？

只要早发现、早诊断、早治疗，手足口病是完全可防可治的。预防手足口病的关键是注意家庭及周围环境卫生，讲究个人卫生。饭前便后、外出后要用肥皂或洗手液洗手；不喝生水，不吃生冷的食物。疾病流行期间不带孩子到人群密集、空气流通差的公共场所，也不要让生病的孩子接触其他儿童。

（冯佩英　陈巧萍）

# 第十一章 化脓性皮肤病：脓疱疮

脓疱疮俗称"黄水疮"，是一种急性化脓性皮肤病，主要由金黄色葡萄球菌和（或）乙型溶血性链球菌感染引起。好发于儿童，传染性强，具有接触传染和自体接种感染的特性，可暴发流行。夏秋季多见，面部、四肢等暴露部位易受累。在潮湿和高温季节患痱子、湿疹、疥疮等时易发病。

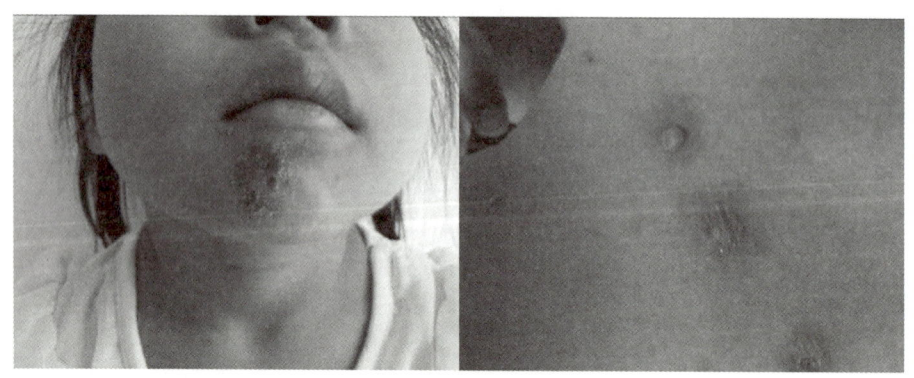

图 11-1　脓疱疮

临床上最为常见的是寻常型脓疱疮，皮损初期为点状红斑或小丘疹，迅速变为脓疱。疱壁薄，易破溃，周围绕有明显的红晕。疱壁破后露出红色糜烂面,脓液干燥后形成蜜黄色厚痂。常在儿童头面部、口角、鼻孔周围或四肢发生,如图11-1所示。寻常型脓疱疮亦称接触性传染性脓疱疮,常因搔抓把脓疱疮内的细菌扩散到其他部位,往往旧脓疱未愈,新脓疱又出现,或新旧脓疱融合。患儿家长常形象地描述,脓液流到哪里,脓疱就长到哪里;手抓到哪里,脓疱就长到哪里。

## 一、为什么儿童容易得脓疱疮?

脓疱疮是接触传染性极强的感染性皮肤病,可由接触迅速蔓延。儿童皮肤娇嫩,皮脂腺发育不成熟,对细菌的抵抗防御能力差。特别是在炎热的季节里,皮肤多汗,皮肤清洁不彻底,暴露部位皮肤易感染细菌,同时易发生自身接触传染及相互传染。

其次,儿童易患痱子、湿疹、虫咬皮炎等瘙痒性皮肤病,搔抓皮肤导致皮肤屏障破坏,容易继发脓疱疮。

部分患儿喜欢抠鼻子或抠耳朵,这些部位存在较多的球菌性常驻菌,若鼻孔或耳朵周围皮肤抠破了,很容易继发脓疱疮。

## 二、脓疱疮该如何防治?

脓疱疮的治疗原则是去除病因,积极治疗原发病灶。在大多数情况下,患儿经适当的局部杀菌、消炎处理后即可痊愈,但重症患者需系统使用抗生素。全身治疗根据药敏试验选择相应的抗生素,一般选用耐青霉素酶的半合成新型青霉素或广谱半合成青霉素,对青霉素过敏者可用大环内酯类抗生素。

在预防方面,我们需要注意清洁卫生,经常修剪指甲,除去污垢,勤洗手,勤洗澡,勤换衣服。对细小的皮肤破损,应及时保护和治疗,以防感染,积极治疗原发瘙痒性皮肤病。积极锻炼身体,日常饮食宜清淡为主,合理搭配膳食,提高全身抵抗力。

发现患儿应及时隔离治疗，严禁患儿进入公共浴室及游泳池。患儿的日常用具及换药敷料须严格消毒或焚毁，以防接触感染。

【咬文嚼字来认病】

**疮**【chuāng】 ①通常称皮肤上或黏膜上发生溃烂的疾病。②外伤。

"疮"字本义为皮肤上粟堆样的肿块。从疒（chuāng），从仓，仓亦声。"仓"本指圆柱形粟堆，专指皮肤上长出来的红肿块，表面隆起，分布着脓疱微粒，形状像谷仓里的粟堆。"疒"与"仓"联合起来表示皮肤上"粟堆样的肿块"。因此，"疮"是痈、瘫、疽、疖等的总称。

**脓**【nóng】 某些炎症病变所形成的黄白色汁液，含大量的白细胞、细菌、蛋白质、脂肪以及组织分解的产物。

**疱**【pào】 皮肤上长的像水泡的小疙瘩。

**脓疱疮**，顾名思义就是皮肤上有脓疱、皮肤溃烂的病。

**医生点评：** 专业医学上脓疱疮一病名结合了现代汉语词典脓、疱、疮三个字的本义诠释。脓疱疮，俗称"黄水疮"，是一个很形象的医学病名。

（冯佩英　陈巧萍）

# 第十二章　宠物惹的祸：癣

周六上午赵医生和童童在小区跑步，突然花丛里跑出一只小狗，身上有几块毛发掉了。童童觉得小狗可怜，准备过去抱抱小狗。这时候，赵医生上前阻止童童："爸爸知道你喜欢小动物，但是没有经过正规兽医站检验和注射预防疫苗的流浪狗是非常危险的，很有可能传播皮肤癣菌或其他传染病的。"赵医生说着就掏出手机，向童童展示了几例因接触宠物而患体癣、头癣的病例，教育他宠物和人都需要注意皮肤清洁卫生。

## 一、头癣

头癣是由皮肤癣菌引起的头皮和头发感染，分为黄癣、白癣、黑点癣和脓癣四种。儿童为易感人群，发病与接触患癣的动物有关。有数据显示，近10年来，70%以上的头癣是由犬小孢子菌引起的。这"犬小"不但寄生在"狗"身上，还寄生在猫、兔子、仓鼠等宠物皮毛上，饲养和嬉戏患癣的猫、狗、兔子等就很容易中招了（图12-1）。

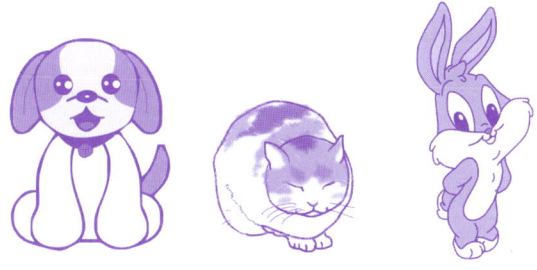

图12-1　易患癣宠物

另外，患儿的病发、头屑、痂皮中带有大量真菌，易污染头巾、枕巾、床单、衣帽，在托儿所、幼儿园、学校及家庭群体中容易因同床共枕、共用生活用品等而相互传播。理发工具如梳子、理发推子、剪刀等也可成为传播媒介。

过去头癣曾在我国广泛流行，尤其是在农村等边远山区。随着全国开展了大量的防治工作，本病已趋于消灭。但是近年来，随着家庭饲养宠物的增多，导致亲动物性皮肤癣菌引起的头癣发病率明显升高，尤其是在儿童人群中。

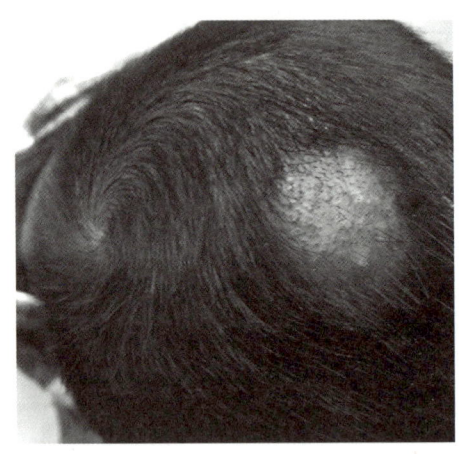

图 12-2　头癣

图 12-2 是一位 6 岁男童头皮脓癣的照片，可见边界清楚的胡桃般大小的脱发斑，局部皮肤潮红，头皮上有多个毛囊性脓疱。断发发根松动，易拔除。局部疼痛和压痛。经询问，该小朋友起病前 1 个月新买了一只兔子，天天抱着兔子玩耍。有宠物的亲密接触史，临床高度怀疑头癣。随后对该小朋友进行真菌镜检和伍德氏灯检查，可见断发外有很多真菌孢子，且在伍德氏灯照射下发出亮绿色荧光。这两项检查在皮肤科门诊中一般只需要 30 分钟就可完成。另外，若需要进一步

知道是什么真菌引起头癣，还可以做真菌培养，就是把病发和皮屑接种在真菌培养基上，2～3周后就可以看到生长旺盛的真菌菌落，经验丰富的真菌学检验员和医生就会根据真菌菌落形态、镜下结构判别致病真菌的种类。

家长老师们如果发现孩子局限性脱发，头皮屑增多，头皮瘙痒，则需要及时带孩子前往医院检查，及时诊治，以免贻误病情，造成群体内相互传染以及患儿局部永久性脱发的严重后果。

头癣防治的"五字方针"：

服——服药，早期规范口服抗真菌药物；

剪——剪发，尽可能将病发剪除；

洗——洗头，坚持每天用硫磺肥皂或酮康唑洗剂洗头；

搽——搽药，坚持每日2次外用局部抗真菌药物；

消——消毒，患儿使用过的毛巾、帽子、枕巾、梳子等生活用品及理发工具需要煮沸消毒。

## 二、体癣

体癣是除头皮、毛发、掌跖、甲板以外的平滑皮肤上的皮肤癣菌感染。在我国，体癣的致病真菌主要为红色毛癣菌、须癣毛癣菌、犬小孢子菌，常由接触患癣病的猫、狗而染病。

图12-3a、b是一位年轻姑娘的体癣照片，其脖子和前臂皮肤各有一个约钱币大小的类圆形红斑，边缘清楚，散在的丘疹、丘疱疹和鳞屑连接成环状隆起，颜色呈暗红色，中心炎症减轻，呈淡红色或棕褐色。询问其是否有宠物接触史，果不其然，姑娘一个月前领养了一只贵宾犬，最近还有脱毛、脱屑现象（图12-3c）。为了证实诊断，取姑娘的皮损鳞屑做真菌镜检。镜检可见大量的透明分隔菌丝，姑娘最后确诊为体癣。在该案例中，我们还将人和狗身上的皮屑做了真菌培

养，结果显示均为犬小孢子菌，进一步确认了这个人畜共患病案例。

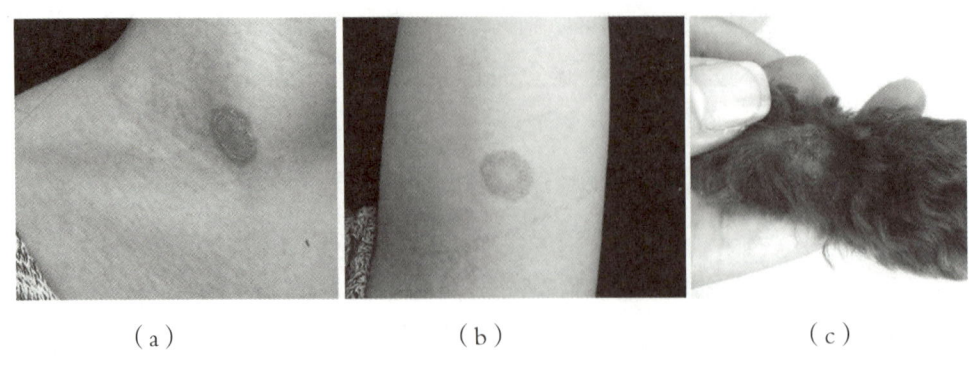

（a） （b） （c）

图12-3 体癣

### 三、如何防治癣？

养宠物的家庭应做好宠物的清洁卫生、健康体检，并注意宠物窝的清洁。尽量让孩子远离宠物，做到"眼看手勿动"。如发现宠物有红斑、脱毛、搔抓等现象，需及时就诊兽医。

癣的外用药需选对剂型，一般宜选温和的抗真菌制剂，如乳膏类，避免使用含酒精类制剂。需要格外注意的是，市面上可以自行购买到的大多数湿疹药膏都含有激素成分，如果体癣患者误用湿疹药膏，虽然短期内可以起到止痒作用，但是激素会使真菌繁殖加速，感染面积扩大，病情加重。

不管使用何种抗真菌外用制剂，均需要做到足量、足疗程治疗。足量是指不仅要将药物外涂在皮肤癣菌感染的皮损上，而且还要将涂药范围扩大至皮损周围正常皮肤1～2厘米处，以免遗漏病灶，导致复发。涂药后应按揉皮肤一会儿，以加速药物透入皮损内杀灭真菌。足疗程是指保证治疗时间不少于2周，以确保抗真菌疗效。皮损消退后继续用药1～2周以巩固疗效，防止复发。

体癣的治疗以外用药物为主，头癣、体癣皮损泛发或外用药疗效不佳者需进行系统抗真菌药物治疗。最好还是到正规医院接受专科医生诊治。

【咬文嚼字来认病】

**癣**【xuǎn】 由真菌引起的某些皮肤病的统称，如头癣、脚癣、手癣等。

**医生点评**：古人的认识、公众的认识与医学界的认识并不完全一致，即便是字典对癣的字义解释也与医学解释不完全一致。

中国古代医学有句谚语，叫做"内不治哮，外不治癣"。这里的癣是广义的，指皮肤科的多见疾病，因发病率高，容易复发，不易断根，故被视为难治之症，也就是民谚中说的"不治"的含义。成语"癣疥之疾"出自《吕氏春秋·直谏》："夫齐之于吴也，疥癣之病也"，比喻无关紧要的小问题和小毛病。其中的癣也引申为皮肤常见病。因此，古人所说的癣既包括上述的狭义的以真菌感染引起的癣，也包括以瘙痒、红斑、脱屑为特征的慢性皮肤病，如牛皮癣（银屑病）、桃花癣（白色糠状）、奶癣（面部湿疹）等，但这些慢性皮肤病与真菌感染一点关系都没有。

（冯佩英　陈巧萍）

# 第十三章　满脸雀斑，萌萌哒

放暑假了，关关一家和小红一家来到海边度假。小红妈妈对赵医生说："我家小红自幼儿园开始小脸蛋出现小黑斑，还越来越多。最近听说黑斑会恶变的，真让人担心。"赵医生笑笑说："小红妈妈，你把雀斑和色素痣混淆了。欧洲现在流行雀斑妆呐，小红这样萌萌哒。雀斑不会变成色素痣，而且也不是所有的色素痣都会恶变的。"小红妈妈说："俗称一白遮三丑，做家长的就担心女孩子皮肤长黑了不好看。"赵医生听了哈哈大笑道："很多有白斑的皮肤病也不好看，不好治啊！例如白癜风，可能与日晒有关的白色糠疹。我们把孩子们叫来一边补补防晒霜，一边说说皮肤的黑与白吧。"

你是否在为脸上的雀斑感到烦恼？您是否还在寻找神奇的祛斑秘方？在你懊恼不已、苦苦追寻之时，世界的另一端欧美国家已经刮起了"雀斑妆"时尚风。君不见《哈利·波特》电影中霍格沃兹学校的高材生赫敏满脸雀斑——有了雀斑的艾玛看起来更是萌萌哒，好像两块无辜腮红在双颊，小女人味十足（图13-1）。白种人就是喜欢脸上有些小点点，觉得可爱。

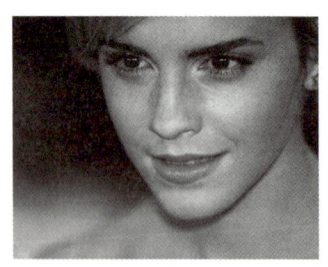

图13-1　雀斑

从根本上说，雀斑是常染色体遗传病，而且是显性的，就是说只要有一个带病基因，就会显示症状。经过科学家们的钻研，目前雀斑的致病基因已经明确定位在 4q32-q34 的常染色体位置上了。雀斑常自孩子 5 岁开始面部出现色素斑，特别是鼻梁部、颧部、颊部等处，为淡褐色或黄褐色针尖至米粒大小斑点，数目多少不一，孤立而不融合，对称分布。受日晒后颜色加深、数目增多，因此常于春夏季加重，秋冬季减轻。一般无自觉症状。

如果你不愿意勇敢接受自然的恩赐"雀斑妆"，一心想追求白皙细嫩的肌肤，那么，日常应注意避免日晒，尤其在春夏季节，外出时需外搽防晒霜、遮光剂（详见第四章防晒部分）。液氮冷冻、皮肤磨削术、强脉冲激光治疗等均可使雀斑剥脱，有较好的疗效，但容易复发。

（谢小元　杨素莲）

## 第十四章 色素痣，无须谈痣色变

色素痣为人类最常见的良性皮肤肿瘤，可发生于身体的任何部位，皮损为扁平或略隆起的斑疹，表面光滑，可有或无毛发，有些呈半球状隆起、乳头瘤状或有蒂。因痣细胞内色素含量不同，可呈棕色、褐色、蓝黑色或黑色。根据痣细胞在皮肤内分布的位置不同，通常将其分为交界痣、混合痣和皮内痣三型。大多数扁平者提示为交界痣，略高起者多为混合痣，而乳头瘤样痣和几乎所有的半球状和带蒂痣均为皮内痣。

色素痣一般不必治疗。尽管色素痣有演变成恶性黑色素瘤的可能，但绝大多数是稳定的，有恶变倾向时尽早切除。

那么，哪些色素痣有恶变的可能呢？

美国国立癌症研究所把鉴别恶性黑色素瘤的方法简明归纳后，并取其英文的第一个字母构成 ABCD 法。A（Asymmetry）是不对称，将一颗黑痣从当中画一条线，痣的两边不对称。B（Border）是边缘不整齐，呈巨齿状改变。C（Colour）是颜色。D（Diameter）是直径大于 5 毫米。ABCD 法简单易懂又容易记忆，是一个好方法。图 14-1 是良性色素痣与恶性黑色素瘤的比对图。

对于发生在掌跖、腰围、腋窝、腹股沟等易摩擦部位的色素痣，需要特别小心，长期摩擦会导致恶变，有条件的话建议预防性切除。

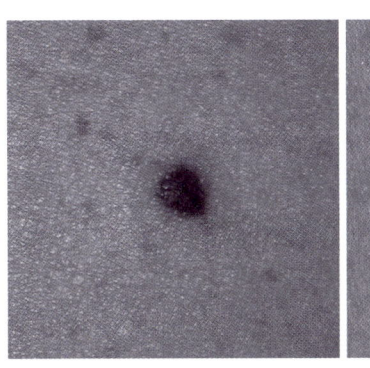 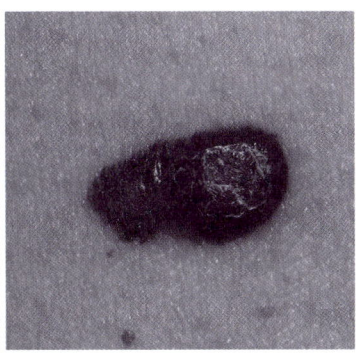

（a）良性色素痣　　　（b）恶性黑色素瘤

图14-1　良性色素痣与恶性黑色素瘤

此外，若后天性痣出现体积突然增大，颜色加深变杂，没有感觉的痣现在有痒有刺痛的感觉，边缘不规整了，甚至表面出现破溃、渗血，甚至在痣的周围出现很多小黑点等卫星病灶时，就要提高警惕了，千万不要自行处理，应立即到正规医院请有经验的医生诊治。

【咬文嚼字来认病】

**痣**【zhì】　皮肤上生的斑痕或小疙瘩，多呈青色、红色或黑褐色，不痛不痒。

**医生点评**：现代汉语词典对于痣的解释还是相当全面的，涵盖了不同颜色、不同高度。

每个人身上都有很多色素痣，可在出生时即有，也可若干年后出现，进展缓慢，无自觉症状，一般大家不会在意。民间一般把长在眉心或嘴旁的痣称美人痣。

（谢小元　杨素莲）

# 第十五章　脸上有虫斑，肚子不一定有蛔虫

白色糠疹（图15-1），又名单纯糠疹，俗称"桃花癣"或"虫斑"。家长往往一听到"癣"或"虫"，都特别紧张，"我孩子特别爱干净的，怎么会得癣/有虫呢？"其实，白色糠疹是好发于儿童及少年的面部，以干燥糠状鳞屑性色素减退斑为特征的一种常见病。病因不明，多认为是一种非特异性皮炎，营养不良、维生素缺乏、日晒、皮肤干燥、碱性肥皂清洗及感染等可能是其诱发因素。这与"癣"或"虫"没有直接联系。过去由于医学不发达，人们无法查明颜面部糠疹的发病原因，而部分患者又伴随有面黄肌瘦的表现，所以认为可能与虫蚀有一定的关系，于是命名为"虫斑"。顺便说一句，小朋友夜间磨牙也不是有蛔虫的征兆哦。

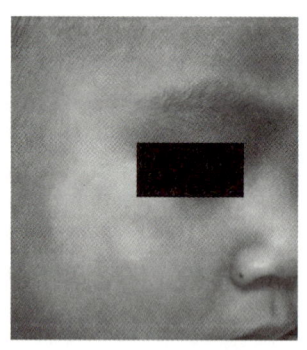

图15-1　白色糠疹

皮肤篇

"去年今日此门中，人面桃花相映红。人面不知何处去，桃花依旧笑春风。"唐代诗人崔护的这首《题都城南庄》七言绝句，字面简单，语言率真自然，几百年来一直为后世人传诵，经久不衰。"人面桃花"已被广为引作典故和成语使用，指对所爱慕而不能再见的女子的思念。那么，孩子脸上长"桃花癣"了，与"桃花"或"思念"有关不？爸爸妈妈们不要想多了。因为这种皮肤病常在桃花开放的春季发生，故俗称"桃花癣"。

白色糠疹好发于儿童颜面，尤以面颊部、额部多见，偶见于颈部、四肢及躯干，为边界清楚的甲盖至钱币大小的圆形或椭圆形苍白色斑，覆以少许糠状鳞屑，可渐扩大增多，有时可融合呈不规则形。本病病程较长，预后好，数月至一年余可自行消退。多无自觉症状。

儿童的皮脂腺尚未发育，皮肤表面缺乏皮脂，过度清洗尤其是用碱性强的肥皂清洗、阳光暴晒、皮肤干燥等都可引发孩子患上白色糠疹。因此，保持面部清洁，避免暴晒，勿用碱性过强的肥皂等是重要的预防方法。本病可自行消退，一般不必治疗。可外用一些温和护肤品加以保护，防晒霜或遮光剂也有助于减轻病情，一般不提倡外用糖皮质激素。也可内服复合B族维生素。

（谢小元　陈海燕）

# 第十六章 白癜风,易诊难治

电影《非诚勿扰》的拍摄过程中曾有报道大导演冯小刚患有白癜风,因工作劳累导致症状加重,引发了人们关注。他在微博回应此事,并幽默地自我解嘲称:"小小报应添堵远比身患重疾要了小命强。"现在让我们先来了解什么是白癜风?为何知名导演都搞不定这病?

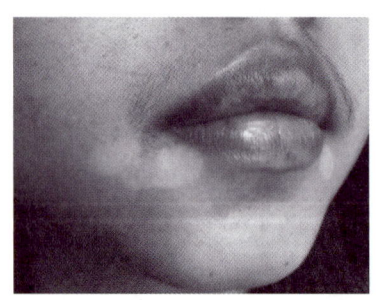

图 16-1　白癜风

白癜风是一种常见的后天性色素脱失性皮肤黏膜病(图16-1),我国人群患病率为0.1%~0.2%,无明显性别差异。目前多认为白癜风是具有遗传素质的个体在多种内外因素激发下,出现免疫功能、神经精神及内分泌代谢等多方面的功能紊乱,导致酪氨酸酶系统抑制或黑素细胞破坏，最终使得患者皮肤出现色素脱失。简而言之，病因很复杂，一句话很难解释清楚，让我们把这难题留给科学家们吧，请不要在门诊苦苦追问医生为什么会得白癜风。

白癜风为后天发生，任何年龄均可发病，多见于青壮年，约50%的患者在20岁以前发病。任何部位的皮肤均可发生，但好发于易受光照及摩擦损伤的部位，如颜面部、颈部、躯干部和四肢等。黏膜亦可累及。大部分皮损为局限性色素脱失斑，呈乳白色，指甲至钱币大小，圆形、椭圆形或不规则形。白斑处毛发也可变白。在进展期，白斑发展较快，在压力、摩擦、外伤后可形成白癜风皮损，医学上称同形反应。在稳定期，白斑停止发展，边缘有色素沉着环。白癜风病程慢性迁延，可持续终身，亦有自行缓解的病例。

白癜风治疗的主要目的是控制皮损进展，促进白斑复色。在治疗措施上需根据不同患者、病期、面积、部位、年龄、病程、类型等因素采取个性化综合治疗，在此不赘述。

（谢小元　陈海燕）

# 第十七章 无伤大雅的"鸡皮肤"

如果你双上臂、双大腿皮肤表面粗糙，有一片片像鸡皮一样的小疙瘩，那么你很有可能长鸡皮肤了。

什么是鸡皮肤？跟肯德"鸡"有关吗？开玩笑而已。鸡皮肤，正确的学名是毛周角化病，又称毛发苔藓或毛发角化病，是一种常染色体显性遗传性皮肤病。发病机制未明。本病常见于青少年，据说约有一半地球人有鸡皮肤，可见其普遍性。皮损为鸡皮一样的小疙瘩，与毛孔一致，质地坚硬，互不融合，顶端淡褐色角质栓，内含卷曲的毛发，抠掉角质栓后遗留漏斗状小凹陷，但不久又在此凹陷中新生出角质栓（图17-1）。每粒鸡皮疙瘩周围通常有程度不等的红斑或色素沉着。皮疹数目较多，成簇对称分布。一般无自觉症状，亦可伴有轻度瘙痒。

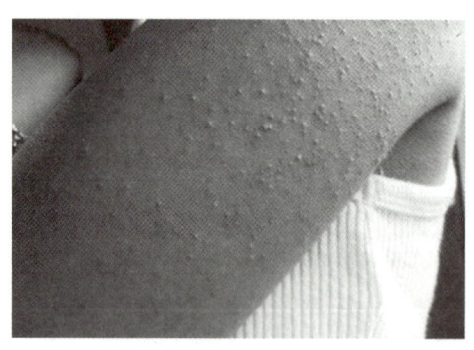

图 17-1　毛周角化病（鸡皮肤）

本病呈慢性病程，预后良好，一般无须治疗。应注意避免用手挤小疙瘩，以免继发感染，加重色素沉着，就算疙瘩没有了，也不好看。可局部外用维 A 酸软膏、水杨酸软膏、尿素霜等以温和、保湿、轻度角质剥脱、抑制角蛋白形成来改善症状。重症患者可短期口服维生素 A、维生素 E 或维 A 酸以缓解症状。

（谢小元　陈海燕）

# 参考文献

[1] 张学军. 皮肤性病学. 8版. 北京：人民卫生出版社，2013.

[2] 马琳，申春平. 儿童特应性皮炎的长期治疗管理. 皮肤病与性病，2013，35（3）:134-136.

[3] 何黎，刘流. 皮肤保健与美容. 北京：人民卫生出版社，2007.

[4] 李邻峰. 湿疹皮炎与皮肤过敏反应的诊断与治疗. 北京：北京大学医学出版社，2010.

[5] 中华医学会皮肤性病学分会免疫学组. 湿疹诊疗指南（2011年）. 中华皮肤科杂志，2011，,4（1）：5-6.

2018年天河区科技计划项目医疗联合体项目（2018YT026）
国家自然科学基金资助项目（81470219）

# 浅浅的医学知识
## 儿童常见病科普加油站

陈壮桂 主编

### ·肝脏篇·

刘 静 分册主编

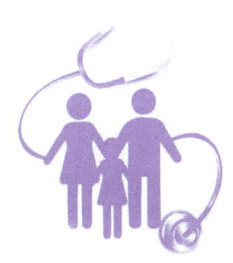

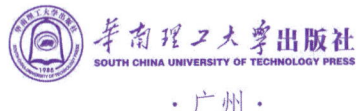

·广州·

## 图书在版编目（CIP）数据

浅浅的医学知识：儿童常见病科普加油站．肝脏篇/陈壮桂主编；刘静分册主编．—广州：华南理工大学出版社，2019.3
ISBN 978-7-5623-5887-9

Ⅰ．①浅… Ⅱ．①陈…②刘… Ⅲ．①肝脏病–儿童读物 Ⅳ．①R-49

中国版本图书馆CIP数据核字（2019）第009426号

Qianqian De Yixue Zhishi——Ertong Changjianbing Kepu Jiayouzhan：Ganzang Pian
**浅浅的医学知识——儿童常见病科普加油站：肝脏篇**
刘静　分册主编

---

出 版 人：卢家明

出版发行：华南理工大学出版社
（广州五山华南理工大学17号楼，邮编510640）
http：//www.scutpress.com.cn　E-mail：scutc13@scut.edu.cn
营销部电话：020-87113487　87111048（传真）

责任编辑：黄丽谊

印 刷 者：广州市新怡印务有限公司

开　　本：787mm×960mm　1/16　印张：33.5　字数：449千

版　　次：2019年3月第1版　2019年3月第1次印刷

定　　价：135.00元（全九册）

版权所有　盗版必究　　印装差错　负责调换

《浅浅的医学知识——儿童常见病科普加油站》

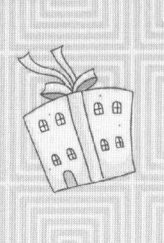

# 编 委 会

主　编：陈壮桂
顾　问：方建培
主　审：檀卫平

## 《肝脏篇》编委会

主　编：刘　静
副主编：甄丽敏　杨丽芬
绘　图：梁梓宁　黎雅婷

# 序

由中山大学附属第三医院儿科主任陈壮桂教授领衔的儿科学团队，联合皮肤科、感染科、口腔科、耳鼻喉科等学科，为普及儿童健康与常见疾病防治的知识，在百忙的工作之余，以丰富的一线工作经验为基础，充分照顾到儿童，尤其是少年阶段对知识的渴求和理解力水平，以实用、通俗易懂、图文并茂、深入浅出的角度解读，讲述了包括急救以及皮肤、呼吸、血液、口腔、耳鼻、肝肾等特定组织、系统、器官的医学知识。让读者做到"开卷有益"，并且明显感觉到各位作者为达到"喜闻乐见"的效果，花费了大量的心血。在当今一切"唯SCI"的年代，这群大学附属医院的医生们愿意花时间和精力，为科普发力，更值得点赞。

我从事儿科临床医教研工作35年，深知儿童健康科普知识在国内的重要地位，同时却又十分"贫乏"。因此，非常乐意向儿童、少年，甚至非医学群体的家长们推荐这套书。衷心祝愿该书的出版能得到大众的喜爱，并能解决一些儿童健康的实际问题，此为序。

方建培

中华医学会儿科学分会常务委员
中华医学会儿科学分会基层儿科发展委员会主任委员
广东省医学会儿科学分会前主任委员
中国妇幼保健协会脐带血应用专业委员会副主任委员
广东省妇幼保健协会脐带血应用专业委员会主任委员
中山大学博士生导师
中山大学孙逸仙纪念医院儿科主任
2019年1月

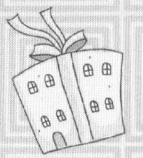

# 前　言

　　儿童是祖国的花朵，是冉冉升起的太阳，是家庭和祖国的未来和希望，少年强则中国强。儿童的健康成长关系着国家和民族的未来和发展。为儿童成长创造一个安全健康的生活空间，既是父母的责任，也是社会共同的责任。

　　《浅浅的医学知识——儿童常见病科普加油站》编者均为来自临床工作的医生专家，具有丰富的临床知识和科普经验，通过长期的工作体会以及对社会人群调研的反馈总结，依托社会各界的力量，发起了此次中国儿童健康知识普及计划，希望为儿童的健康成长贡献自身的一分力量。本丛书主要针对儿童日常生活中经常遇到的健康问题进行科普，包括呼吸、血液、泌尿、肝胆、耳鼻、口腔、皮肤健康以及相关疾病的科普，与儿童健康成长息息相关。内容丰富实用，语言通俗易懂，图文并茂，适合儿童及青少年、家长、教师及学校保健工作者阅读。

　　感谢各位编者在百忙之中仍然积极投身至本丛书的编写及审核之中。真诚感谢各位读者的厚爱，期待大家阅读后提出宝贵意见，共同参与到儿童健康问题的探讨之中。此外，还要特别感谢广州市合力科普基金会的热心资助，与我们在科普的路上并肩作战，一同为繁荣科普创作、提高市民科学素质而努力。感谢您们的支持！

　　最后，愿祖国的花朵健康成长，如日之升，照亮祖国的未来！

陈德桂

2019 年 1 月

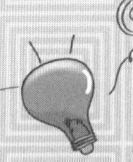

# 目 录

**第一章 儿童肝胆的结构与功能** /1

第一节 肝胆概述 /2

第二节 肝脏的形态和重量 /3

第三节 肝脏的功能 /4

第四节 胆囊的结构和功能 /6

**第二章 儿童肝脏疾病有哪些** /9

第一节 嗜肝病毒性肝炎 /10

第二节 非嗜肝病毒性肝炎 /13

第三节 遗传代谢性肝病 /14

**第三章 儿童胆道疾病有哪些** /18

第一节 先天性胆道疾病 /19

第二节 获得性胆道疾病 /23

**参考文献** /26

# 第一章　儿童肝胆的结构与功能

夏日的清晨，晴空灿烂，天是那样的蓝，云是那样的白，天上地下处于一片耀眼的光明之中。

3岁的小明被一声声清脆的蝉鸣声叫醒了。小明揉了揉眼睛，看着妈妈忙里忙外。小明很疑惑："这大清早的，妈妈在忙什么呢？"原来啊，小明马上就要上幼儿园了，按照入园规定，每个小朋友都必须提交一份体检表。

小明妈妈早早就起来做准备，她把体检本、早餐以及其他随身物品整齐地放进小书包里。忙碌的妈妈回头发现小明已经醒了，赶紧督促小明刷牙洗脸，帮小明穿好衣服，领着小明到了小区附近的社区服务中心进行体检。

今日的社区中心真是热闹，家长们都带着自己的小孩耐心地排着队，有条不紊地到不同的检查室进行体检。终于轮到小明了，负责给小明做检查的刘医生微笑地询问小明以及妈妈各种问题，从生长发育、饮食到行为学习能力等，面面俱到，细致而认真。

最后，刘医生让小明躺上检查床，听完心肺，医生摸了摸小明的肚子，右手在小明右上腹停留了一下，嘴上说着："肝脏右侧肋缘下0.5厘米，Murphy征阴性。"小明妈妈一听，眉头不觉皱起来了，待医生检查完，小明妈妈慌张地问："医生，你刚刚说肝脏什么的，有没有什么问题呀？"刘医生说道："一般小朋友的肝脏在6～7岁时肋下就摸不到了，小明现在才 3 岁，肋下可以摸到半厘米是正常的。至于 Murphy 征是评估胆道系统的一项体格检查，我们医生会用左手掌放在小朋友的右肋缘下，用左手拇指放置于胆囊的位置，然后让小朋友深呼吸。深吸气时，发炎的胆囊接触到加压的大拇指，引起疼痛，小朋友会因疼痛而突然屏气，这就是 Murphy 征阳性。小明这项检查没有问题。"小明转动着一双大眼睛，问："医生，什么是肝？什么是胆呀？"

正好，刘医生是肝胆疾病方面的专家，她看着小明一脸好奇，决定好好普及一下这方面的知识，于是她拿出一幅漂亮的图，简明通俗地给小明和妈妈介绍儿童肝胆的结构与功能。

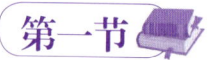

## 第一节

### 肝胆概述

肝脏是人体的消化、代谢、内分泌及免疫器官，承担着消化、合成、代谢、内分泌、解毒等众多责任。肝胆功能是否完好对小朋友的生长发育至关重要。肝脏及胆道系统的各类疾病及其临床特征在儿童与大人之间有众多不同之处。许多肝胆疾病是由于幼年期的感染或先天性代谢异常所造成的，会影响儿童的生长发育，甚至危及生命；许多成年期的慢性肝胆疾病也是开始于儿童期。儿童期的肝胆系统疾病存在不同年龄段的特征，如先天遗传代谢性肝胆系统疾病常起病于婴儿期。

## 第二节

### 肝脏的形态和重量

　　肝脏是人体内脏中最大的器官，位于身体的腹部位置，在右侧横膈膜之下，胆囊的前方，右肾前方，胃的上方。一般认为，在成人肝上界位置正常的情况下，如在肋弓下触及肝脏，则多为病理性肝肿大。儿童则不然，幼儿的肝下缘位置较低，在右肋下触及肝下缘也不能称为异常，家长们不必过度担心。肝脏位置常随呼吸改变，通常平静呼吸时升降可达2～3厘米，站立及吸气时稍下降，仰卧和吸气时则稍上升。医生在给患儿做肝脏触诊检查时，常要患儿作呼吸配合就是这个道理。儿童肝脏占整个身体中的比例相对大人来说较大。一般来说，成人肝脏左右长度约为25厘米，上下长度约为15厘米，前后长度约为16厘米；而胎儿和新生儿的肝脏体积可占腹腔容积的一半以上。成人肝脏重量占身体重量的1/50～1/40（中国成年男性肝脏重量为1157～1447克，女性为1029～1379克），新生儿肝脏的重量约占身体重量的1/20。肝脏解剖示意图如图1-1所示。

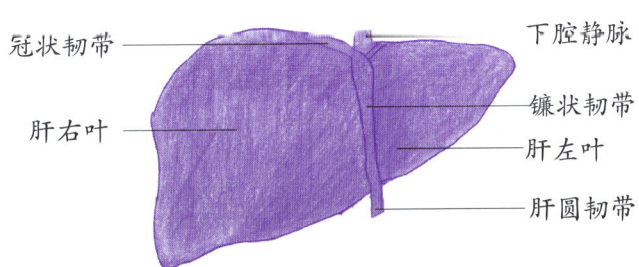

图1-1　肝脏解剖示意图

## 第三节 肝脏的功能

肝脏功能众多且复杂。小朋友经常被家里的长辈称作"心肝宝贝",这就足以看出肝脏的地位和人们对肝脏的重视程度了。

肝脏是人体的一个巨大的"化工厂",具有六大功能(图1-2及图1-3)。

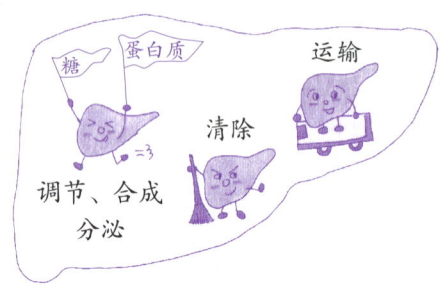

图1-2 肝脏的功能

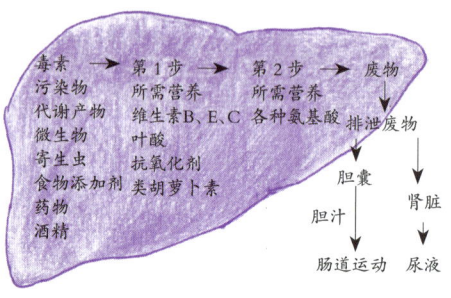

图1-3 肝脏的解毒功能

### 一、代谢功能

❶ 糖代谢:当我们吃东西后,饮食中的淀粉和糖类经消化后转变成葡萄糖被肠道吸收,肝脏将它合成肝糖原暂时贮存起来,当机体需要时,肝细胞又将肝糖原分解为葡萄糖供机体利用。

❷ 脂代谢:脂肪的合成和动员、脂肪酸分解、酮体的生成与氧化、胆固醇与磷脂的合成和运输等均在肝脏内进行。

❸ 蛋白质与氨基酸代谢:肝脏是人体白蛋白唯一的合成器官;γ

球蛋以外的球蛋白和血浆蛋白的生成、维持及调节都需要肝脏参与；氨基酸代谢如脱氨基反应、尿素合成及氨的处理均在肝脏内进行。

④ 维生素代谢：多种脂溶性和水溶性维生素（A、B、C、D和K）的合成与储存均与肝脏密切相关。

⑤ 激素代谢：肝脏参与多种激素的灭活，当肝功能长期慢性损害时可出现激素代谢失调。

## 二、分泌和排泄胆汁

胆红素的摄取、结合和排泄，胆汁酸的生成和排泄都由肝脏承担。肝细胞制造、分泌的胆汁，经胆管输送到胆囊，胆囊浓缩后再排放入小肠，进一步帮助脂肪的消化和吸收。

## 三、解毒功能

肝脏是人体的主要解毒器官，人体代谢过程中所产生的一些有害废物及外来的毒物、毒素、药物的代谢和分解产物等，均在肝脏解毒。然后随胆汁或尿液排出体外，这是人体维持生命活动的重要功能。

## 四、免疫功能

肝内的免疫细胞占了正常肝细胞的9%左右。先天性免疫细胞主要包括枯否氏细胞（4%）、巨噬细胞和自然杀伤细胞（各2.5%），同时还有适应性免疫细胞——B细胞和T细胞。这些免疫细胞可以清除衰老和损伤的红细胞、细菌、病毒、抗原抗体复合物和内毒素等。而且，它们还可以产生大量的免疫介质，在原位活化或者通过循环系统到达靶器官参与免疫反应。

## 五、消化功能

肝脏是人体最大的消化腺，肝功能损伤时常出现食欲不振、恶心、呕吐等不适。

## 六、造血功能

胎儿时肝脏为主要造血器官，至成人时由骨髓替代，肝脏的造血功能停止，但在某些病理情况下其造血功能恢复。另外，肝脏除合成白蛋白外，几乎所有的凝血因子都由肝脏合成，肝脏在人体凝血和抗凝两个系统的动态平衡中起着重要的调节作用。肝功能损伤的严重程度常与凝血障碍的程度相关。

## 第四节 胆囊的结构和功能

胆囊位于肝脏下面，通过胆管与胆总管相连（图1-4）。正常成人胆囊长8～12厘米，宽3～5厘米，容量为30～60毫升，平均50毫升。儿童胆囊占身体比例较成年人大。

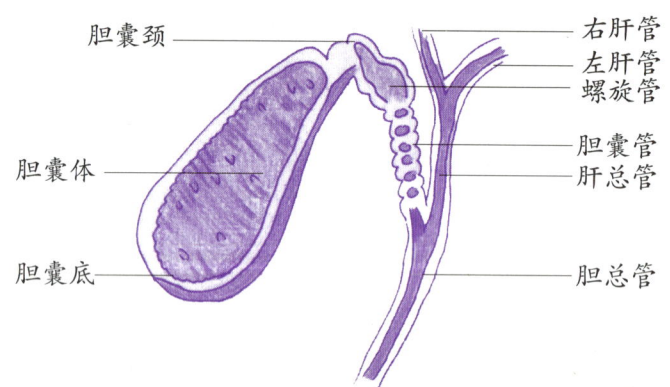

图1-4　胆囊、胆道系统的结构示意图

## 一、胆囊的功能

### 1. 储存胆汁

一个饥饿的人（即非消化期间），胆汁储存在胆囊内，当消化需要

的时候，再由胆囊排出，所以胆囊被称为"胆汁仓库"。同时，它又起到调节胆道压力的作用。

**2. 浓缩胆汁**

金黄色碱性肝胆汁中的大部分水和电解质，由胆囊黏膜吸收返回到血液，留下胆汁中的有效成分储存在胆囊内，变成棕黄色或墨绿色，呈弱酸性的胆囊胆汁。

**3. 分泌黏液**

胆囊黏膜每天能分泌稠厚的黏液20毫升，用于保护胆道黏膜不受浓缩胆汁的侵蚀和溶解。

**4. 排空**

进食3～5分钟后，食物经十二指肠，刺激十二指肠黏膜，产生一种激素叫缩胆囊素，使胆囊收缩，将胆囊内胆汁立即排入十二指肠，以助脂肪的消化和吸收，在排出胆汁同时，也将胆道内的细菌与胆汁一起排出体外。一般来说，进食脂肪半小时，胆囊即可排空。

## 二、胆管的结构和功能

胆管，即输送胆汁的管道。消化食物时，储存在胆囊里的胆汁通过它逐步流入十二指肠。在肝的背侧，可见到两条管道，左侧的肝总管和右侧的胆囊管共同汇入胆总管，与主胰管一起开口于十二指肠降部的十二指肠乳头。

胆总管的运动功能在胆管系统中具有重要作用，胆总管的蠕动具有自主性，由近端向远端发展。正常情况下胆总管内基础压力高于十二指肠腔内压力，才能保持胆汁流向十二指肠内。

## 三、胆汁的功能

既然肝脏分泌胆汁，胆囊储存和浓缩胆汁，胆管输送胆汁，那么胆汁又有什么作用呢？胆汁中起作用的主要是胆盐或胆汁酸。胆盐或胆汁酸可作为乳化剂使脂肪乳化成微滴，降低脂肪的表面张力，分散于水溶液中，由此增加了胰脂肪酶的作用面积；胆汁酸还可与脂肪酸结合，形成水溶性复合物，促进脂肪酸的吸收。总之，胆汁对于脂肪的消化和吸收具有重要意义。

　　充分了解儿童肝胆系统的结构和功能，才能认识到肝胆对于身体的重要性，也才能认识到肝胆疾病的危害性，能预防则预防，尽量做到防患于未然；如不能预防，也应尽早发现异常，及时就医，小朋友就可以获得一个健康美好的童年。

（刘静　甄丽敏）

# 第二章　儿童肝脏疾病有哪些

春回大地，万物复苏。小草儿悄悄地从土里钻出来，嫩嫩的，绿绿的；不知名的各种花儿静静地绽放着，香香的，粉粉的；鸟儿欢快地唱着歌，叽叽喳喳。最快乐的还是阳光下的孩子们，他们有的追逐跳跃，有的唱歌跳舞，还有的在放风筝，好一幅欣欣向荣的图画呀。

俗话说得好，一年之计在于春。但正在上一年级的小明，这几天却总觉得打不起精神来，还有一点发烧。小明的爸爸妈妈想着可能是因为小孩子长身体或者是在学校玩累导致感冒了，所以一开始也没注意。这样的症状又持续了一周，小明的体力越来越差，很容易打瞌睡，胃口也越来越不好。有一次正在上课的时候，小明居然睡着了。老师叫醒了小明，发现小明的皮肤和眼睛的颜色都有些发黄。于是老师把小明带到校医室，根据校医的初步判断，考虑小明是肝炎。校医建议小明到大医院就诊，并住院治疗。

小明妈妈接到学校通知，很快赶到学校接小明去医院。经过检查，医生发现小明的肝功能异常，确诊为肝炎，并为小明制定了护肝治疗方案。在医生护士的悉心照料下，小明的病情逐渐稳定，最后出院了。

正好，这周末，医院的感染科举行"儿童肝脏疾病"的宣教讲座，妈妈就带着小明一起参加了这次活动，负责这次讲座的刘医生深入浅出地介绍了儿童肝脏疾病是一种什么样的疾病，有哪些因素可能会导致肝脏的损伤，以及如何预防和治疗等，小明和妈妈都学到了很多关于肝脏疾病的相关知识。

儿童肝脏疾病多为病毒性肝炎，是常见病、多发病。在我国，儿童乙型肝炎最多见，巨细胞病毒、EB病毒、柯萨奇病毒引起的肝炎在儿童肝炎中也占有一定比例。虽然引起肝炎的病毒不同，但它们的临床表现很相似。临床上婴儿急性肝炎以黄疸型为主，持续时间较短，消化道症状明显，起病以发热、腹痛多见。年长儿童以轻型、无黄疸型或亚黄疸型居多，起病隐匿，常在入托查体时发现。此外，还有一些遗传代谢性疾病造成的肝功能损伤也是不容忽视的一个问题。因此，希望小朋友和爸爸妈妈要及早发现，多多重视，及时治疗。

## 第一节

### 嗜肝病毒性肝炎

由嗜肝病毒引起，如甲型肝炎病毒、乙型肝炎病毒、丙型肝炎病毒、丁型肝炎病毒、戊型肝炎病毒等。

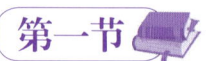

#### 一、甲型病毒性肝炎（HAV，简称"甲肝"）

这是由甲肝病毒引起的一种病毒性肝炎，主要经粪－口途径感染，即由携带甲肝病毒的粪便污染食物、水源、用具等经口进入而传播。甲肝是小儿常见的一种急性传染病，多发于春秋季，潜伏期约30天。之后常急性起病，有畏寒、发热、腹痛、腹泻、食欲减退、恶心呕吐、疲乏、肝肿大及肝功能异常等，初起时往往被误认为"感冒"，容易被人忽视、延误病情，继而引起暴发或散发流行。因此要及时接种甲肝疫苗（图2-1），平时生活中饭前便后勤洗手（图2-2），注意个人卫生，一旦出现如上症状，尽快就医。

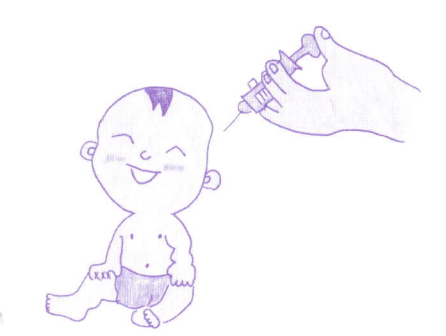
图2-1　及时接种疫苗

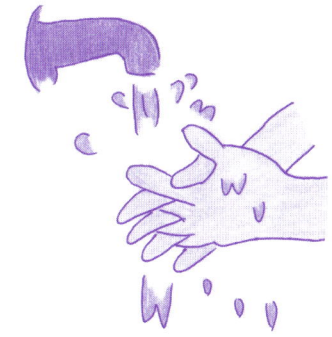
图2-2　勤洗手

## 二、乙型病毒性肝炎（HBV，简称"乙肝"）

自乙肝疫苗接种计划实施以来，尤其是2005年5月国家实行所有新生儿免费接种政策，儿童慢性HBV感染率明显下降。2006年我国流行性疾病调查数据显示1～4岁儿童乙型肝炎病毒表面抗原HBsAg（这是一种检测乙肝的指标）检出率由1992年的9.7%下降至1.0%，2014年降至0.32%，5～14岁HBsAg检出率为0.94%。然而，由于我国慢性HBV感染者基数庞大，各病区疫苗覆盖率不均衡，儿童慢性HBV感染仍是不容忽视的问题。

HBV主要经血液（如不安全注射、输血等）、母婴及性接触传播。一般的接触不会传播乙肝病毒，如亲吻、打喷嚏、咳嗽、共用餐具和水杯等。HBV感染时的年龄是影响肝炎慢性化的最主要因素。在围生期和婴幼儿时期感染HBV者中，分别有90%和20%～30%将发展为慢性感染，而5岁以后感染者仅有5%～10%发展为慢性感染。我国HBV感染者多为围生期或婴幼儿时期感染。儿童肝脏血供丰富，肝细胞再生能力强，但免疫系统不成熟，对入侵的肝炎病毒容易产生免疫耐受。这时候往往无症状，不需治疗。但是此时无症状，不代表一辈子无症状，随着儿童免疫系统的逐渐完善，逐步进入免疫清除期，这时候出现血清转氨酶升高，病毒复制活跃，反复发作，易进展为肝硬化，甚至肝癌，需要积极治疗。北美儿科肝病专家发布的《儿童慢性乙型肝炎的筛查、检测和转诊指南》建议对免疫耐受期儿童每6～12个月检测一次肝功能和甲胎蛋白水平，每12个月检测HBeAg/抗HBe和HBV DNA水平；对有肝癌家族史或转氨酶、甲胎蛋白升高的儿童，推荐每1～2年进行超声检查。

在进入免疫清除期后，部分患儿血清转氨酶升高也可无症状，部分可表现为乏力、食欲减退、恶心、尿色发黄等，请尽早就医。轻则使用护肝药物（例如稳定生物膜类、解毒抗氧化类、抗炎类、利胆退黄类等护肝药），对于进展期肝病或肝硬化患儿，应及时进行抗乙肝病毒治疗（包括干扰素、核苷或核苷酸类似物等），但需考虑长期治疗的安全性及耐药性问题。

### 三、丙型病毒性肝炎（HCV，简称"丙肝"）

与乙肝相比，丙肝具有更强的隐蔽性，且更容易慢性化，慢性化比例为50%～70%，其中10%～20%可发展为肝硬化，高于乙肝病毒感染。由丙型病毒肝炎发展到肝细胞癌一般需20年以上。因此丙肝的早期发现显得尤为重要。丙肝传染源是患者和无症状丙肝病毒携带者，丙型肝炎可以通过血液、性传播和母婴三种途径传播。其中血液传播是丙肝最主要的传播途径，我国感染丙肝病毒的母亲有23%～25%的几率将病毒传给婴儿。丙肝目前没有疫苗预防，要防止被丙肝病毒感染，除了儿童自身，妈妈也要做好防范，以杜绝母婴传播。

远离丙肝威胁，以下几点可以降低感染风险：

❶ 避免不必要和不安全的注射，看病就医要到正规的医疗机构，千万不要到非法诊所就医；

② 避免使用非法药物、毒品和共用注射器；

③ 避免进行不安全的锐利废物收集和处理；

④ 避免与丙肝病毒感染者进行无保护的性接触；

⑤ 避免共用剃须刀，避免使用被污染工具进行纹身、穿孔、针灸，以及纹眉、割双眼皮、抽脂等"美容小手术"。

### 四、丁型病毒性肝炎（HDV，简称"丁肝"）

丁型肝炎病毒是缺陷病毒，必须在乙肝病毒感染的基础上才可能感染丁肝病毒。丁肝病毒感染后临床表现和治疗与乙肝类似。

### 五、戊型病毒性肝炎（HEV，简称"戊肝"）

凡未感染过戊肝病毒的人均对 HEV 易感，因而各年龄组均可发病。成人感染后，多表现为显性感染，儿童多表现为隐性感染，轻则自愈不易发现，重则表现同甲肝。

## 第二节

### 非嗜肝病毒性肝炎

如果小朋友出现肝功能损害的症状，但是甲乙丙丁戊型肝炎病毒检查均为阴性，则要注意是否感染了巨细胞病毒、EB 病毒、柯萨奇病毒或单纯疱疹病毒等。

巨细胞病毒感染是引起婴幼儿肝炎的一个常见病因，其发病率高于乙型病毒性肝炎。主要特征为：年龄在 1～3 月龄者占 90%；隐匿起病者占 61.9%；男婴多见；血清胆红素升高 5 倍以上者占 61.9%，以直接胆红素为主，消退缓慢；丙氨酸氨基转移酶升高，以低酶多见，

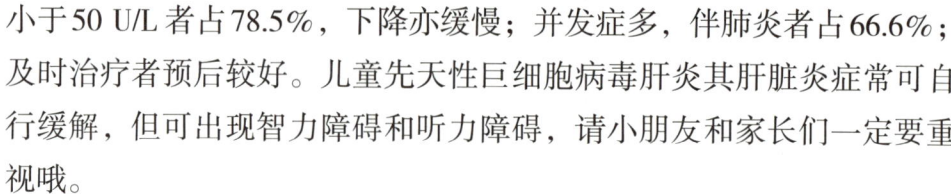

小于50 U/L者占78.5%，下降亦缓慢；并发症多，伴肺炎者占66.6%；及时治疗者预后较好。儿童先天性巨细胞病毒肝炎其肝脏炎症常可自行缓解，但可出现智力障碍和听力障碍，请小朋友和家长们一定要重视哦。

小儿EB病毒感染临床表现多样，部分小儿可出现肝大、脾大、肝功能损伤表现。在我国，多见于学龄前儿童，小于6岁者占80%以上，最小者为3～4个月，男孩多于女孩，全年均有发生。婴幼儿、儿童感染后症状轻重不一，轻者仅引起轻症咽炎和上呼吸道感染，重者表现为传染性单核细胞增多症、肺炎、支气管哮喘、特发性血小板减少性紫癜、病毒性心肌炎、EBV相关嗜血淋巴组织细胞增生症和病毒性脑炎等。无症状感染多发生在幼儿。EBV感染后还可在人体终身潜伏，成年后当机体免疫力低下时，会再次出现相应临床症状。EBV感染主要通过唾液传播。临床表现一般有发热、食欲减退、恶心、呕吐、腹泻、全身淋巴结肿大、肝脾肿大、皮疹等，有的还可出现神经系统症状，一般需2～4周的恢复期。由于EBV主要是通过唾液传播，故应养成良好的个人卫生习惯，不要口对口喂饲婴儿。

此外，还要注意柯萨奇病毒、埃可病毒或单纯疱疹病毒感染所致的肝损害。

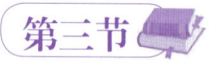

## 第三节

### 遗传代谢性肝病

遗传代谢性肝病是儿童肝损伤的病因之一。病因复杂，50%～60%在儿童时期发病。肝脏常常是遗传代谢性疾病最早累及和损伤最为严重的脏器之一，诸多代谢异常均可导致肝功能的损伤，如糖代谢异常、氨基酸代谢异常、脂代谢异常、金属代谢异常等。由于代谢异常表现的多样性，以及检测手段的局限性，一般难以早期发现。

## 一、糖代谢异常

主要为糖原累积症，这是一组较少见的婴幼儿先天性隐性遗传性糖原代谢紊乱性疾病，而肝糖原累积症是其中较常见的类型，因葡萄糖－6－磷酸脱氢酶（G6PD）缺乏所致。临床表现轻重不一，轻则仅发现婴幼儿生长迟缓，重则在新生儿期即可出现严重低血糖、酸中毒、呼吸困难和肝肿大等症状。患儿一般身材明显矮小、骨龄落后、骨质疏松，有时有低血糖发作和腹泻，由于血小板功能不良，也常有流鼻血等出血倾向。

## 二、氨基酸代谢异常

可分为两大类，一类是酶缺陷，使氨基酸分解代谢阻滞；另一类是氨基酸吸收转运系统缺陷，比如遗传性酪氨酸血症、Hartnup 病等。氨基酸代谢病多伴有神经系统损害。主要临床特征为出生时外表和活动正常，半岁或1岁以后逐步出现智力减退，可导致神经系统功能障碍，部分患儿出现肝功能损伤。当神经系统受累时，通常只出现轻度精神运动发育迟滞，直到发病2～3年后才有明显症状。适当进行氨基酸补充、维生素补充、饮食控制等综合治疗后，不少病例神经症状可以改善。

## 三、脂代谢异常

近年来，由于超重儿和肥胖患病率的升高，在许多国家非酒精性脂肪性肝病已经成为儿童慢性肝病的常见原因之一。儿童肥胖引起脂肪肝，导致肝脏损伤，严重者可进展为肝硬化。儿童被发现患有脂肪肝后，家长应从饮食和运动方面来加以调理，注意儿童饮食结构的合理化，提倡采用高蛋白质、高维生素、低糖、低脂肪饮食。多吃青菜、水果和富含纤维素的食物，以及高蛋白质的瘦肉、鱼类、豆制品等，不吃或少吃动物脂肪、甜食、零食，睡前不加餐，保证儿童有充足睡眠。适当增加运动，坚持每天跑步、游泳、仰卧起坐或健身器械锻炼等，促使体内脂肪消耗。调整饮食是治疗儿童脂肪肝的重要环节，爸爸妈妈不要急于用西医降血脂药物来控制小朋友的病情。如发现儿童有转氨酶升高、腹水及其他肝炎、肝硬化的相关症状，必须到医院就诊，并按医生的处方进行药物治疗。儿童脂肪肝并不可怕，早期发现积极治疗，一般都能痊愈，且不留后遗症。

### 四、铜代谢异常

主要分为两种，简单来说，一是铜缺乏，表现为 Menkes 病；二是铜过多，表现为肝豆状核变性（Wilson 病，简称 WD）。后者更常见，其特点是铜沉积在肝、脑、肾、角膜等组织，并引起一系列临床症状，表现为肝肾功能损害，较早出现肝硬化、豆状核病变、角膜 K-F 环等。

WD 若能早期诊断并尽早治疗，多数预后良好，但因其临床少见，且症状复杂多样，有些基层医生对其较为陌生，有时可能漏诊。如果出现下列情况者均需高度怀疑 WD：

❶ 儿童出现其他原因不能解释的肝脏疾病；

❷ 其他原因不能解释的神经相关疾病，比如肢体震颤、发音不清、流涎、吞咽困难等；

❸ 不明原因的步态不稳、动作不协调；

❹ 不明原因的肾脏或骨骼病变等。

### 五、铁代谢异常

也有两种,一是铁过多,名为血色病,分先天性和获得性两类,前者是常染色体隐性遗传病,因肠道吸收铁过多导致机体铁负荷增多所致;后者为多次输血或获得性铁利用障碍导致机体铁负荷增多所致;二是铁缺乏,表现为缺铁性贫血。其中,铁过多沉积在肝脏表现为肝脏含铁血黄素沉积,肝功能损伤,甚至出现肝硬化等。

小朋友,肝脏就像一头勤劳又沉默的老黄牛,人体不停地从外界摄入各种物质,产生能量与废物。由于肝脏代偿功能强,因此肝脏疾病常具有"无反应、无表现、无感觉"的"三无"特点,非常地"沉默"。若肝脏出现问题,早期往往难以察觉。等到出现乏力、厌食、厌油、食欲不振,以及皮肤、巩膜、尿液发黄等明显表现时,肝脏已经产生了严重的甚至不可逆的损伤。小朋友一定要认清这方面的危害,要积极地治疗肝病,健康成长起来。

(刘静 甄丽敏 杨丽芬)

# 第三章 儿童胆道疾病有哪些

经过了48小时的奋战，小明妈妈诞下了小明的妹妹，襁褓中的妹妹是那样的娇小，那样的可爱，爷爷奶奶、爸爸妈妈争相抱着、看着，喜欢得不得了。

好景不长，才出院回家2天的小明妹妹皮肤眼睛逐渐变黄了，爸妈很是紧张，觉得需要上医院查查到底有没有问题。但是爷爷奶奶却很淡定，他们认为小孩出生后一两周有点黄是正常的，不用太紧张。于是，爸妈也逐渐放松了警惕。

时间过得很快，小明妹妹满月了，但是胃口却怎么也好不起来，吃一点就容易吐，而且经常哭闹，特别是身上的黄似乎没有减退，反而是越来越黄，小便跟浓茶水似的，大便的颜色变浅，有点偏灰白色了。

这时候，爸爸妈妈再也按捺不住了，带着小妹妹飞奔到了医院，经过医生的详细检查，考虑为胆道疾病可能性大，而且病情非常严重。爷爷奶奶、爸爸妈妈听着医生耐心地讲解、分析病情，看着病床上的奄奄一息的小宝宝，都流下了悔恨的泪水。

幸运的是，经过医院内外科医生的奋力抢救、合理的治疗及悉心的照顾，小明妹妹逐渐恢复了健康。

肝病篇

在医院经常见到有些妈妈抱着襁褓中的孩子心急地来就诊，不停地问医生孩子才出生几天怎么皮肤就黄了？这种症状称为"新生儿黄疸"，分为生理性和病理性两种，前者是因为胎儿出生后，母体内低氧的环境变成了体外的正常环境，多余的红细胞被破坏产生了大量胆红素，又无法通过没有发育成熟的酶系统来排出体外，只能跟着血液流动到体表，所以皮肤和巩膜显示出了黄色。足月儿生理性黄疸在出生后2～3天出现，4～5天达到高峰，5～7天消退，最迟不超过两周；早产儿持续时间较长，除有轻微食欲不振外，一般无其他临床症状。若出生后24小时即出现黄疸，2～3周仍不退，甚至继续加深加重，或消退后复现，或出生后2周后才开始出现黄疸，均为病理性黄疸。病理性黄疸可由多种病因引起，本章主要探讨胆道疾病所致的黄疸。

儿童胆道疾病分为先天性和获得性两类。前者主要包括先天性胆道畸形、进行性家族性肝内胆汁淤积症、先天性肝纤维化、先天性非溶血性黄疸等；后者主要包括胆囊及胆管的结石、感染、蛔虫及肿瘤等。这些疾病大多有黄疸、瘙痒等表现，部分伴有发热、腹痛及其他系统表现，少部分可无症状。家长一旦发现异常，请及早就医，以免贻误治疗时机。

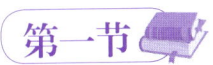

## 先天性胆道疾病

### 一、先天性胆道闭锁

胆道先天性发育畸形大多为胆道闭锁，其所致的梗阻性黄疸，可致肝细胞损害，因胆汁淤积而导致肝显著肿大、变硬、呈暗绿或褐绿色，肝功能异常。若胆道梗阻不能及时解除则可发展为胆汁性肝硬化，晚期可发展为不可逆性改变。先天性胆道闭锁是先天性发育障碍所致的胆道梗阻，是新生儿期长时间梗阻性黄疸的常见原因，病变可累及整个胆道，亦可仅累及肝内或肝外的部分胆管，其中以肝外胆道闭锁常见，占85%～90%，女性发病率高于男性。先天性胆道闭锁病因尚未完全清楚，根据闭锁部位不同可分为胆总管闭锁（Ⅰ型）、肝管闭锁（Ⅱ型）和肝门部闭锁（Ⅲ型）三种（图3-1）。

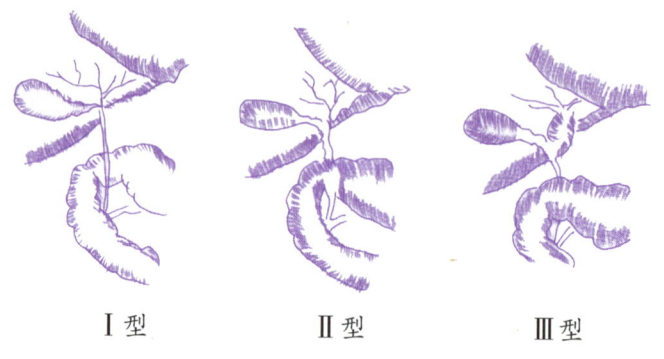

Ⅰ型　　　　Ⅱ型　　　　Ⅲ型

图3-1　先天性胆道闭锁分型

其临床主要表现（图3-2）有：

❶ 黄疸：梗阻性黄疸是先天性胆道闭锁的突出表现。一般出生时并无黄疸，1～2周后出现，呈进行性加深。巩膜和皮肤由金黄变为绿褐或暗绿色，大便渐为陶土色，尿色随黄疸加深而呈浓茶样，皮肤黄、尿布样、有瘙痒抓痕。2～3个月后可发生出血倾向及凝血机制障碍。

❷ 营养及发育不良：初期患儿情况良好，营养发育正常，表现与黄疸深度不相符。随后所有情况逐渐恶化，至3～4个月时出现营养不良、贫血、发育迟缓、反应迟钝等。

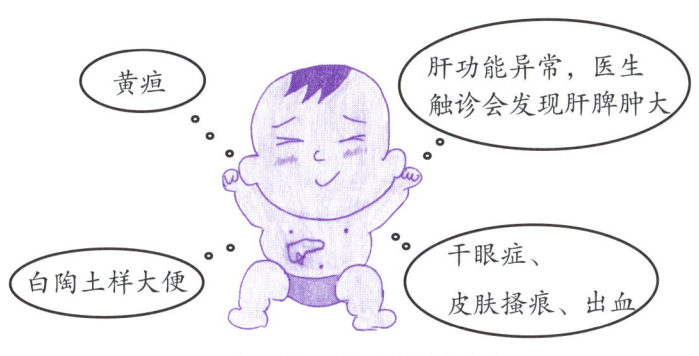

图 3-2　先天性胆道闭锁临床表现

❸ 肝脾肿大，这是先天性胆道闭锁的特点。出生时肝脏正常，随病情发展而呈进行性肿大，3 个月左右即可发展为胆汁性肝硬化及门静脉高压症，最终常因感染、出血、肝衰竭、肝昏迷，于出生 1 年内死亡。如发现及时，手术治疗是唯一有效的方法，可采取"胆管与空肠行 Roux-en-Y 吻合"或"空肠与肝门处纤维锁 Roux-en-Y 吻合"或"肝移植"手术。

## 二、先天性胆管扩张症

先天性胆管扩张症可发生于肝内、肝外胆管的任何部分，因好发于胆总管曾称之为先天性胆总管囊肿，根据其病变特点，近年来认为应称为胆管扩张症（图 3-3）。本病好发于东方国家，尤以日本常见。女性多见，男女之比约为 1∶3～4。幼儿期即可出现症状，约 80% 病例在儿童期发病。典型表现为腹痛、腹部包块和黄疸三联症，伴反复出现的胆管炎，症状多呈间歇性发作。腹痛位于右上腹部，可为持续性钝痛；黄疸呈间歇性，80% 以上病人右上腹部可扪及表面光滑的囊性肿块。合并感染时，可出现黄疸持续加深，疼痛加重，肿块有触痛，有畏寒、发热等表现。晚期可出现胆汁性肝硬化和门静脉高压症的临床表现。囊肿破裂可导致胆汁性腹膜炎。手术是唯一有效的治疗方法，确诊后应尽早手术治疗。

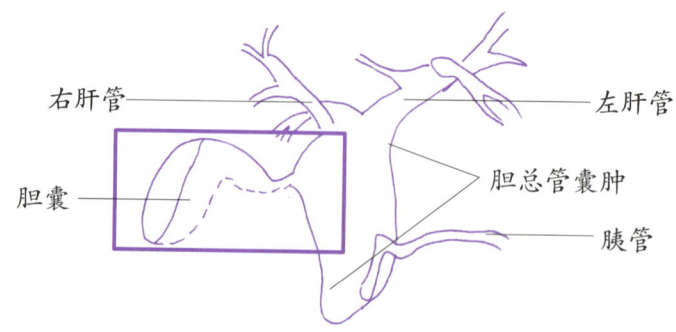

图 3-3　先天性胆管扩张

## 三、进行性家族性肝内胆汁淤积症

进行性家族性肝内胆汁淤积症是一种罕见的常染色体隐性遗传病，发病率为 1/100 000～1/50 000，以严重肝内胆汁淤积为主要特征，患儿多表现为渐进性黄疸、瘙痒和生长发育障碍，最终进展为肝硬化、肝功能衰竭。依据致病基因/蛋白的不同，可分为3型。Ⅰ型黄疸一般出现于出生至出生后9个月，肝硬化出现时间3年（2～7年），除重度瘙痒外，还可有腹泻、胰腺炎、听力减退等；Ⅱ型黄疸一般出现于出生至出生后6个月，肝硬化出现时间6个月（6个月～10年），除重度瘙痒外，一般无肝外表现；Ⅲ型黄疸一般出现于出生后1个月至20岁，肝硬化出现时间5个月（5个月～20年），除中度瘙痒外，一般无肝外表现。无论哪一型，早期可以使用熊去氧胆酸治疗，病情进展只能依赖外科手术治疗缓解胆汁淤积，其中，肝移植是唯一彻底的治疗方式。

## 四、先天性肝纤维化

先天性肝纤维化是一种少见的先天性遗传性疾病，临床上常在以呕血、便血就诊时发现，肝脾肿大、门脉高压、肝内胆管多发性扩张而肝功能正常为其特点，常伴有肾脏病变。治疗可采取脾切除、食管胃底血管断流术解除门脉高压，必要时肝移植治疗。

### 五、先天性非溶血性黄疸

先天性非溶血性黄疸为常染色体遗传性疾病造成胆红素的代谢障碍，临床主要表现为黄疸，有 Gilbert 综合征、Dubin-Johnson 综合征、Rotor 综合征和 Crigler-Najjar 综合征等，除 Crigler-Najjar 综合征表现为核黄疸、脑部症状明显，常在 1 岁内死亡外，其他预后良好，不影响正常生活学习。

### 六、其他

Alagile 综合征、胆道发育不良、新生儿硬化性胆管炎等，都需要尽早外科手术治疗。

## 第二节

### 获得性胆道疾病

#### 一、急性胆囊炎

有些患儿在饮食不节后可出现急性胆囊炎。患儿常表现为急性右上腹疼痛，初为阵发性疼痛，后逐渐加重，且范围可逐渐扩大，部位可不固定，并呈持续性，多伴有恶心、呕吐、厌食。若出现肿胀的胆囊压迫胆管，或由于蛔虫、结石引起胆管梗阻也可出现黄疸。病情轻者可采取内科保守治疗，如出现脓肿或胆囊穿孔等并发症应及时手术治疗。因此，平时生活中，小朋友切不可暴饮暴食或进食过多油腻食物。

## 二、急性胆管炎

指肝内外胆管的急性炎症，根据胆管炎的病变程度和严重性又分为3种类型：急性单纯性胆管炎、急性化脓性胆管炎和急性梗阻性化脓性胆管炎，后者最严重，病死率高。典型临床表现为腹痛、高热伴寒战、黄疸，被称为"Charcot 三联征"，90%的患儿有腹痛和发热，20%的可出现黄疸，黄疸可继发于胆管梗阻或肝内胆管的化脓感染。无黄疸患儿，常见于婴幼儿，可仅表现为发热、腹痛、恶心、呕吐、尿色黄及灰白色大便。一旦出现如上症状，应尽早就医，及时联合使用有效抗生素治疗。对于病情危重、经治疗后无明显改善或恶化者，应尽早手术治疗。

## 三、胆石症

**胆石症**包括肝内胆管结石、胆囊结石、胆总管结石等。小儿胆石症发病年龄多在4～5岁，但也可见于新生儿、婴儿。另外，婴幼儿期家族性肝内胆汁淤积症Ⅱ型并发胆石症常见。主要表现为黄疸，若伴有感染，可出现发热、腹痛等不适。无症状者可以暂为观察，出现结石嵌顿或反复腹痛黄疸者需手术治疗。

## 四、胆道蛔虫症

**胆道蛔虫**（图3-4）曾是引起我国胆管感染与胆石症的主要原因之一，近年来由于卫生条件的改善其发病已大为减少。患儿一般起病急骤，突感右上腹剧烈疼痛，不能安卧，弯腰翻滚，哭闹出汗，面色苍白或涨红，精神不好，食欲不振，有时呕吐，多有大便排蛔虫或呕吐蛔虫史。间歇期疼痛基本消失，或只有上腹部微痛，短时间后再次发作剧烈疼痛，发作与间歇无规律，与蛔虫活动有直接关系。蛔虫本身具有钻孔习性，当机体内环境因饥饿、高热、药物刺激等原因改变后，蛔虫就可以蹿到十二指肠，当胆管下端出现Oddi括约肌松弛、功

能不全、胆管扩张时,蛔虫则钻入胆管。蛔虫死在胆道内或退出胆道则疼痛渐消失。若出现感染者可伴有发热,极少病人出现黄疸。治疗单纯胆道蛔虫症主要措施是解痉止痛,促使蛔虫排出,预防或治疗感染,大多可在1周内痊愈。疑有多数蛔虫进入胆道和有严重并发症时需手术治疗。

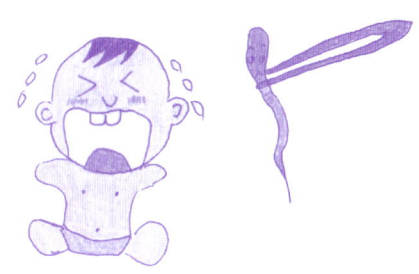

图3-4 胆道蛔虫

## 五、其他

比如儿童胆道肿瘤、外伤所致胆道损伤等,一旦发现,应尽早就医。

我们常说"肝胆相照",可见肝与胆关系密切,互相照应。通过以上讲述,相信小朋友已对儿童肝胆系统的结构、功能以及可能出现的肝胆疾病有了一定的了解。对于疾病能预防则预防,小朋友要按时注射相关疫苗,平时注意饮食卫生、饭前便后勤洗手、切忌暴饮暴食,应当养成健康的生活规律,正常作息,营养均衡,不挑食,心情舒畅,适当进行体育锻炼,提升对疾病的抵抗力,强身健体。但如果一旦发现上述异常,则应当及早就医,积极治疗,将疾病对身体的危害性降到最低。

(刘静 甄丽敏)

# 参考文献

［1］LACKNER C，KNISELY A S．Liver biopsy in children and adolescents：Preliminary morphological examinations in diffuse liver disease．Der Pathologe，2017，38（4）：272-277．

［2］BARBARA A HABER，JOAN M BLOCK，MAUREEN M JONAS，et al．儿童慢性乙型肝炎的筛查、监测和转诊指南．Pediatrics：中文版，2010，5（2）：71-78．

［3］PATRA P K．Wilson's disease and diagnostic conundrum in a low income country．Pan African Medical Journal，2017，4（26）：201．

［4］TOM LISSAUER，GRAHAM CLAYDEN．Illustrated textbook of Paediatrics．4th．London：Mosby，2011．

［5］中华医学会肝病学分会．慢性乙型肝炎防治指南（2015年版）．中华实验和临床感染病杂志：电子版，2015（5）：1-20．

［6］DI SESSA A，UMANO G R，MIRAGLIA DEL GIUDICE E．The association between non-alcoholic fatty liver disease and cardiovascular risk in children．Children：Basel，2017，4（7）：57．

［7］段雪飞．重视小儿肝脏疾病．中国全科医学：医生读者版，2009（4）：19-20．

［8］王建设．儿童肝脏疾病．中国继续医学教育，2010（3）：75-80．

［9］黄志华，王凤革．儿童肝胆疾病与腹痛．中国实用儿科杂志，2014（5）：335-339．

［10］王建设．几种不容忽视的儿童期或遗传性肝脏疾病．中华医学会全国病毒性肝炎及肝病学术会议，2011．

2018年天河区科技计划项目医疗联合体项目（2018YT026）
国家自然科学基金资助项目（81470219）

# 浅浅的医学知识
## 儿童常见病科普加油站

陈壮桂　主编

### ·肾病篇·

牟一坤　分册主编

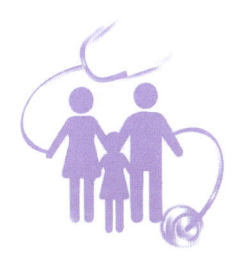

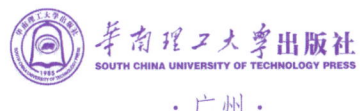

·广州·

图书在版编目（CIP）数据

浅浅的医学知识：儿童常见病科普加油站．肾病篇/陈壮桂主编；牟一坤分册主编．—广州：华南理工大学出版社，2019.3
　　ISBN 978-7-5623-5887-9

Ⅰ.①浅…　Ⅱ.①陈…②牟…　Ⅲ.①肾疾病–儿童读物　Ⅳ.①R-49

中国版本图书馆CIP数据核字（2019）第009415号

Qianqian De Yixue Zhishi——Ertong Changjianbing Kepu Jiayouzhan：Shenbing Pian
浅浅的医学知识——儿童常见病科普加油站：肾病篇
牟一坤　分册主编

出 版 人：卢家明
出版发行：华南理工大学出版社
　　　　　（广州五山华南理工大学17号楼，邮编510640）
　　　　　http：//www.scutpress.com.cn　E-mail：scutc13@scut.edu.cn
　　　　　营销部电话：020-87113487　87111048（传真）
责任编辑：黄丽谊
印 刷 者：广州市新怡印务有限公司
开　　本：787mm×960mm　1/16　印张：33.5　字数：449千
版　　次：2019年3月第1版　2019年3月第1次印刷
定　　价：135.00元（全九册）

版权所有　盗版必究　　印装差错　负责调换

《浅浅的医学知识——儿童常见病科普加油站》

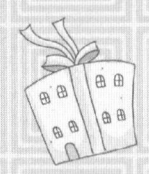

# 编 委 会

主　编：陈壮桂
顾　问：方建培
主　审：檀卫平

## 《肾病篇》编委会

主　编：牟一坤
副主编：张萍萍　杨丽芬
编　委：潘　莉　罗湘琴　罗　浩
　　　　钟晓冰　董婉秋　叶慧清
　　　　梁秋菊　梁　英　张　杨
绘　图：张宇明　牟一坤　黎雅婷

# 序

  由中山大学附属第三医院儿科主任陈壮桂教授领衔的儿科学团队，联合皮肤科、感染科、口腔科、耳鼻喉科等学科，为普及儿童健康与常见疾病防治的知识，在百忙的工作之余，以丰富的一线工作经验为基础，充分照顾到儿童，尤其是少年阶段对知识的渴求和理解力水平，以实用、通俗易懂、图文并茂、深入浅出的角度解读，讲述了包括急救以及皮肤、呼吸、血液、口腔、耳鼻、肝肾等特定组织、系统、器官的医学知识。让读者做到"开卷有益"，并且明显感觉到各位作者为达到"喜闻乐见"的效果，花费了大量的心血。在当今一切"唯SCI"的年代，这群大学附属医院的医生们愿意花时间和精力，为科普发力，更值得点赞。

  我从事儿科临床医教研工作35年，深知儿童健康科普知识在国内的重要地位，同时却又十分"贫乏"。因此，非常乐意向儿童、少年，甚至非医学群体的家长们推荐这套书。衷心祝愿该书的出版能得到大众的喜爱，并能解决一些儿童健康的实际问题，此为序。

方建培

中华医学会儿科学分会常务委员
中华医学会儿科学分会基层儿科发展委员会主任委员
广东省医学会儿科学分会前主任委员
中国妇幼保健协会脐带血应用专业委员会副主任委员
广东省妇幼保健协会脐带血应用专业委员会主任委员
中山大学博士生导师
中山大学孙逸仙纪念医院儿科主任
2019年1月

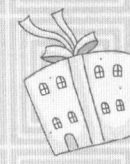

# 前 言

  儿童是祖国的花朵，是冉冉升起的太阳，是家庭和祖国的未来和希望，少年强则中国强。儿童的健康成长关系着国家和民族的未来和发展。为儿童成长创造一个安全健康的生活空间，既是父母的责任，也是社会共同的责任。

  《浅浅的医学知识——儿童常见病科普加油站》编者均为来自临床工作的医生专家，具有丰富的临床知识和科普经验，通过长期的工作体会以及对社会人群调研的反馈总结，依托社会各界的力量，发起了此次中国儿童健康知识普及计划，希望为儿童的健康成长贡献自身的一分力量。本丛书主要针对儿童日常生活中经常遇到的健康问题进行科普，包括呼吸、血液、泌尿、肝胆、耳鼻、口腔、皮肤健康以及相关疾病的科普，与儿童健康成长息息相关。内容丰富实用，语言通俗易懂，图文并茂，适合儿童及青少年、家长、教师及学校保健工作者阅读。

  感谢各位编者在百忙之中仍然积极投身至本丛书的编写及审核之中。真诚感谢各位读者的厚爱，期待大家阅读后提出宝贵意见，共同参与到儿童健康问题的探讨之中。此外，还要特别感谢广州市合力科普基金会的热心资助，与我们在科普的路上并肩作战，一同为繁荣科普创作、提高市民科学素质而努力。感谢您们的支持！

  最后，愿祖国的花朵健康成长，如日之升，照亮祖国的未来！

2019 年 1 月

# 目录

**第一章 肾脏的结构和作用** /1

**第二章 儿童肾脏病的常见症状** /5

**第三章 肾脏病常用的实验室检查** /12
第一节　尿液检测 /12
第二节　肾功能检查 /21

**第四章 肾脏活体组织病理检查（肾活检）** /23

**第五章 肾脏病常用的饮食治疗方案** /29

**第六章 肾脏病的常用药物** /32

## 第七章　儿童原发性肾脏疾病 /38

第一节　儿童急性肾小球肾炎 /38

第二节　儿童肾病综合征 /41

第三节　孤立性血尿和蛋白尿 /47

第四节　IgA 肾病 /49

## 第八章　儿童继发性肾脏疾病 /52

第一节　紫癜性肾炎 /52

第二节　儿童系统性红斑狼疮及狼疮性肾炎 /54

第三节　乙型肝炎病毒相关性肾炎 /60

## 第九章　儿童遗传性肾脏疾病 /62

第一节　遗传性进行性肾炎 /62

第二节　薄基底膜肾病 /65

## 第十章　儿童泌尿系统感染 /67

## 第十一章　先天性肾脏及尿路畸形 /70

第十二章　慢性肾脏病 /72

第十三章　遗尿症 /78

第十四章　儿童常见外生殖器疾病 /84

**参考文献** /91

**附录** /93

**后记** /96

# 第一章　肾脏的结构和作用

泌尿系统由肾脏、输尿管、膀胱和尿道组成（图1-1）。肾脏位于脊柱两旁浅窝中，呈扁椭圆形。成人肾脏长10～12厘米、宽5～6厘米、厚3～4厘米、重120～150克；成人两肾重量约为体重的1/220，而新生儿两肾重量约为体重的1/125，故年龄越小，肾脏相对越重。

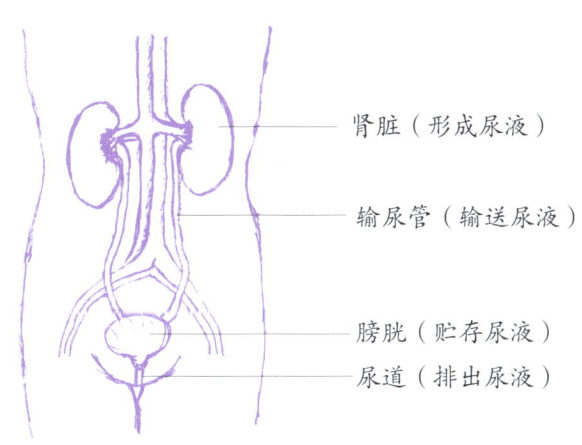

图1-1　泌尿系统结构图

## 一、肾脏的结构

肾脏的结构分为肾实质和肾盂两部分（图1-2）。肾实质是产生尿的部分，而肾盂是肾脏中央汇集尿液的空腔。肾实质部分外层为皮质，内层为髓质。皮质由100多万个肾单位组成。每个肾单位由肾小体和肾小管所构成,肾小体由肾小球和包绕肾小球的肾小囊组成,后者与肾小管相通,肾小管汇成集合管(图1-3)。髓质主要由集合管组成。若干集合管汇合成乳头管,然后是肾盏、肾盂结构。肾实质中肾小球及肾小管周围有肾间质,含毛细血管及结缔组织,起支持、营养作用。

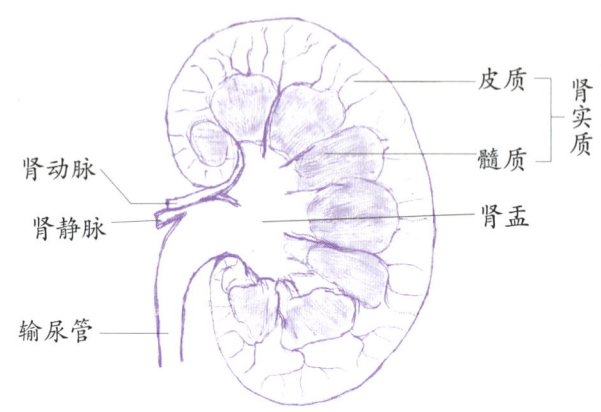

图1-2 肾脏结构

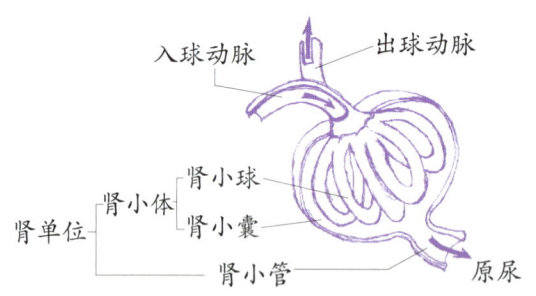

图1-3 肾小球、肾小囊及肾小管结构图

## 二、肾脏的三大基本功能

### 1. 生成尿液,排出代谢产物

这是肾脏最重要的功能。

血液流经肾小球形成原尿，原尿流经漫长的肾小管和集合管，经重吸收和分泌，形成终尿，排出体外（图1-4）。

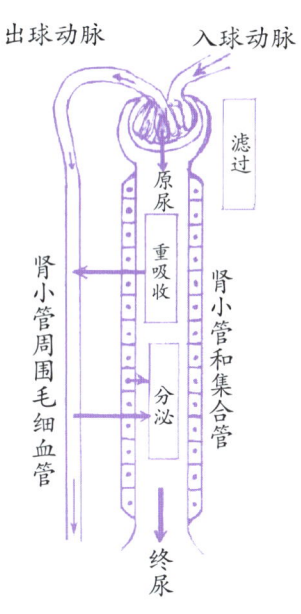

图1-4 尿液生成过程简图

## 2. 维持体液平衡及体内酸碱平衡

肾脏通过调节肾小球滤过和肾小管的重吸收功能，使人体内的血容量保持恒定，如喝大量饮料后尿多，目的是排出多余水分；腹泻呕吐体内缺水时，尿少，尿浓缩，目的是尽可能保留体内的水分。肾小管还可以调节钠、钾、氯、钙、磷、氢离子、碳酸氢根离子的吸收和分泌（图1-4），使得身体在正常和异常情况下，尽量保持水和电解质及酸碱平衡的稳定。当肾功能不全时，会出现水肿、少尿、低钠、高钾、高磷和酸中毒等症状，严重时危及生命。

## 3. 内分泌功能

肾脏可分泌肾素、前列腺素、激肽、促红细胞生成素和活性维生素D等（图1-5）。前三者与血压调节有关；促红细胞生成素与红细胞的生成有关。故肾脏病时，可出现高血压、营养不良、贫血、身材矮小及佝偻病等症状。

总之，肾脏的功能强大，血流丰富，但也容易受到各种致病因素的影响。儿童肾脏病的临床表现多样，涉及多个系统。

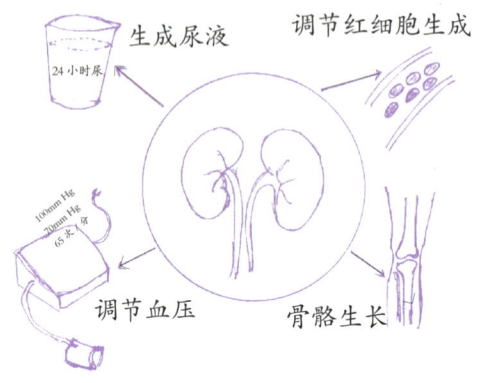

图1-5　肾脏的形成尿液和内分泌功能

（潘莉　牟一坤）

# 第二章 儿童肾脏病的常见症状

## 一、水肿

肾脏病所致的水肿称肾性水肿,通常是下行性的,即从眼、脸开始,逐渐波及下肢、腹部、外阴,及至全身水肿(图2-1)。根据按压胫骨前或足背是否有凹陷,可分为非凹陷性水肿和凹陷性水肿(图2-2)。合并有低蛋白血症的水肿常是凹陷性水肿,如肾病综合征。严重水肿时皮肤、泌尿道和腹腔容易发生感染,皮肤伤口难愈合,须加强护理。

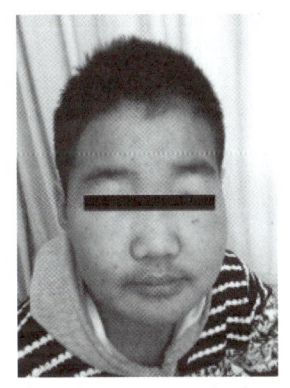

患儿颜面、眼睑水肿,面部变形

图 2-1 肾病综合征

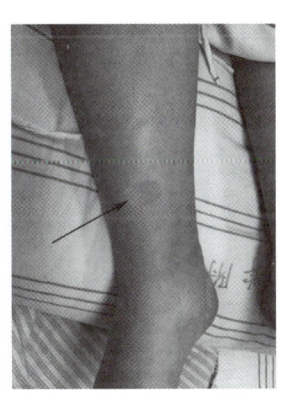

患儿下肢水肿,胫前指压后有一坑,为凹陷性水肿

图 2-2 狼疮性肾炎

## 二、血尿

### 1. 血尿的定义和分类

尿中红细胞增多称为血尿。按肉眼可否辨认分为肉眼血尿和镜下血尿。按发生时间分为突发性血尿、间歇性血尿和持续性血尿。按是否源自肾小球分为肾小球性血尿和非肾小球性血尿。按是否血尿还可分为真性血尿和假性血尿。小儿约95%以上的血尿是泌尿系本身疾病所致，故发现血尿应及时就诊。

### 2. 肉眼血尿的颜色

正常尿为黄色或淡黄色。肉眼血尿颜色可为烟灰水样、洗肉水样、鲜红色及酱油样尿（图2-3）。颜色不同与尿的pH值有关，尿的pH值正常为5.5～6.5，酸性尿时肉眼血尿为烟灰水色，碱性尿时肉眼血尿为红色。

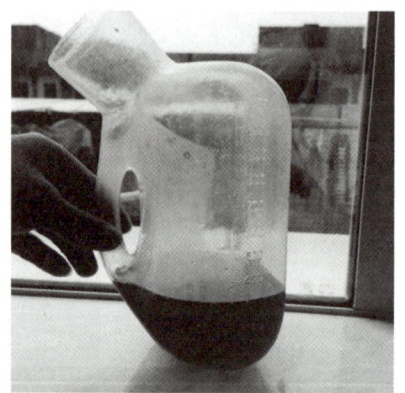

尿常规红细胞计数1557个/μL
（正常参考值为0～18个/μL）

图2-3 肾炎患儿的酱油样尿

### 3. 真性血尿与假性血尿

进食某些食物（如红心火龙果）、服用某些药物（如利福平），可使尿暂时呈红色（图2-4）。非泌尿道出血（如肠息肉、痔疮、月经来潮）也可以使尿液呈红色。上述尿液被染红，或非尿路来源的血尿，都称假性血尿，须与真性血尿鉴别。

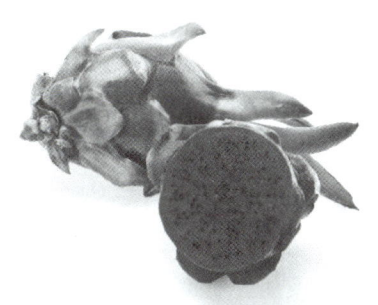 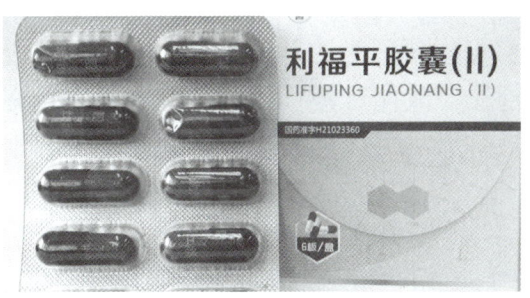

（a）红心火龙果　　　　　　（b）利福平胶囊

图 2-4　可导致尿液呈红色的食物或药物

## 三、泡沫尿

正常情况下，尿液表面张力很强，形成气泡较少。如果尿液含有一些有机和无机物质，就会使尿液张力减弱而出现一些泡沫。尿中泡沫长时间不消失，提示可能为蛋白尿（图2-5a）。肾脏病、糖尿病、肝脏病都可以出现泡沫尿；尿急时，排尿压力加大，尿速增快，使尿液表面张力减小，也可见气泡增多。

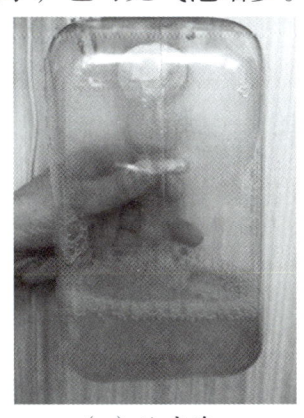 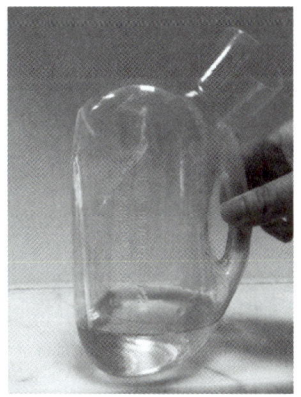

（a）治疗前　　　　　　（b）治疗后

图 2-5　肾病综合征患儿的泡沫尿

## 四、尿色浑浊

正常尿液澄清透明（图2-5b）。如果排出的尿呈混浊状，静置后均匀沉淀多半为盐类尿，如伴有砂粒状物，常为结石。如果尿呈脓样混浊，或伴有絮状物，称脓尿，提示有泌尿道感染。

## 五、尿液气味异常

新鲜尿液有特异的气味，源自尿中挥发性酸性物质。静置一段时间后，尿素分解而放出氨，故有氨臭味。如果新鲜尿就有氨臭味，为慢性膀胱炎及尿潴留的表现；糖尿病酮症酸中毒时，尿呈烂苹果味；有些食物和药品，如蒜、葱和缬草等，亦可使尿液呈特殊气味；有机磷中毒者，尿也呈蒜臭味；而遗传代谢病中的苯丙酮尿症患者的尿有鼠臭味。

## 六、尿频、尿急、尿痛

尿频指排尿次数增多，超出正常范围。正常情况下，1岁时每日排尿15～16次，学龄前和学龄期每日6～7次，成人日间排尿4～6次，夜间0～2次。尿急，指排尿有急迫感，难以控制。尿痛，是指排尿时尿道有疼痛或烧灼感，或伴耻骨上区、会阴部位疼痛。尿频、尿急、尿痛同时出现，称为尿路刺激征，还可伴有尿失禁。

尿频的原因多样，包括炎症刺激、非炎症刺激（如结石、异物）、尿量增加（尿崩症、糖尿病、大量进饮）、膀胱容量减少（如肿瘤压迫），寄生虫病（蛲虫感染）、不稳定膀胱、神经精神因素等。

儿童尿频最常见原因是炎症刺激，如尿路感染。其次是神经、精神因素。家长或老师的不当提示可以导致孩子尿频。比如冬天家庭中常用电热毯，一位家长曾对孩子说："有尿早拉，别尿床，要不床单湿了，电热毯会电你哦。"结果孩子睡前总是尿频。故对于尿常规、B超检查都正常的尿频孩子，需细致寻找病因。

## 七、少尿与多尿

正常尿量与肾脏滤过及重吸收功能有关，还与饮食及环境有关。成人的正常尿量每天约为1500毫升，少于400毫升为少尿，少于100毫升称为无尿。儿童的每日尿量随年龄增长逐渐增多，少尿和无尿在不同年龄段有不同定义（表2-1）。

表2-1 不同年龄段儿童及成人的正常尿量，以及少尿、无尿的定义

| 年龄 | 正常尿量<br>（毫升/24小时） | 少尿<br>（毫升/24小时） | 无尿<br>（毫升/24小时） |
| --- | --- | --- | --- |
| 新生儿 | 48小时内：<br>1～3mL/（kg·h）<br>3～10天：100～300 | ＜1mL/（kg·h） | ＜0.5mL/（kg·h） |
| ＜2个月 | 250～400 | 婴幼儿＜200 | ＜50 |
| ＜12个月 | 400～500 | | |
| ＜3岁 | 500～600 | | |
| ＜5岁 | 600～700 | 学龄前＜300 | |
| ＜8岁 | 600～1000 | 学龄儿＜400 | |
| ＜14岁 | 800～1400 | | |
| ≥14岁 | 1000～1600 | | |
| 成人 | 1000～2000 | ＜400<br>或＜17mL/h | ＜100 |

摘自：王卫平主编. 儿科学. 8版. 北京：人民卫生出版社，2013：322.
陈文彬，潘祥林主编. 诊断学. 6版. 北京：人民卫生出版社，2008：63.

少尿要分析原因：由于高烧、吐泻等出现严重脱水，或者外伤、便血导致失血过多时，均可引起少尿或无尿，这些称为肾前性因素。

如果患各种肾脏病导致的少尿，为肾性因素。尿路因狭窄而引起肾积水导致少尿，为肾后性因素。明确原因后需要及时处理，以免肾功能恶化。

多尿：儿童尿量多于3mL/（kg·h）或多于2000mL/24h，成人尿量多于2500mL/24h，则为多尿。多尿分为高渗性多尿和低渗性多尿。高渗性多尿尿浓，即尿中某种溶质（如葡萄糖、尿素、钠等）排泄过多，尿比重大于1.020，尿渗透压明显高于血浆渗透压。高渗性多尿多见于糖尿病、肾小管酸中毒、高蛋白高糖饮食、肾上腺皮质功能减退症等。

低渗性多尿为尿稀，即无溶质水排泄过多所致，尿比重低于1.005，尿渗透压明显低于血浆渗透压。低渗透性多尿的原因也较多，分为肾性、精神性、中枢性。肾性低渗性多尿见于各种病因导致的肾小管间质损害，从而使肾小管的浓缩功能减退。

## 八、腰痛

腰痛的原因复杂。肾、输尿管是最靠近腰部的器官，故腰痛需注意泌尿系统疾病。腰痛的特点与病变有关。肾炎、慢性肾盂肾炎、慢性肾积水等引起的腰痛呈酸痛、钝痛；持续性剧痛伴尿频、尿急、尿痛，常见于肾脓肿、肾周围炎和急性肾盂肾炎。输尿管中有结石、血块引起上尿路梗阻时，会突发腰部剧烈绞痛伴辗转反侧、大汗、面色苍白、恶心，称肾绞痛发作。故需要注意腰痛出现的急缓和持续时间，以及伴随症状。

## 九、高血压

血压指的是动脉血压。儿童常规测量坐位右上臂肱动脉血压，必要时测量立、卧位血压和四肢血压；选择与年龄匹配的合适袖带（袖带宽度是上臂的1/2或2/3）（图2-6），记录收缩压、舒张压。

测量血压前注意：测前30分钟内避免剧烈活动，禁止进食、饮茶或喝咖啡，禁止吸烟，排空膀胱，静坐或躺3～5分钟。连测2～3次，取平均值，测量后作好记录，包括测的时间、状态（坐、卧、是否晨起、活动后或饮食后等）及数值。

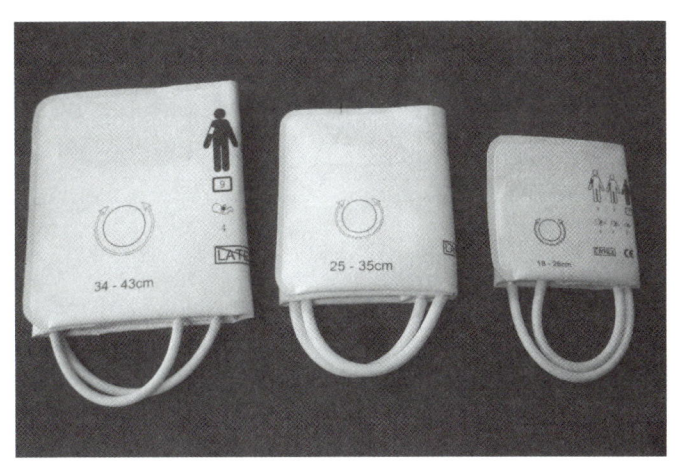

血压的正常值：血压值易受情绪激动、紧张、运动等多种因素影响，故以安静、清醒状态下测的血压值为准。儿童的血压值随年龄增长而增高。小儿血压正常值可用公式推算：收缩压（mmHg）= 80 +（年龄×2），舒张压为收缩压的2/3。成人收缩压≥140 mmHg和（或）舒张压≥90mmHg为高血压。对于肾脏病患儿，则学龄儿童≥130/90mmHg，学龄前儿童≥120/80mmHg为高血压。此标准简单易记，但会漏掉一部分高血压患儿，可用表更精细地查询。我国已有3~17岁儿童血压参照标准，经过3次及以上不同时间测量的血压水平≥$P_{95}$可诊断为高血压，$P_{95}$即第95百分位数。

高血压分原发性和继发性。成人中约95%是原发性高血压；儿童则以继发性高血压为主，有多种病因，其中肾脏疾病占70%，其他原因占30%。肾脏疾病导致的高血压称肾性高血压，在治疗过程中，用糖皮质激素也可出现高血压，称药源性高血压。家中可常备血压计，定期给儿童测量血压。

（罗湘琴　牟一坤）

# 第三章 肾脏病常用的实验室检查

## 第一节 尿液检测

### 一、尿常规检查

这是肾脏病最常用的检查，分为尿干化学检验和尿沉渣检验两部分（图3-1）。前者查的是尿中的化学成分，如蛋白质、糖等；后者查的是有形成分，如细胞、管型等。那么如何看尿常规检验单呢？以下简述其中各指标的意义。

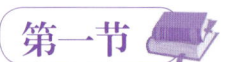

女，2岁，白细胞计数明显增多

图3-1 尿路感染患儿的尿常规检验单

## 1. 尿干化学分析

**❶ 什么是蛋白尿？**

尿常规中"蛋白质"显示阳性（+～+++），或收集24小时的尿，若尿中总蛋白大于150mg，则称蛋白尿。生理性蛋白尿可见于发热、剧烈运动等情况，随着诱因消除而消失。病理性蛋白尿（图3-2）见于各种肾脏病及一些肾外疾病。

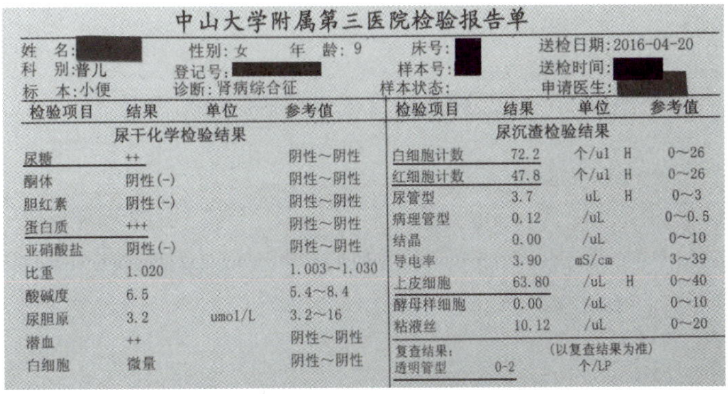

女，9岁，多个指标异常

图3-2 肾病综合征患儿的尿常规检验单

**❷ 尿糖、酮体阳性的意义**

尿糖阳性称为糖尿，血糖正常却出现糖尿，称肾性糖尿，见于各种肾脏病引起肾小管损害，致吸收葡萄糖能力下降，糖从尿中排出（图3-2）。

酮体是脂肪代谢的中间产物，见于糖尿病酮症酸中毒。而非糖尿病性酮尿，常见于高热进食少、饥饿、吐泻等，提示体内代谢紊乱，需适当补液和补充热量以纠正不正常的状态。

**❸ 尿胆原和胆红素阳性的意义**

这两项阳性均提示肝胆系统和血液系统疾病（图3-3）。

图 3-3 婴儿肝炎综合征患儿的尿常规检验单

**❹ 尿中亚硝酸盐阳性的意义**

这是与尿路感染有关的指标。革兰氏阴性杆菌可将尿中的硝酸盐还原为亚硝酸盐，因此亚硝酸盐阳性间接提示这类细菌感染。

**❺ 什么是尿潜血？**

尿潜血（BLD），又称隐血，检测的是尿中的血红素。红细胞和肌细胞都含有血红素。急性溶血和肌肉组织被破坏，尿检都可出现隐血阳性，严重者尿外观呈鲜红色或酱油色。泌尿系统疾病引起血尿时，尿中红细胞增多，部分红细胞崩解，同样会出现尿潜血阳性（图3-4）。潜血不等于血尿，潜血阳性时要从多方面查找原因，肾脏病是常见原因之一。

尿红细胞计数增多，尿潜血+++

图 3-4 肾炎患儿尿常规检验单

## 2. 尿沉渣分析

目前大多数医院用的是尿沉渣自动分析仪，定量检测非离心尿中的有形成分，如细胞、管型及结晶，结果以微升（μL）为单位。检查项目如下：

**❶ 红细胞计数与血尿**

尿中红细胞数量高于正常范围时称为血尿。当尿中红细胞数量＞10个／HP（每高倍视野）时，尿潜血会呈现阳性（+）。如潜血阳性，但红细胞计数正常，则需要多次复查尿常规，因为尿检受到的影响因素很多。

用位相显微镜观察尿中红细胞形态，如果大小一致，变化均一，称为正形红细胞，此种血尿称均一性血尿或非肾小球源性血尿（图3-5a）；如果红细胞大小不等，形态怪异，如面包圈样、芽孢样、棘状、月牙型破碎红细胞等，称为畸形红细胞，此种血尿称非均一性血尿或肾小球源性血尿，提示有肾炎（图3-5b）。

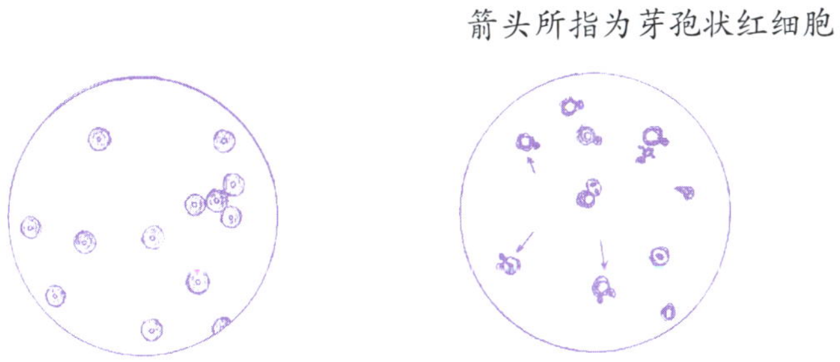

箭头所指为芽孢状红细胞

（a）正形红细胞　　（b）畸形红细胞

**图3-5　尿中红细胞形态**

由于尿中红细胞易于变形，且结果受送检时间、尿pH值、尿渗透压等因素影响，故对标本采集有严格要求。送尿红细胞位相检查时，医生会叮嘱患者须注意：晨尿、新鲜尿、尽快送检。

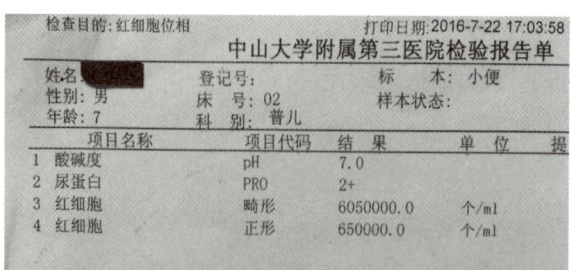

以畸形红细胞为主

图 3-6　血尿患儿的红细胞位相检验单

**❷ 白细胞计数**

尿沉渣检验中"白细胞计数"即直接计算尿沉渣中白细胞的数量，若大量增加，提示泌尿系统感染。尿干化学检测中的"白细胞"主要是检测中性粒细胞胞浆内的酯酶，间接提示中性粒细胞的量。若为阳性提示白细胞增多，也有助于尿路感染的诊断。

**❸ 上皮细胞**

这些细胞来自于肾小管、输尿管、膀胱及尿道上皮细胞的脱落。正常尿中极少，炎症时增多。上皮细胞体积大于白细胞，形态各有特点（图3-7），且根据形态可以推测病变部位。

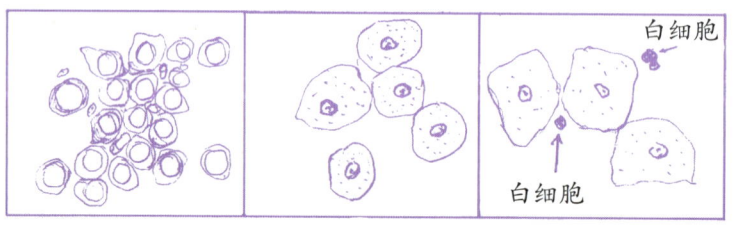

（a）肾小管上皮细胞　（b）移形上皮细胞　（c）鳞状上皮细胞

图 3-7　尿沉渣中的上皮细胞

④ 管型

在一定条件下，肾脏滤出的蛋白质、细胞或碎片在肾小管、集合管中凝固，形成圆柱形蛋白聚体，并随尿液排出，称为管型。尿中出现管型表示肾实质有病变。管型的数量和形态提示不同性质的病变及病变程度。常见管型和类似管型物如图3-8所示。

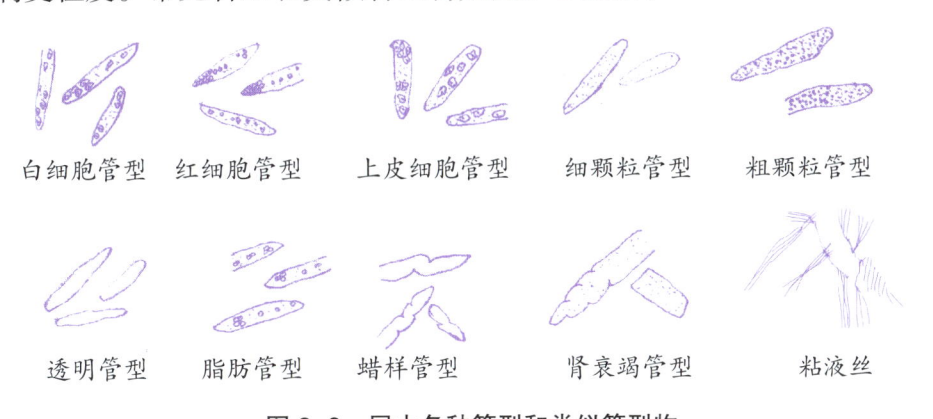

图 3-8　尿中各种管型和类似管型物

⑤ 结晶

尿中含的晶体和非晶体物质，是在一定条件下形成的盐类结晶，在显微镜下可通过颜色、形态、折光性以及与酸碱性试剂反应的特性，鉴别不同的结晶体，包括生理性结晶（图3-9）和病理性结晶。无论哪种结晶，如果长期大量存在，都有形成尿路结石的可能，要引起重视。

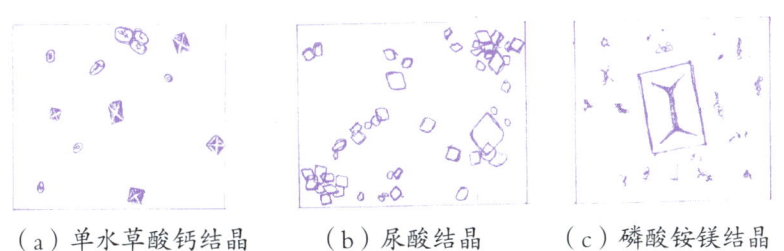

（a）单水草酸钙结晶　　（b）尿酸结晶　　（c）磷酸铵镁结晶

图 3-9　生理性结晶

**❻ 酵母样细胞**

此类细胞多提示有尿路真菌感染的可能。

**❼ 导电率**

用于反映尿液的渗透压水平，间接了解肾的浓缩和稀释功能。若导电率明显降低，表明肾小管浓缩功能下降。

**❽ 粘液丝**

它是反映尿路感染的指标，是由于细菌感染，膀胱、尿道上皮受刺激后产生的一种分泌物，在显微镜下呈丝状物（见图3-8）。

**3. 尿常规检查的注意事项**

尿常规检查中包含多种化学反应，影响因素多，故从采集尿液开始须尽量做到以下各项：

❶ 可用晨尿或随意尿送检。因晨尿浓度较高，未受饮食影响，所得检验结果较准确，且方便前后对比，故晨尿送检更好。

❷ 送检尿量：一般5～10mL。

❸ 留尿标本应取中段尿，即先排出（第1秒）的尿弃去，以冲掉留在尿道口及前尿道的细菌，最后的尿也不接，将中段尿留取送检。可先用宽口杯接尿，再将其倒入试管中送检（图3-10）。

❹ 用新鲜尿，排尿后15～30分钟送检。放置时间过长，会影响检验的准确性。

❺ 要避免污染，但尽量不加防腐剂。

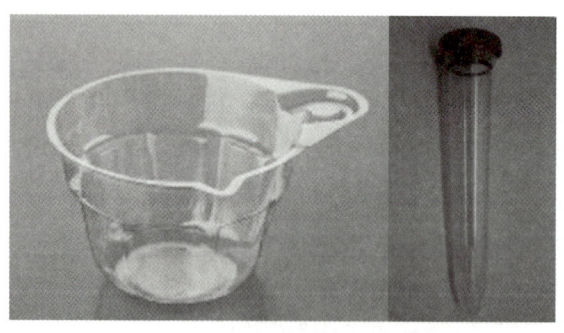

图3-10 接尿的宽口杯和试管

## 二、中段尿培养

当出现尿频、尿痛、发热、尿常规白细胞增加,疑有尿路感染时,为明确有无致病菌及其种类、数量和药物敏感性,需留取中段尿进行培养和鉴定。

取尿标本:外尿道寄居有正常菌群,故采集尿液时需由护士在无菌操作下(消毒外阴尿道口后)接中段尿送检(图3-11)。有时并不容易成功取到,可以控制排尿速度,尽量慢一点,但又要排尿"成线",不中断。一般排尿1秒钟后的尿液基本上可算中段尿。除中段尿,还可以插尿管导尿取尿标本,或耻骨上膀胱穿刺法收集尿标本送检。

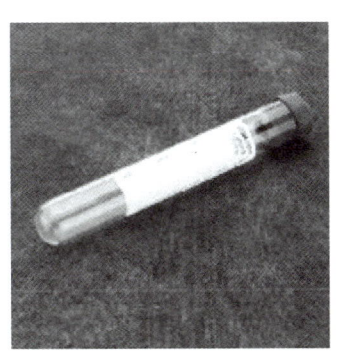

图3-11 消毒外阴尿道口后采集尿液于无菌试管中送检

尿培养的结果用菌落形成单位(CFU)表示,CFU/mL指的是每毫升样品中含有的细菌菌落总数。接中段尿或插导尿管留尿,培养的菌落数少于$10^4$CFU/mL考虑为污染,如达到$10^5$CFU/mL为细菌感染。膀胱穿刺尿则有菌落生长即为细菌感染。治疗中应多次复查尿培养,以评估疗效。

注意事项:首次培养须在应用抗生素前。尿液尽量在膀胱内停留6~8小时或以上,使细菌有繁殖时间。

## 三、24小时尿蛋白定量

尿常规检查中,尿蛋白结果为定性及半定量显示,必要时还需要做更准确的定量检查。最常用的指标即24小时尿蛋白定量。

24小时尿蛋白定量留尿法:准确留取24小时尿并记录总尿量,如从当日8时至次日8时的尿,即早上8时排尿并弃去,把之后24小时所排出的尿全部贮存在同一容器内,小量尿液亦不要遗漏。最后一次为次日8点排的尿并留于容器中。如果在这24小时之内要排大便,应先排尿收集起来,然后再排大便。送检前测量总尿量并记录,搅匀后,倒出一试管送检,在验单和试管上写明总尿量(图3-12)。测定当天不必限制水分和进食量,可如常进食。

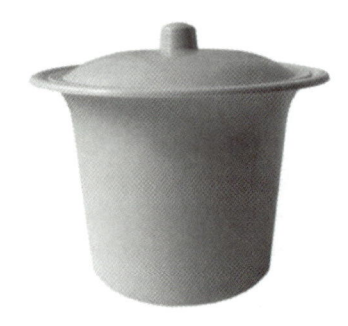　　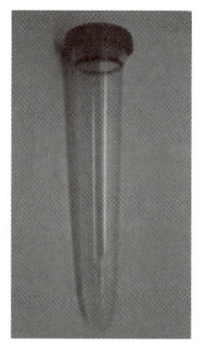

(a)大容器收集24小时尿　　(b)混匀后小试管装10毫升送检

图3-12　24小时尿样收集

## 第二节

## 肾功能检查

肾功能检查包括肾小球和肾小管功能检查，是判断肾脏病严重程度、治疗效果、药物调整的重要依据。本节主要介绍肾小球功能方面的检查。

**1. 血清肌酐（SCr）、尿素氮（BUN）和尿酸（UA）**

肾小球的主要功能是滤过，滤过减少时，代谢产物堆积在血中，SCr、BUN和UA会升高，故这些指标的水平，可以反映肾滤过功能，指标越高，肾功能越差。这几项是最常用的肾功能指标。

但血清肌酐、尿素氮不是早期或轻度肾功能不全的诊断指标，由于肾的储备力和代偿力强，肾小球滤过率下降到正常人的50%时SCr、BUN才升高。

在没有肾脏病时，因代谢紊乱，尿酸生成增多或某些食物抑制尿酸排出，可以出现高尿酸血症，导致痛风性关节炎和尿酸性肾病，故应积极控制高尿酸血症，以保护肾功能。

尿素氮正常值：成人为3.2～7.1 mmol/L；婴儿、儿童为1.8～6.5 mmol/L。

血清肌酐正常值：男性为53～106mmol/L；女性为44～97mmol/L；儿童则受身高、肌肉发育等因素影响，正常值范围随年龄而增加。

尿酸正常参考值：成年男性为149～416μmol/L；成年女性为89～357μmol/L；儿童为180～300μmol/L。在青春期后男孩的尿酸开始上升，渐达成人水平。大于420μmol/L为高尿酸血症。

**2. 内生肌酐清除率（Ccr）**

肾小球滤过率（GFR）即单位时间内（分钟）经肾小球滤出的血浆液体量。这是评价肾功能的重要指标。按GFR将慢性肾脏病从轻到重分为5期，每一期的治疗方案不同。

代表 GFR 的最常用指标是内生肌酐清除率（Ccr）。正常参考值：成人为 80～120mL/min；新生儿为成人的 1/4，6～12 个月时为成人的 3/4，2 岁时达到成人水平。

### 3. 放射性核素肾图（肾动态显像）

上述 1 和 2 所述指标表示的是双肾的总体功能。如果只是其中一个肾有病变，如何了解此肾的功能呢？放射性核素肾图可以解决此问题，可用于小儿先天肾发育不全、输尿管梗阻等的双肾功能的诊断，还可用于移植肾监测。

（潘莉　牟一坤）

# 第四章　肾脏活体组织病理检查（肾活检）

肾病患儿家长经常收到医生的建议：为患儿作肾活检。家长很纠结，为什么要做？风险大么？做了以后会不会容易腰痛？做了就可以治好病了？另一部分家长是主动要求肾活检，因为想搞清楚"我的孩子患的是什么肾病"。下面介绍肾活检的有关知识，包括适应证、禁忌证、术前准备、术后注意事项及肾组织病理报告的初步解读。

肾活检，也称肾穿刺活检术，是用活检穿刺针从患者肾脏取少量肾组织进行病理形态学分析的检查。有多种方法：①在B超引导下经皮肤穿刺肾活检；②开放性手术肾活检；③腹腔镜下肾活检。第一种方法为国内外普遍采用的方法（图4-1）。

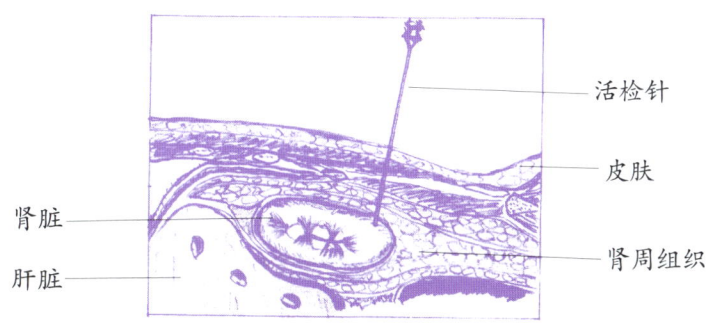

图4-1　穿刺针经皮进入肾下极获取肾组织

## 一、适应证

什么病、什么情况下需要做肾活检？

**1. 原发性肾脏病**

急性肾炎综合征：肾功能急剧恶化，怀疑急进性肾炎时，或按急性肾炎治疗2～3月病情无好转者。

儿童原发性肾病综合征：经激素规范治疗，表现为频复发、激素依赖、激素耐药者。

血尿和（或）蛋白尿：明确肾小球源性血尿的原因，单纯性血尿者病史≥6个月，蛋白尿持续＞1克/天，病因不明。

**2. 继发性肾脏病**

如乙肝病毒相关性肾炎、狼疮性肾炎、紫癜性肾炎。

**3. 遗传性肾脏病**

如遗传性进行性肾炎、家族性良性血尿等。

**4. 急、慢性肾功能衰竭**

慢性肾功能减退者，肾脏体积应未完全缩小。

**5. 移植肾**

肾功能明显减退、严重排异反应等情况。

## 二、禁忌证

什么情况下不能做肾活检？

**1. 绝对禁忌证**

明显出血倾向、重度高血压；独肾、小肾、固缩肾；不能配合操作者。

**2. 相对禁忌证**

泌尿系统感染、肾脏动脉瘤、肾脏大囊肿；大量腹水、过度肥胖、严重贫血、心功能衰竭及频咳、腹泻等。

## 三、肾活检术前准备

① 详细向家长介绍肾穿刺活检术的目的及方法，征得家长同意，

告知可能的并发症：①血尿；②肾周血肿；③腰痛、肾区疼痛；④动静脉瘘；⑤损伤其他脏器；⑥感染；⑦穿刺不成功；⑧麻醉意外；⑨其他不能预见的情况。签署手术同意书。

❷ 向患儿解释肾穿刺操作，解除心理压力，并训练患儿俯卧位，腹部放柱状小枕、屏气（达10～15秒以上）及仰卧位排尿（因术后须卧床24小时）。

❸ 完善术前检查。

❹ 肾穿前1周停用影响凝血功能、血小板功能的药物；并尽可能控制血压到理想水平。

❺ 手术当日流质或半流质饮食，需全麻者禁食。术前12～24小时内排便。过度紧张者酌情使用镇静剂和镇痛剂。

### 四、肾活检术后注意事项

❶ 适量输液，鼓励患儿多饮水，以尽快排出少量凝血块。

❷ 注意观察患儿尿色、尿量、精神、面色、伤口敷料有无渗血、有无穿刺部位疼痛、右下腹痛、腹胀、发热及血压下降等。

❸ 卧硬板床24小时，其中绑腹带12小时。平卧24小时后，若病情平稳，可下地活动。

❹ 术后3天内，注意卧床休息，少活动，多饮水，吃易消化的食物。一般情况下，术后1周内便可逐步恢复全术前状态。一个月内避免剧烈运动。

### 五、肾活检的并发症

❶ 血尿：镜下血尿通常1～5天恢复，肉眼血尿一般1～3天消失。

❷ 肾周血肿：术后小血肿常见，无需处理。患者不合作、穿刺过深或术前肾功能衰竭者为肾周大血肿形成的危险因素。

❸ 腰痛、肾区疼痛：部分患儿可有，1～3天消失。剧烈疼痛须注意肾周血肿增大、尿路梗阻、误伤其他脏器及感染的可能。

❹ 尿潴留：患儿情绪紧张可出现，可热敷及按摩膀胱区以协助排尿，必要时导尿。

❺ 损伤其他脏器：如果穿刺过深、患者躁动不合作，有可能损伤肝脏、肠道。

❻ 动静脉瘘：术后持续肉眼血尿、无法解释的高血压，则需考虑此并发症，轻者可自行愈合，出血较多且高血压者，需栓塞治疗。

综上所述，肾活检是有创检查，有出现并发症的风险，严格掌握适应证，做好细致的术前后处理，可以明显减少或者避免并发症。如病情需要，还可重复活检。经皮肾穿刺活检术已成为一项创伤小、安全性高、成熟的操作技术。

## 六、肾活检病理报告的解读

肾活检标本送检项目：光镜、免疫荧光及电镜检查。

❶ 光镜检查：包括常规 HE 染色（苏木素－伊红染色）及三种特殊染色所见。全面描述肾单位（肾小球、肾小管）及肾间质和血管的病变情况。

❷ 免疫荧光检查：常规检测免疫球蛋白 IgG、IgA、IgM、补体 C1q、C3，必要时行纤维蛋白、κ、λ 轻链检测。疑乙肝相关性肾炎时加做 HBsAg、HbcAg 的检测；疑 Alport 综合征时，加做Ⅳ型胶原 α 链的检测。

❸ 电镜检查：可观察细胞的超微结构和各种特殊物质。如遗传性肾脏病中的 Alport 综合征和薄基底膜病有基底膜的厚薄改变；肾病综合征中的微小病变肾病，电镜下可见上皮细胞足突广泛融合。

肾活检报告的结论：结合光镜、免疫荧光、电镜的检查结果，病理报告的最后一项是病理诊断意见。图4-2 为一位原发性肾病综合征患儿的肾活检病理报告单（患儿，女，8岁，因肾病综合征（肾炎型）频复发而行肾活检）。

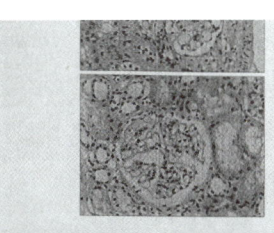
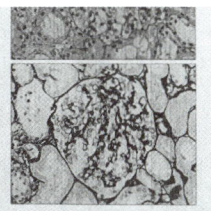

(a) 光镜、免疫荧光报告

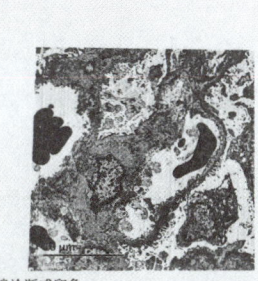
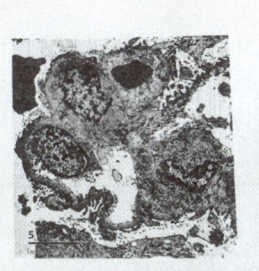

(b) 电镜报告

图4-2 肾活检报告

综上所述，肾活检为肾病提供了病理证据，其结果常作为判断肾病变程度的金标准，有助于指导治疗和判断预后。但另一方面，应理性看待肾活检结果。病理诊断是通过局部病变推断整体病变，有其局限性，并不能独立作出疾病的最终诊断。如光镜诊断微小病变时，可能同时有增生和硬化改变，但未取到病变部位组织，因此诊断的是微小病变，但结论还有"不排除节段性硬化"的表述。又如，因电镜标本只观察1~2个肾小球，故也有漏诊Alport综合征、薄基底膜病的可能，高度怀疑时还须借助外周血基因检查辅助诊断；再者，不是肾活检就一定能找到病因，如肾炎、肾病综合征、滥用药物引起的肾损伤都可以出现肾小管和间质病变，肾病理只是告诉了有这些病变存在，还要结合用药史、临床表现及多项检查结果综合分析，才能对病因作出正确判断。

（张杨　牟一坤）

# 第五章 肾脏病常用的饮食治疗方案

不同的肾病，或同一肾病的不同阶段，饮食方案都不同。治疗期间合理的饮食方案可保证患者的营养需求，对保护患者肾功能、减缓肾功能减退有重要作用。不适当的饮食可影响患者的营养状况或水肿、低钾血症、低钠血症等症状的转归，从而延长住院时间，不利于疾病的康复。以下介绍肾病患儿常用的几种饮食方案。

## 一、普食

适用范围：一般情况好的患儿，如单纯性血尿者，急性肾炎恢复期或肾病综合征病情缓解期无肉眼血尿、浮肿、高血压者。平衡饮食，营养丰富，动物、植物蛋白均可进食，以新鲜肉蛋及时令蔬菜水果为主，少吃腌制食品，烹调的油类以含不饱和脂肪酸的植物油为主。因呼吸道感染可使肾病复发或加重，煎炸类食品干燥，易诱发上呼吸道炎，且高脂高盐，不宜常食。对于仍在服用激素的患者，医生会给予维生素D及钙剂服用，以防糖皮质激素造成的骨质疏松，饮食上也宜多食富含维生素D及钙的食物，如海产品、奶类等。

对于狼疮性肾炎的患儿，不食用或少食用具有增强光敏感作用的食物：如无花果、紫云英、油菜、黄泥螺以及芹菜等，如食用后应避免阳光照射。蘑菇、香菇等蕈类和某些食物染料及烟草也会有诱发系统性红斑狼疮的潜在作用，也应尽量不食或少食。

总之，普食既普通又不普通，合理的膳食原则是使患儿病情稳定，让他们开心愉快，拥有与正常儿童相近的生活质量。

## 二、低盐饮食

低盐饮食是肾病患儿常见的饮食治疗方案。用于急慢性肾炎伴水肿及高血压的患者。限制食盐的摄入，儿童食盐<1g/d 或<60mg/(kg·d)，成人摄入食盐每日不超过2g（含钠0.8g），但不包括食物内自然存在的氯化钠。禁止一切腌制食物，如咸菜、腊肉、香肠、火腿、皮蛋。

无盐低钠饮食适用范围同低盐饮食，但水肿较重者以无盐低钠饮食为宜。无盐饮食即除食物内自然含钠量外，烹调时不放食盐。低钠饮食即除无盐外，还要控制所摄取食物中自然存在的含钠量（控制在0.5g/d），禁用腌制食品及含钠丰富的食品和药物，如面条、汽水、运动饮料和碳酸氢钠等。无盐饮食和低钠饮食在临床上比低盐饮食用得少。

用上述饮食时因有水肿，故常联用利尿剂，且应定期复查血清电解质，以防低钠、低钾等电解质紊乱。

限盐饮食只在显著水肿和高血压时短时应用，随着病情好转，如浮肿消退，血压、尿量正常，应及时改为普食，长期低盐饮食会降低食欲，影响儿童生长发育，还会造成低钠血症，如再合并感染、吐泻、用较强利尿剂时，容易出现低血容量，重者休克。有些家长在病情缓解期仍长期给肾病患儿用代盐或低钠盐，是不合适的。

## 三、低盐优质蛋白饮食

这是肾病综合征患儿伴浮肿、大量蛋白尿、低蛋白血症时常用的饮食方案。对于生长发育中的儿童，肾病未缓解时，高蛋白饮食易使尿蛋白增加，促进肾小球硬化，使肾病加剧。而低蛋白饮食提供的蛋白质有限，长期低蛋白饮食可致营养不良，不利于儿童生长发育，即高、低蛋白饮食都不宜，故予正常需要量的优质蛋白饮食，蛋白质摄入量为1.5～2g/(kg·d)，占总热量的8%～10%。优质蛋白主要指高生物效价的动物蛋白（鱼、肉、蛋、奶）和植物蛋白中的大豆。水肿消退时，低盐转为正常量食盐，继续优质蛋白饮食。

## 四、低蛋白饮食

适用于肾炎伴氮质血症、尿毒症的患者。饮食原则：限制蛋白质摄入量，予以优质蛋白，儿童为0.5g/（kg·d），成人每日蛋白质总量不超过40g，应多补充蔬菜和含糖量较高的食物。慢性肾功能不全的患儿需由营养科医生制订个体化的饮食计划，根据体重、肾功能指标，做出一日各餐的详细食谱，细化至每餐多少饭、奶、肉蛋和蔬果的量，还可配合服用α-酮酸以助必需氨基酸的合成及改善肾功能。

## 五、低脂肪饮食

适用于肾病综合征、狼疮性肾炎等合并高脂血症者。饮食原则：限制脂肪的摄入量，脂肪量应低于总热卡的30%，以不饱和脂肪酸、低胆固醇食物为宜；少摄入含胆固醇高的食物，如饱和脂肪酸、蛋黄、动物内脏、脑、鱼子等。当肾病综合征病情好转、血胆固醇和甘油三酯降至正常时，可转回普食，鸡蛋的蛋黄及蛋白都可以如常进食，平衡饮食，以保证儿童的生长发育。

## 六、关于碳水化合物

平时还应多食复合碳水化合物，少吃单糖（如葡萄糖、半乳糖和果糖），单糖是碳水化合物中最基本的单位，多糖如淀粉，双糖如麦芽糖、蔗糖和乳糖，都必须先消化成单糖，才可被机体吸收。各种单糖在人体中的吸收速度不相同，如果以葡萄糖的吸收速度为100，则半乳糖为110，果糖为70。葡萄糖为日常及临床上最常用的单糖，容易吸收，可以很快升高血糖。出现低血糖时，可立即给予葡萄糖注射或口服葡萄糖水，但对于使用糖皮质激素的肾病患儿，因激素有致高血糖的副作用，而患儿血糖水平不低，故应少吃单糖。

（罗浩　牟一坤）

# 第六章 肾脏病的常用药物

## 一、利尿药

### 1. 什么是利尿药？有哪些种类？

利尿药是作用于肾脏，增加电解质和水的排出，使尿量增多的药物。根据作用部位和利尿效果，利尿药可分为高效、中效和低效三类。如呋塞米为高效利尿药，氢氯噻嗪为中效利尿药，而安体舒通、氨苯蝶啶为低效利尿药（图6-1）。由于作用于远曲小管远端和集合管的药物均能排钠保钾而利尿，故安体舒通（螺内酯）、氨苯蝶啶又称为保钾利尿药。

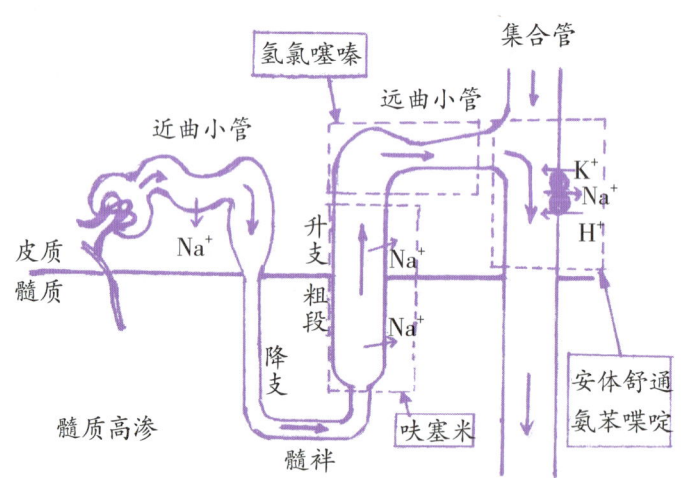

图 6-1 高效、中效和低效利尿药的作用部位

## 2. 使用利尿药需注意什么?

儿童肾病常在有水肿时用利尿药,最常见的副作用有低血钾、低血钠等电解质紊乱,故应定期抽血复查。家长还须配合登记好患儿的尿量、大便量、呕吐量,喝的水、汤、果汁、奶量及其他食物量,两方面的各自合计称为出入量,可参考附录二的表格记录。医生需根据出入量、血电解质、水肿程度、血压、体重、腹围等情况调整利尿药,如尿少、水肿加重,可适当加大剂量、口服改静脉用药或酌情加用低分子右旋糖酐、白蛋白以助改善循环并利尿;出现低钾,可酌情减少利尿药量、口服或静脉补钾,并嘱患儿摄入含钾丰富的食品,如香蕉、葡萄、苹果、柑橘、橙子等。如出现多尿、皮肤干、眼窝凹陷、体重明显下降或低血压时,需及时停用利尿药,酌情补液。总之,病情未稳定时,家长要多观察、多记录,有疑问多咨询。

## 二、糖皮质激素

### 1. 糖皮质激素的来源

**❶ 肾上腺的结构和功能**

肾上腺因位于两侧肾脏上方而得名,是人体重要的内分泌器官。腺体周围部分是皮质,内部是髓质(图6-2)。

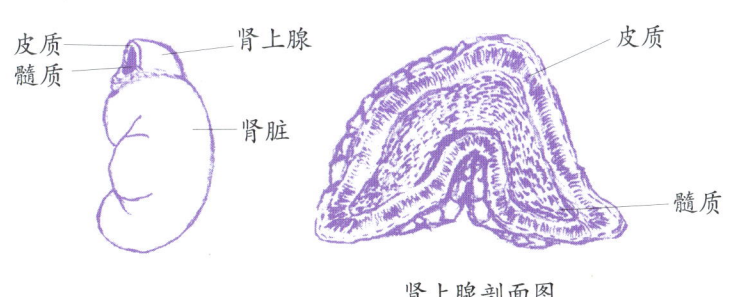

肾上腺剖面图

图 6-2 肾上腺皮质及髓质

**❷ 糖皮质激素的来源和作用**

糖皮质激素（GCS）是由肾上腺皮质中层束状带分泌的一类甾体激素，主要为氢化可的松（cortisol，皮质醇）。糖皮质激素具有生理作用，即调节物质代谢及参与应激和防御反应。它还有药理作用，作为外源性给予的大剂量的糖皮质激素具有抑制免疫应答、抗炎、抗过敏、抗毒素、抗休克作用。由于其强大的药理作用，在改变病理过程的同时也会导致不可忽视的副作用，如肥胖、痤疮、高血压等，故让一些患者和家长感到难以接受。

2. 肾病、风湿病中哪些情况需要用糖皮质激素治疗？

儿童肾病、风湿病中的许多与免疫相关的疾病都需要用糖皮质激素治疗，如肾病综合征、急进性肾炎、IgA肾病、狼疮性肾炎、紫癜性肾炎、抗基底膜肾炎、系统性血管炎、皮肌炎、硬皮病、幼年特发性关节炎等。

3. 糖皮质激素是怎么分类的？

根据半衰期可分为短效、中效和长效制剂。肾脏和风湿病常用中效制剂，如泼尼松片（强的松）、甲基泼尼松龙。

4. 糖皮质激素用多少剂量？用多久？

肾脏及风湿病治疗中，根据病种、病情选择激素用法与用量，可以从小剂量用到冲击量，在病情危重时也会从冲击量开始，好转后逐步减量（表6-1）。通常冲击量的疗程以天计算，大剂量的疗程以周计算，中剂量的疗程可能以月计算，小剂量的疗程则可能以月或年计算。

表 6-1 糖皮质激素的常用用法与用量

| | 成人 | 儿童 | 给药时间 | 常用药物 | 适应证 |
| --- | --- | --- | --- | --- | --- |
| 冲击量 | 500～1000mg/d | 10～30mg/(kg·d) | 每日一次，静脉滴注 | 甲基泼尼松龙 | 急危重症 |

续表 6-1

|  | 成人 | 儿童 | 给药时间 | 常用药物 | 适应证 |
|---|---|---|---|---|---|
| 大剂量（足量） | >30mg/d | 1.5～2mg/（kg·d） | 每日分次服 | 泼尼松 | 活动期诱导治疗 |
| 中剂量 | 7.5～30mg/d | 1mg/（kg·d） | 每日或隔日晨顿服 | 泼尼松 | 巩固治疗 |
| 小剂量 | <7.5mg/d | 0.5mg/（kg·d） | 每日或隔日晨顿服 | 泼尼松 | 维持治疗 |

**5. 糖皮质激素有哪些不良反应？**

冲击治疗时，常见不良反应为感染、保钠排钾引起的浮肿、低钾血症。静脉短时间大剂量给药也可能出现全身性过敏反应，如眼睑肿胀、皮疹、胸闷等。

长疗程超生理剂量用药可出现的副作用如下：

❶ 代谢紊乱：医源性柯兴综合征面容和体态，如满月脸（图6-3）、水牛背、向心性肥胖、多毛、痤疮、紫纹；肌萎缩；伤口愈合不良；高血糖；高凝状态；水钠潴留、高血压；无菌性股骨头坏死、骨质疏松或骨折、高尿钙；儿童生长停滞，这是儿童患者特有的表现，成人已不受影响。

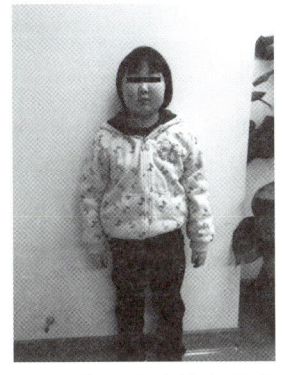

女，11岁，服用糖皮质激素

图6-3 柯兴综合征面部表现（满月脸）

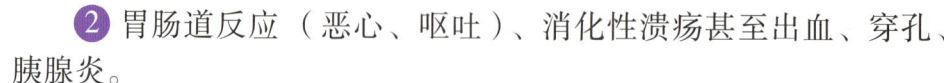

② 胃肠道反应（恶心、呕吐）、消化性溃疡甚至出血、穿孔、胰腺炎。

③ 精神症状：兴奋、激动、失眠，甚至癫痫发作，也可表现为抑郁。

④ 并发感染：为常见不良反应，以真菌、结核菌、细菌和各种疱疹病毒感染为主。故须注意防治感染。

⑤ 眼压升高，白内障。

⑥ 急性肾上腺皮质功能不全和戒断综合征：长期用药后，如突然停药、快速减量、并发急性感染时，可出现急性肾上腺皮质功能不全症状，重者休克，危及生命，故应遵医嘱调药。

糖皮质激素的诸多副作用令家长极其担忧。使用糖皮质激素的原则是了解之，应对之。每个患儿的敏感性不同，这些副作用并不是全发生在一位患儿身上，平时与激素同时开的药（胃药、维生素 D、钙剂）已在防范可能出现的胃肠反应及骨钙流失；还有一些副反应可防范，如少去通风不良场所防感染，家人有病及时治疗并隔离，勿剧烈运动防骨折；有些需要定期检测，如血压、血糖、眼部；有些可治疗，如高血压、消化性溃疡；避免急性肾上腺皮质功能不全等危险情况需遵循用药原则（激素应逐步减量，应激状态时加量）。在医患的共同努力下，将副作用尽可能减少。

### 6. 服用糖皮质激素的注意事项

① 逐渐减量，勿擅自停药，防止病情反复。

② 病情平稳后用维持量，最低剂量个体化，因人而异寻找最低维持量；维持量隔日晨顿服对下丘脑－垂体－肾上腺轴的影响最小。

③ 疗效不佳，激素依赖或耐药或（和）有严重不良反应时，及时联合用药或换二线药（免疫抑制剂）。

④ 予低钠高钾、蛋白质丰富的饮食；定期测血压、眼压，定期复诊。

❺ 感染会使原有疾病复发或加重，这时激素不能减量甚至要加量，从而增加副反应发生的风险，陷入不良循环中，故防感染很重要，原发病的病情平稳很重要。

### 三、免疫抑制剂

免疫抑制剂是对机体的免疫反应具有抑制作用的药物，能抑制与免疫反应有关细胞（T细胞和B细胞等）的增殖和功能。许多肾脏病与免疫损害相关，故此类药也常用于肾脏病的治疗，如肾病综合征、狼疮性肾炎等。

目前，儿童肾脏和风湿病治疗中常用的免疫抑制剂有：环磷酰胺（CTX）、环孢菌素A（CsA）、他克莫司（FK506）、霉酚酸酯（MMF）、硫唑嘌呤（AZA）、咪唑立宾（MZ）、甲氨蝶呤等。习惯上，常把糖皮质激素单列，而免疫抑制剂指上述除激素外的药。免疫抑制剂常作为原发性肾病综合征的二线药及风湿病治疗中的联合用药。

免疫抑制剂使用中的注意事项：这些药既能有效控制病情，也会有不良反应。如环磷酰胺可以引起出血性膀胱炎，用药时需要增加输液量；环孢菌素和他克莫司有肾毒性，需定期查血药浓度和肾功能；环磷酰胺、霉酚酸酯、硫唑嘌呤、咪唑立宾对血液有影响，需定期查血常规；对于用激素及免疫抑制剂治疗的患儿，存在继发性免疫力低下，容易合并各种感染，如病毒、细菌、真菌及结核感染，感染部位常为呼吸道、泌尿道、皮肤和胃肠道。轻的感染易引起原来的病复发，重症感染可危及生命，故日常生活中要注意预防感染。

免疫抑制剂种类繁多，专科医生会根据患儿的病情、家庭经济能力，结合每种药物的特性，与家长商量，决定是否用、如何用，以及使用过程中应注意什么，使患儿病情能得到有效控制。

（钟晓冰　牟一坤）

# 第七章 儿童原发性肾脏疾病

本章主要介绍原发性肾小球疾病中的常见病，包括急性肾小球肾炎、肾病综合征、孤立性血尿和蛋白尿，以及 IgA 肾病。

## 第一节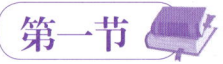

### 儿童急性肾小球肾炎

#### 一、儿童肾炎的一般概念

1. 什么是急性肾小球肾炎？

急性肾小球肾炎，简称急性肾炎，是儿科常见的一种与感染有关的急性免疫反应性肾小球疾病，多发于学龄期儿童，占小儿泌尿系统疾病的首位。本病常继发于上呼吸道的细菌或病毒感染，最常见为链球菌感染，但其发病并不是细菌或病毒直接损伤肾脏而发生的炎症，而是由于病原体侵入人体后，引起体内产生的一系列免疫反应，造成肾脏损伤而致病。其临床主要表现为急性起病，水肿、少尿、血尿和不同程度蛋白尿，高血压或肾功能不全。

2. 什么情况下需警惕儿童肾炎？

当孩子有扁桃体炎或皮肤化脓性感染的病史，且又出现水肿和少尿的现象，应及早进行诊治。

### 3. 儿童急性肾炎的临床表现

多见于5～14岁小儿，急性发病；多在上呼吸道感染、皮肤感染等前驱感染后1～4周发病，潜伏期相当于致病抗原初次免疫后诱导机体产生免疫复合物所需的时间。呼吸道感染者的潜伏期为1～2周，较皮肤感染者的潜伏期2～4周短。

开始有低热、头晕、恶心、呕吐、食欲减退等症状，这些症状与一般的感冒没有什么区别，容易被忽略。水肿和少尿是本病的特点，一般水肿先从患儿的眼睑开始，逐渐扩展到全身。指压不凹陷，水肿时尿量明显减少，甚至没有尿。

本病病情轻重不一，轻者呈亚临床型，即仅有尿常规异常或只有轻度眼睑水肿，或无明显临床症状；典型者呈急性肾炎综合征表现，有少尿、水肿、血尿及高血压等症状（图7-1）；重症者可短期内出现心力衰竭、急性肾衰、高血压脑病（如头痛、呕吐、昏迷）等。本病大多预后良好，常可在数月内临床痊愈。

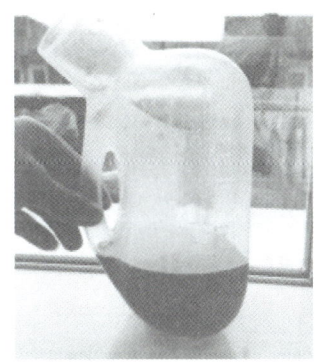
酱油样尿，伴水肿、少尿、心悸，2周内不能平卧

（a）治疗前

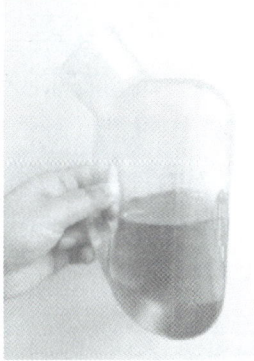
2周后尿浓茶色

（b）治疗后

图7-1 急性链球菌感染的肾炎患儿尿样

## 二、儿童肾炎的诊断

### 1. 儿童肾炎的诊断标准

根据链球菌感染后1～3周、肾炎综合征表现、抗链球菌溶血素"O"升高，一过性血清C3下降，可诊断链球菌感染后肾小球肾炎。

### 2. 儿童肾炎需做哪些检查？

① 尿常规：有红细胞、管型和蛋白尿。

② 血沉增快。

③ 抗链球菌溶血素"O"（ASO）增高。

④ 血清补体C3下降。

⑤ 血常规、双肾B超、肾功能检查。

⑥ 若肾小球滤过率进行性下降或病情于2个月尚未见全面好转者应及时进行肾活检确诊。

## 三、儿童肾炎的治疗

儿童肾炎为自限性疾病，无特效药治疗，主要是休息和对症治疗，防治少尿和高血压，清除残留感染灶，纠正水电解质紊乱，防治急性期并发症，保护肾功能，以利其自然恢复。一般治疗措施如下：

① 注意休息：急性期绝对卧床。

② 合理饮食：高热量、低盐饮食。

③ 抗感染：有感染灶时予青霉素类药物。

④ 对症处理：利尿、降血压。

⑤ 治疗严重循环充血及高血压脑病等并发症。

## 四、儿童肾炎的家庭养护

### 1. 儿童急性肾炎食疗方案

儿童肾炎的治疗并不复杂，而护理很重要，并对预后起着重要作用。本病早期因水肿明显，应给予低盐饮食，如同时伴有氮质血症，应给予低盐和低蛋白饮食。每日食盐摄入量为1～2克（一啤酒瓶盖盐约4克），蛋白质摄入量为0.5g/（kg·d），以减轻肾脏负担。鼓励患儿多吃水果，至患儿水肿消失、血压正常即可恢复原来饮食。

### 2. 儿童肾炎应该如何休息和运动？

儿童肾炎急性期需卧床2～3周，直到肉眼血尿消失、水肿减退、血压正常，才可下床做轻微活动；血沉正常可以上学，但应避免重体力活动；尿沉渣细胞绝对计数正常后方可恢复体力活动。

### 3. 儿童急性肾炎的预防和预后

儿童急性肾炎预后良好，最根本的是防治链球菌感染，具体如下：

① 坚持锻炼身体，增强体质，提高身体免疫力。

② 日常生活中要注意皮肤卫生，勤换衣服、勤洗澡。特别是在夏秋季节，要防止蚊虫叮咬及皮肤感染。

③ 在一些集体的幼儿机构或家族中，如果发现猩红热、扁桃体炎等链球菌感染情况，须立即采取隔离措施，及时进行治疗。

④ 扁桃体炎反复发作的患儿，可考虑扁桃体摘除术。对已发生急性咽炎、中耳炎、皮肤感染的孩子，应及早治疗，以减少肾炎发病的可能。

⑤ 注意天气变化，及时给儿童加减衣服，避免感冒。

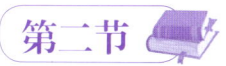

## 第二节

# 儿童肾病综合征

### 一、儿童肾病综合征的一般概念

#### 1. 什么是儿童肾病综合征？

肾病综合征的发病机制为免疫介导性炎症所致的肾损害，具体病因不明，其基本的特征是大量蛋白尿、低蛋白血症、水肿和高脂血症，即所谓的"三高一低"（图7-2和图7-3）。以学龄前时期为发病高峰，男孩多于女孩。大量蛋白尿和低蛋白血症是诊断的必备条件，亦可伴有血尿和（或）高血压和（或）持续性肾功能损害。

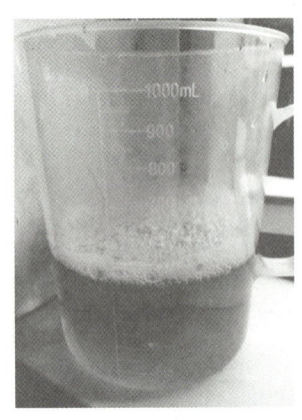

男，8岁，尿蛋白+++，24小时尿蛋白定量：1200毫升尿中含蛋白3.2g

图7-2 肾病综合征患儿的泡沫尿

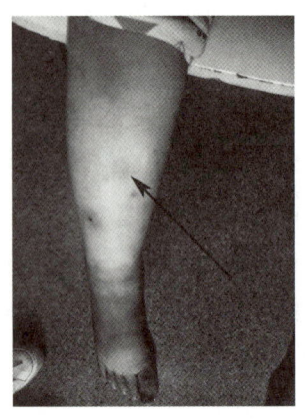

女，5岁，腿、踝、足背明显水肿，小腿中部指压后凹陷（箭头处），提示为凹陷性水肿

图7-3 重度水肿的肾病综合征患儿

2. 儿童肾病综合征的分类

儿童肾病综合征可分为原发性、继发性和先天性三大类。原发性肾病综合征的病因尚不明了。继发性肾病综合征是指在诊断明确的原发病基础上出现的肾病综合征，如在过敏性紫癜、乙型病毒性肝炎、系统性红斑狼疮等疾病的基础上继发的肾病。先天性的则多数在新生儿期或出生后3个月内已有肾病综合征表现。在儿童中，原发性肾病综合征的发病率较高，通常所说的儿童肾病综合征即指原发性的。

3. **肾病综合征的常见并发症**

常见并发症包括感染（主要是呼吸道）、电解质紊乱和低血容量、血栓和栓塞、急性肾衰竭、肾小管功能障碍。其中最常见的是呼吸道感染。

## 二、儿童肾病综合征的诊断

### 1. 肾病综合征的诊断标准

① 尿蛋白定性 +++～++++，定量 ≥ 50mg/（kg·d）；

② 血浆白蛋白 ≤ 25g/L；

③ 水肿；

④ 高脂血症，血清胆固醇 >5.7mmol/L。

其中第一、第二项为诊断所必需。

### 2. 儿童肾病综合征需做哪些检查？

① 根据诊断标准，需做的检查有：尿常规和24小时尿蛋白定量（以明确尿中蛋白质含量是不是超标）、血浆蛋白（肾病综合征血浆白蛋白下降明显，并有白蛋白、球蛋白比例倒置）和血脂（血清胆固醇升高是此病最常见的血脂异常）检测。

② 肾功能检查：有助了解病情轻重。

③ 常规做腹部B超、胸部X线和心电图检查。一般初发患儿不需进行肾穿刺活检。对常复发、激素依赖或耐药的患儿，或病程中病情转变而疑有间质性肾炎或新月体肾炎者，或出现缓慢的肾功能减退时，应做肾活检以明确病理类型。

## 三、儿童肾病综合征的治疗

### 1. 治疗原则

① 水肿明显者应住院卧床休息。

② 低盐、优质蛋白饮食。

③ 利尿、降压。

④ 肾上腺皮质激素及免疫抑制剂治疗。

⑤ 其他对症治疗。

### 2. 该不该用激素？

这是家长们最关注的问题。很多家长谈激素色变，担心激素会对生长发育期的儿童产生负面影响。其实激素是治疗此病最常用和有效的一线药物，控制蛋白尿效果明显。大部分患儿在用上激素后，可以在短时间内使蛋白尿转阴或减轻，病情缓解。但尽管如此，激素不能马上停，因为一旦停用，孩子病情可能会复发甚至加重。当然，激素也存在一些副作用，如继发感染、发胖、影响身高等。因此，肾病综合征的治疗必须采用规范的方法，严格把握用药指征及疗程，采取科学合理的治疗方案。

### 3. 激素的用药原则

❶ 起始量要足。首选中效的强的松片，在4～6周的诱导缓解阶段，分次口服，尿蛋白转阴后改为早晨8时左右顿服，之后的巩固维持阶段隔日晨顿服。这样的服法符合激素分泌的昼夜节律性，从而能减轻激素的不良反应。

❷ 激素减量的速度应先快后慢。剂量愈小，减量宜愈慢，突然停药或减量过快可能会使病情复发，还可能会导致撤药综合征及肾上腺危象，表现为厌食，剧烈的恶心、呕吐，嗜睡，甚至会出现严重的低血压、休克等，需及时抢救。

❸ 维持时间要长。激素减至最小维持量后需根据是否容易复发等具体情况，再服0.5～1年或更长。

此外，对于病情较重或激素耐药的患者，医生会根据个体情况给予激素冲击、免疫抑制剂或其他的用药调整。

### 4. 肾病综合征激素治疗的疗程多长？什么时候可以减量或停用？

治疗分为诱导阶段和维持阶段，总疗程6～9个月。对于频复发与激素依赖的肾病综合征，可考虑用低剂量激素维持1～1.5年，再逐渐减量停药。

## 四、儿童肾病综合征的家庭养护

### 1. 肾病综合征患儿的饮食

❶ 低盐饮食：水肿时应低盐饮食，以免加重水肿，禁用腌制食

品，少用味精及食碱。水肿重时还需限制水的摄入量，严格按每次摄入食物计算每日的摄入量，记录好尿、大便、呕吐等各项出量。常用食物、水果含水量表及每日摄入量和出量表可参见附录一和附录二。

❷ 优质蛋白饮食：病情未控制时，大量血浆蛋白从尿中排出，低蛋白血症容易导致身体出现的水肿难以消下去，同时身体的抵抗力也会很差，而且人体蛋白降低会促使肝脏合成白蛋白的能力增加，因此饮食中应给予足够的优质蛋白质和热量，如让孩子多吃鱼和肉这些食物。

❸ 低脂肪的摄入：因有高脂血症，故选择低脂肪的食物，以清淡饮食为主。

❹ 相关微量元素的补充性摄入：肾病综合征患者，由于肾小球基底膜的通透性增加，尿中除丢失大量蛋白质外，还同时丢失与蛋白结合的某些微量元素如钙、镁、锌、铁等，因此应给予适当补充。一般可进食含维生素及微量元素丰富的蔬菜、水果、杂粮等予以补充。

### 2. 肾病综合征患儿的护理

❶ 卫生方面：保持皮肤干净，因为皮肤水肿时更容易感染，感染后局部病灶难愈合。常做口腔护理，随时根据气温增减衣服。避免到人群密集、空气污浊场所。

❷ 休息：肾病综合征患儿除水肿严重或并发感染，或严重高血压外，一般不需卧床休息，卧床期间仍可保持适当的床上活动，病情缓解后可适当增加活动量，以防肢体血管血栓形成。

❸ 加强生活管理，适当体育运动；如出现饮食减少、发热应及时就医；按时服药。

❹ 加强心理上的护理，消除儿童的担心，让他／她保持积极乐观的心态，更好地对抗疾病。

❺ 注意观察尿的性状，是否清亮，有无泡沫、有无混浊、有无血尿。怀疑有蛋白尿时可初步用尿蛋白试纸检测，怀疑肾病综合征复发

或泌尿道感染可进一步送尿到医院做尿常规检查。尿蛋白试纸可在药店购得（图7-4），可用于尿蛋白定性的初步判断，但不能代替尿常规检查。

❻ 定期到肾脏专科复诊。定期进行眼科检查，了解眼压、晶状体等眼部情况。

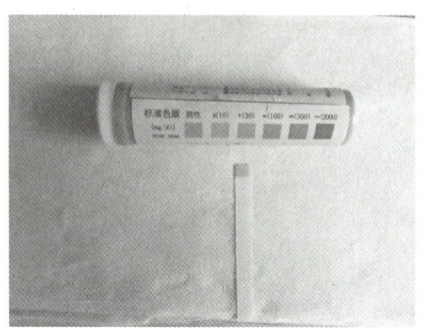

图7-4　尿蛋白试纸

### 3. 肾病综合征能治愈吗？

肾病综合征病因复杂，治疗难度大，病情迁延反复，一部分患儿最终肾功能不全或出现严重并发症，但仍有一部分患儿是可以治好的。疗效取决于多种因素，一是疾病本身的种类及病理类型。二是患者对药物的敏感程度和药物不良反应，大部分肾病综合征患儿在起病1~2年内会出现复发，还有的对激素依赖或抵抗（即耐药）。三是患儿及家长对治疗的配合程度，肾病综合征是一种慢性病，若不接受规范的科学治疗，过分担心激素的副作用，迷信"偏方"，不遵医嘱吃药、复诊，不注意适当的饮食和日常生活护理，则更易复发，更难治愈。

## 第三节

# 孤立性血尿和蛋白尿

### 一、孤立性血尿

孤立性血尿,一般理解为较单一的,没有其他并发症状的血尿,是儿童常见的泌尿系统症状。临床表现有两种:①肉眼血尿:可以单次或多次反复发作,血尿发作的诱因有呼吸道感染、剧烈体力活动等;②持续镜下血尿:多数在体检或因其他疾病常规验尿时被发现。儿童孤立性血尿的原因多样,有泌尿系炎症、结核、结石、肿瘤、外伤或药物等,对机体影响甚为悬殊。无明显伴随症状的血尿有增多趋势,大多为肾小球性血尿,需要引起家长的重视,及时就诊。

1. 出现血尿需做哪些检查?

❶ 血常规:血白细胞升高是诊断感染性疾患的重要依据。

❷ 尿常规及尿红细胞形态检查:尿沉渣中管型,特别是红细胞管型,提示出血来自肾实质,主要见于肾小球肾炎。血尿伴有较严重的蛋白尿,多为肾小球性血尿的征象。尿红细胞形态中畸形>70%,提示肾脏来源的血尿,而正形为主则提示肾盂或下尿路来源的可能性大。

❸ 尿钙检查:尿钙高是提示血尿由高钙尿导致的重要依据。

❹ 泌尿系统 B 超:诊断胡桃夹现象(左肾静脉压迫综合征)及先天畸形的重要手段。

❺ 血液系统出血、凝血功能检查:是排除全身性出血性疾病的重要依据。

2. 什么样的患者需要进行肾活检?

孤立性血尿考虑为肾小球性血尿者,通常观察半年,再根据病情变化考虑肾活检。

3. 血尿的治疗

孤立性血尿的治疗因病因而异,肾小球性血尿如无肾功能受累,排除遗传性肾炎，预后多数良好。此类患儿应给予足够的液量，适当限制钠盐摄入。避免进食含草酸过多的果汁、巧克力等，以免尿中生成草酸钙结晶。对有肉眼血尿，严重尿频、尿急者适当限制钙的摄入。针对高尿钙引起的非肾小球性血尿，可给予噻嗪类利尿剂，如口服氢氯噻嗪等。

综上所述，血尿病因多样，应及早检查及确诊，以便对因治疗。对于一时难以确诊者，可以长期随访，动态观察。

## 二、孤立性蛋白尿

孤立性蛋白尿指缺乏泌尿道或肾脏疾病的确切病史及临床表现，尿沉渣检查基本正常，仅尿蛋白排出量高于正常者。

### 1. 暂时性或一过性蛋白尿

暂时性或一过性蛋白尿系指肾脏正常，由于发热、心力衰竭、脱水或剧烈运动后出现的暂时性尿蛋白排出增多，多见于青少年长距离赛跑、游泳、足球、篮球等运动后，因肾脏血流动力学改变、肾小球毛细血管通透性增加而出现的蛋白尿，通常持续数小时，一般不超过24小时。此类蛋白尿于原发诱因去除后，尿蛋白即阴转。

### 2. 姿势性或直立性蛋白尿

本症是指仅于直立位或采取脊柱前突姿势时尿蛋白排出增加，而卧位时尿蛋白排量正常。直立性蛋白尿比较常见，可见于2%～5%的青春前期的青少年。在人群普查中发现的无症状蛋白尿多属此类。

患者多系尿筛查中偶然发现，无确切肾病史及肾病家族史，患儿血液、B超检查、静脉肾盂造影等检查均正常。本症预后好，经长期随访大多数呈良性过程；但也可能是某些肾脏病的早期表现或是肾脏病恢复期（如急性肾炎恢复期），应引起注意，需长期观察并予以鉴别。本症不需特殊治疗，饮食、活动可如常，平时应注意适当锻炼以增强体质，预防呼吸道感染，并应作好随访管理。

### 3. 持续性良性蛋白尿

此类患者蛋白尿与体位无关，即直立位及卧位时均排出逾量的尿蛋白，但也可于直立位时加重。一般无其他症状，血沉、血生化、肾功能及肾组织学均属正常范围。在普查中此类可占无症状蛋白尿患者的5%～10%。临床上将持续性蛋白尿诊为"良性"应慎重，因某些肾小球疾病或其早期可仅表现为持续性蛋白尿，如系膜增生性肾炎、膜性肾病、肾硬化、糖尿病肾病等，需加强随访及进一步检查。

## 第四节

## IgA 肾病

2017年春节刚过，一位10岁男孩住院，没有不舒服，每天排肉眼血尿（图7-5），按急性肾炎治疗10天，仍不见好转，BUN和SCr渐升高，做肾活检，提示IgA肾病（图7-6）。经过激素和环磷酰胺冲击治疗，病情好转，肉眼血尿消失。IgA肾病此病名虽不被大众熟悉，但却在儿童肾病中常见，下面简要介绍之。

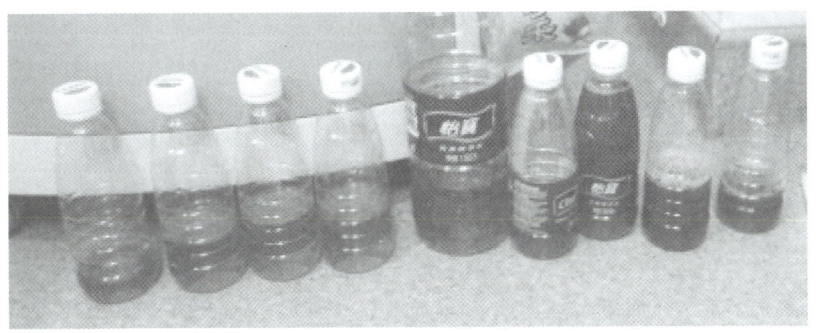

患儿一天中多次尿，均为肉眼血尿

图7-5　肉眼血尿

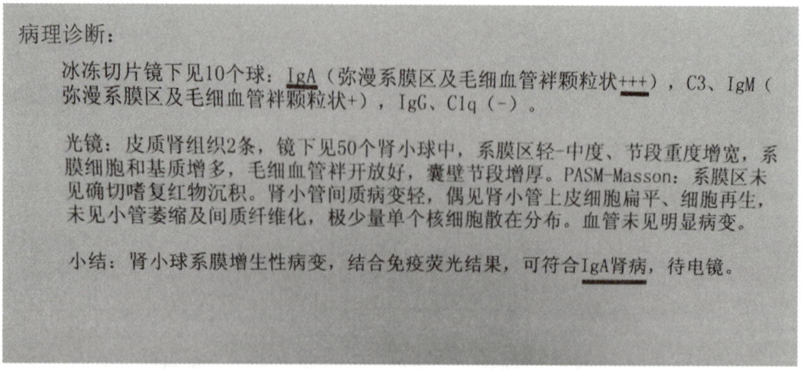

病理诊断：

冰冻切片镜下见10个球：IgA（弥漫系膜区及毛细血管袢颗粒状+++），C3、IgM（弥漫系膜区及毛细血管袢颗粒状+），IgG、C1q（-）。

光镜：皮质肾组织2条，镜下见50个肾小球中，系膜区轻-中度、节段重度增宽，系膜细胞和基质增多，毛细血管袢开放好，囊壁节段增厚。PASM-Masson：系膜区未见确切嗜复红物沉积。肾小管间质病变轻，偶见肾小管上皮细胞扁平、细胞再生，未见小管萎缩及间质纤维化，极少量单个核细胞散在分布。血管未见明显病变。

小结：肾小球系膜增生性病变，结合免疫荧光结果，可符合IgA肾病，待电镜。

男，10岁，免疫荧光检查显示 IgA 沉积 +++，IgM+，IgG 阴性

**图 7-6　IgA 肾病患儿的肾活检病理报告**

## 一、什么是 IgA 肾病

IgA 肾病，又称 Berger 病，是以反复发作性肉眼或镜下血尿，伴肾小球系膜区广泛 IgA 沉积为特点的原发性肾小球疾病。其发病机理尚未明了，占肾活检中的 20%～30%。

## 二、IgA 肾病的临床表现

多在上呼吸道感染 1～3 天突发肉眼血尿，持续数小时至数天后可转为镜下血尿，可伴有尿频、腹痛或低热；部分患者在体检时发现尿异常，为无症状性蛋白尿和（或）镜下血尿，少数患者有持续性肉眼血尿和不同程度蛋白尿，可伴有水肿、高血压或肾功能不全。临床表现呈现多样性、反复性、慢性进展性，以及临床-病理的不平行性等特点。

## 三、IgA 肾病的诊断

因血尿和蛋白尿怀疑本病时，须经肾活检才可确诊。

## 四、IgA 肾病的治疗和预后

采用多药联合、低毒性、长疗程（一般 1～2 年以上）的治疗原则。主要药物为糖皮质激素和免疫抑制剂及辅以利尿、降压药等对症

处理。

本病可自发缓解，占4%～20%；也可加重，每年有1%～2%病例进入终末期肾衰，其余为持续的血尿或蛋白尿。提示预后不良的因素有：起病时即有肾功能不全、蛋白尿超过1.5g/d、高血压和肉眼血尿。

### 五、IgA肾病的饮食方案

**①** 蛋白质的供给：肾功能损害不严重者，食物中的蛋白质不必严格限制。

**②** 部分病人因肾功能损害严重而限制了蛋白质的摄入，其热能的供给要以碳水化合物和脂肪作为主要来源，儿童尚处于生长发育的关键时期，需要满足儿童活动的需要。

**③** 钠盐的摄入。严重水肿及高血压时，以低盐为宜。

（梁英　张萍萍　杨丽芬）

# 第八章 儿童继发性肾脏疾病

继发性肾小球疾病,是指继发于全身性疾病的肾脏损害。儿童最常见的有紫癜性肾炎、狼疮性肾炎及乙型肝炎病毒相关性肾炎。

## 第一节

### 紫癜性肾炎

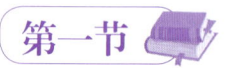

#### 一、什么是过敏性紫癜?

一个孩子踝部肿又痛,跛行,拉起裤管还可发现皮肤上有很多红点;另一个孩子肚子痛,反复两三天,接着下肢出现红疹。这些都是过敏性紫癜的典型症状。过敏性紫癜是儿童常见的免疫性疾病,病因未明,发病可能与感染、食物、药物等因素有关。常见于2~8岁的儿童,男孩多于女孩,多为急性起病。表现为双下肢对称性出血性皮疹及斑丘疹(图8-1),关节、肌肉肿痛,腹痛、呕血、便血、血尿和蛋白尿,即主要为皮肤、关节、消化道及肾脏四大类症状。每个患儿症状各异,轻重各异。累及肾脏时称为紫癜性肾炎。

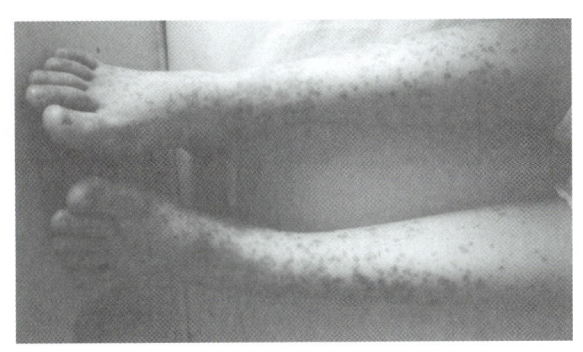

男，12岁，双下肢对称分布的皮疹

图 8-1　过敏性紫癜患儿的皮疹

## 二、什么是紫癜性肾炎？何时出现？有何表现？

过敏性紫癜的皮疹、关节痛和腹痛，可能在几天或几周后就消失了，但有30%～60%的患儿出现肾脏症状，即称紫癜性肾炎，常见有肾小球性血尿、蛋白尿，部分有水肿、高血压、氮质血症，少数伴急性肾功能不全。肾炎多在起病1个月内出现，约97%发生在6个月内，可与皮疹同时出现，也可在皮疹、腹痛均消失后出现。皮疹严重、反复出现，严重腹痛和便血，肾更容易受累。

紫癜性肾炎的临床表现各人不同，可细分为7型。临床表现与肾病理损伤程度也不完全一致，有条件可行肾活检，以助判断肾损害程度和选择治疗方案。肾组织病理从轻到重分为Ⅰ～Ⅵ级。

## 三、紫癜性肾炎如何治疗？

根据临床及病理分型选择方案。轻者观察、随访3～5年。重者须采用激素联合免疫抑制剂治疗。危重者可行血浆置换。

## 四、紫癜性肾炎的预后

此病有一定的自限性，大部分患儿经数月或1年余的观察或治疗，尿常规恢复正常。部分患儿病程迁延，少部分有病理改变，重者进展为慢性肾功能不全。

### 五、紫癜性肾炎患儿的随访

发热等急性感染可使血尿、蛋白尿加重，感染痊愈时尿异常可减轻；紫癜样皮疹复发时，也可使尿异常加重。故平时应注意休息，避免劳累及感染；根据病情每周或每月复查尿常规。过敏性紫癜6个月仍无肾炎者，随访2年；病程中出现尿检异常，即有肾炎者，随访3～5年，甚至5年以上。对于起病年龄较大的青少年、出现大量蛋白尿或肾组织病理损伤严重的患儿，应随访至成年期。

## 第二节

## 儿童系统性红斑狼疮及狼疮性肾炎

一位8岁女孩，因水肿、血尿、蛋白尿曾在当地以"急性肾炎"治疗两周，病情无好转，仍反复发热、疲倦，伴面部和躯干皮疹、脱发、口腔溃疡，排红色泡沫尿（图8-2）。入院后经系列检查，诊断为"儿童系统性红斑狼疮，狼疮性肾炎"。家长很疑惑，这是一种什么病？

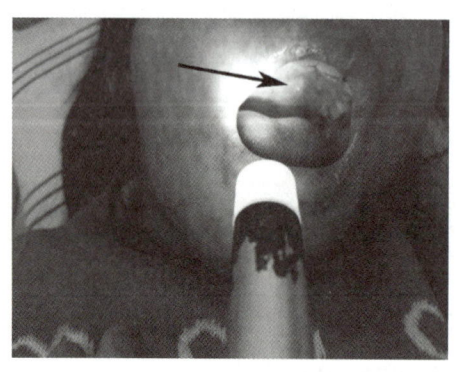
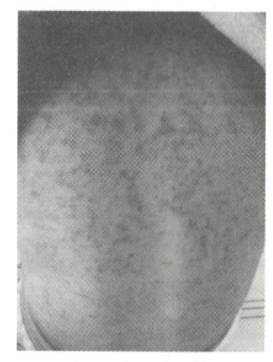

（a）面部皮疹，口腔腭部溃疡（箭头处）　　（b）背部皮疹

图8-2　狼疮性肾炎患儿

## 一、什么是儿童系统性红斑狼疮（SLE）？与成人的有何不同？

系统性红斑狼疮是一种侵犯多系统、多脏器的自身免疫性疾病。儿童SLE与成人SLE有相似之处，但儿童患者常不典型，早期误诊率高，较成人起病急、重，预后差。儿童起病占15%～20%，多见于5岁以上，女孩占90%。发病和多种因素相关，如遗传因素、环境因素及两者之间的相互作用等。儿童SLE有家族遗传倾向，约13.8%在三代亲属中有自身免疫性疾病史。

## 二、儿童SLE免疫学检查有哪些项目？

SLE患儿免疫系统过度活化，产生多种针对自身成分的抗体，称为自身抗体，在血中找出这些抗体对诊断和判断疗效都有帮助。最常检测的项目是抗核抗体（ANA）和ANA谱中的一系列特异性抗体。ANA指针对细胞内所有抗原成分的自身抗体的总称。ANA谱中则包含了十几种抗自身抗原的特异性抗体，部分与SLE相关。当验单中出现如图8-3的阳性结果时，表明出现了高滴度的自身抗体，提示SLE的可能性极大。儿童SLE大部分自身抗体阳性率高于成人。

女，8岁，ANA 1：3200，4种特异性抗体阳性

图8-3 SLE患儿的血清自身抗体结果

## 三、儿童 SLE 有何临床表现？

有反复发热、疲乏、皮疹、口腔黏膜溃疡、关节痛、肌无力、水肿、血尿、泡沫尿、贫血、皮肤出血点、头痛、抽搐、性格改变、心悸、气促、咯血、腹痛、转氨酶高、甲状腺功能低下或亢进及眼红、视矇等多器官、多系统的异常（图8-2～图8-5）。总之每个患儿的症状组合都不同，有"一百个狼疮一百个样"的说法。

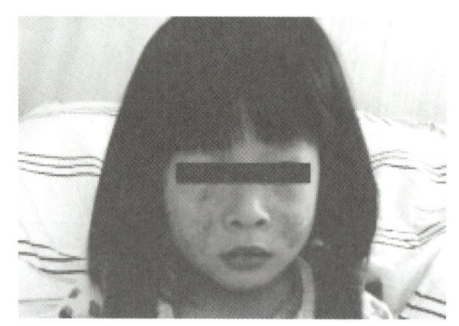

图 8-4　SLE 患儿面部蝶型红斑

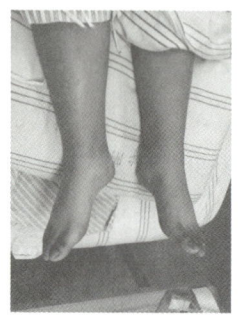

女，12岁，双下肢水肿，皮肤紧、硬、发亮，内外踝骨性标志看不到

图 8-5　SLE 患儿双下肢水肿

## 四、如何诊断儿童 SLE？

根据患儿的临床症状和免疫学指标，参照国际诊断标准进行诊断。诊断包括是否为 SLE 及活动性和轻重程度三方面。活动性评估：基本无活动、轻度活动、中度活动和重度活动。轻重程度分为轻型 SLE、重型 SLE 和狼疮危象。图 8-5 所示的女孩有大量蛋白尿、中量胸积液、大量腹水、肾功能明显变差，为重度活动，重型 SLE。上述女孩如果出现大量肺出血、昏迷等危及生命的情况，即为狼疮危象。

## 五、什么情况下可以诊断为狼疮性肾炎（LN）？如何分型？

诊断：肾脏为儿童 SLE 常累及的器官，60%～80% 的患儿有 LN，而成人为 35%～50%。SLE 患儿出现以下任一项表现即可诊断为 LN：

蛋白尿、血尿、肾功能异常或肾活检异常。

LN 的临床分型：肾炎有轻有重，表现多样，可细分为孤立性血尿和（或）蛋白尿、急性肾炎等 7 种临床类型。

LN 的肾脏病理分型：分为Ⅰ～Ⅵ型。有条件尽早做肾活检，以助了解肾组织病变的轻重，制订治疗方案。

### 六、儿童 SLE/LN 的治疗

联合用药，控制活动，长期治疗。因儿童 SLE/LN 病情通常较为严重，宜早期诊断、早期治疗。

治疗原则：以糖皮质激素、免疫抑制剂及辅助治疗为主。坚持长期、正规、合理的药物治疗，积极控制狼疮活动，尽可能减少药物毒副作用，加强随访。

### 七、如何制订儿童狼疮性肾炎的治疗方案？

根据症状及病理类型确定治疗方案。通常需激素联合一种或两种免疫抑制剂作为抗风湿的主药，并加上护胃、补钙、降压、改善循环等辅助药。每天服药 5～8 种。

### 八、狼疮性肾炎的治疗目标

完全肾性缓解：蛋白尿转阴。治疗后 6 个月达到，最迟不超过 12 个月。

部分肾性缓解：治疗后 6 个月蛋白尿减少到治疗前的一半，也是可接受的转归。

### 九、儿童 SLE/LN 的预后、死因

预后：SLE 患者有 50% 以上 10 年内会发展成为 LN。LN 患者在正规治疗下肾脏的 5 年存活率为 44%～93%；高达 30% 的 LN 患者在确诊为 LN 的 15 年内进展为终末期肾脏疾病。肾功能损害程度仍是 SLE 患者死亡率最重要的预测因素。

死因：伴其他多脏器严重损害、感染、急进性 LN、慢性肾功能不

全、药物的不良反应等。

### 十、SLE/LN 患儿的随访

诱导缓解阶段（约治疗开始的前6个月）：每月一次。

维持治疗阶段：每2~3月一次。

复查内容：血压、心率、体重、身高，血尿常规、肝肾功能，炎症活动指标（ESR、CRP、补体），免疫学指标（ANA、抗 ds-DNA 等），眼部检查。

### 十一、SLE/LN 患儿的成长和转诊

SLE 需长期治疗，终身治疗。随着患儿年龄的增长，会由儿童风湿科转诊至成人风湿科，需充分告知、安抚患儿，使其能顺利过渡。

### 十二、SLE/LN 的健康教育

❶ 患儿及家长要正确认识疾病，SLE 是长期慢性的过程，尚无法根治，但其病情经系统治疗多数可得到控制。亲人和朋友应多关心体贴患儿，并进行精神鼓励，消除其恐惧心理，帮助其树立治病信心，保持心情愉快。

❷ 规律用药，遵从医嘱，定期随诊，坚持长期治疗。为避免药物不良反应，用药过程中应严密观察血尿常规、肝肾功能等。学会辨认疾病活动的征象（发热、新发皮疹、关节肿痛、疲乏、泡沫尿、浮肿等），配合治疗。

❸ 避免过度劳累，合理安排作息时间。病情得到控制或缓解后，可在医生的指导下，有计划地参加学习和文体活动；可进行低强度的有氧锻炼，如散步、游泳、骑车、健身操等。

❹ 平时要避免日晒和紫外线的照射。必要时使用防紫外线用品。

❺ 寒冷季节应注意保暖，冬天外出戴好帽子，必要时带口罩。避免受凉，尽量减少感冒等感染性疾病。避免去人员密集、通风不良的场所，如酒楼、商场等。

❻ 在治疗用药上应避免使用青霉胺、普鲁卡因酰胺、氯丙嗪、肼苯哒嗪等。

❼ 饮食方面：以优质蛋白、低脂、低糖、低盐饮食为宜，注意补充钙质。饮食中含丰富蔬菜、水果和谷类，使营养素相互协调、平衡。含优质蛋白的食物有鱼、瘦肉、蛋、奶，以及大豆蛋白质及豆制品。低脂指低饱和脂肪、低胆固醇食物，避免油炸食品；饮低脂或脱脂牛奶，少吃雪糕。低糖指避免过多的糖，保持体重在正常范围，勿超重。低盐指不吃过咸的食物，每天食盐摄入量保持在6克以内（1啤酒瓶盖的盐量是4克）。

不食用或少食用具有增强光敏感作用的食物：如无花果、紫云英、油菜、黄泥螺及芹菜、苜蓿芽、豆荚（别名豌豆荚）等，一旦食用这些食物，应避免阳光照射。蘑菇、香菇等蕈类，某些食物染料及烟熏食物、烟草也有诱发SLE的潜在作用，也应尽量不食或少食。SLE患者常是过敏体质，食用海鲜要注意有无过敏，以免诱发或加重病情。人参、绞股蓝等保健品，因含人参皂甙，能提高人体的免疫功能，对普通人可能有一定的强身健体功效，但提高了免疫球蛋白，使免疫复合物增多，有加重或诱发SLE的风险，宜避免服用。

雌激素是SLE的发病因素之一，青春期女孩雌激素高本身就易出现病情复发，生活中应避免含雌激素的食品（如蜂皇浆、蛤蟆油）、化妆品和药品。也不宜染发、烫发、纹眉、化彩妆，因所用的化学物质，有可能改变皮肤细胞的抗原性，加重或诱发SLE。

❽ 如需免疫接种，选用灭活疫苗。

## 第三节

### 乙型肝炎病毒相关性肾炎

一位来自海南的9岁女孩因蛋白尿、血尿、水肿和高血压入院，血检提示乙肝大三阳，肾活检提示弥漫性膜性增生性肾小球肾炎，诊断为乙型肝炎病毒相关性肾炎（HBV-GN）。予拉米夫定和糖皮质激素等治疗后，尿蛋白转阴。4年后因自行停药，再次出现蛋白尿和低蛋白血症、转氨酶升高，予替比夫定和复方甘草酸苷片等治疗，尿蛋白转阴，血清转氨酶降至正常。

### 一、什么是HBV-GN？

HBV-GN指由慢性乙肝病毒（HBV）感染导致的免疫复合物性肾小球疾病。与长期HBV感染引起的异常免疫反应有关。儿童免疫功能尚未发育成熟，故HBV-GN的发病率高于成人。

### 二、HBV-GN的临床表现

此病多发于2～12岁儿童，男孩多于女孩，可有蛋白尿（蛋白尿重者有水肿）、镜下血尿、低蛋白血症、高脂血症，故常表现为肾病综合征。

实验室检查：

❶ 提示有肾炎的检查：血尿、蛋白尿；部分有低补体血症。

❷ 提示有肝炎的检查：血清转氨酶升高；血清HBV标志物阳性，如"大三阳""小三阳"，提示病毒复制的HBV-DNA拷贝数增多。

❸ 确诊依赖肾活检。病理类型：最常见是膜性肾病（MN），少数为膜增生性肾炎或系膜增生性肾炎。肾组织免疫荧光检查：HBeAg、HBcAg及HBsAg一种或多种染色阳性，提示肾组织中有HBV抗原的存在。

## 三、HBV-GN 的诊断

根据肾病、肝病的临床表现及肾活检病理结果，参照诊断标准，作出诊断。

## 四、HBV-GN 的治疗

❶ 一般治疗：利尿消肿、抗凝等。

❷ 抗病毒治疗：是主要的治疗方法，HBeAg 的清除与蛋白尿减少相关。干扰素和拉米夫定、恩替卡韦都可选用。干扰素疗程至少 3 个月。对干扰素不耐受或不愿意用者可选用拉米夫定、恩替卡韦等，疗程至少 1 年。

❸ 糖皮质激素及免疫抑制剂（如霉酚酸酯）：因有激活 HBV 的潜在风险，不推荐单独使用，必要时在抗病毒治疗的基础上慎用。

❹ 免疫调节剂如胸腺肽及中医中药的治疗效果有待进一步验证。

## 五、孕母"大三阳"的情况

孕母有 HBV 感染时，婴儿出生后可通过及时注射乙肝免疫球蛋白和接种乙肝疫苗，阻断 HBV 的母婴传播，降低儿童 HBV 感染率；有 HBV 感染的儿童应定期检查尿常规，以早期发现肾损害，早期治疗。

（叶慧清　牟一坤　杨丽芬）

# 第九章 儿童遗传性肾脏疾病

一位11岁男孩因支气管炎入院，发现血尿和蛋白尿，日常交流听力没问题，但电测听检查提示高频听力下降。患儿有两位姐姐和一位弟弟，母亲和两位姐姐均有尿检异常，父亲和弟弟尿检正常。母亲可以正常工作，半年后其大姐肾功能衰竭，需要透析。这个家庭两代6人中4人患病，提示有遗传性肾脏病。

儿童遗传性肾脏病有多种，遗传性进行性肾炎和薄基底膜肾病为常见的两种。两病均于儿童、青少年期起病，有家族史，前者表现为血尿、蛋白尿，肾功能不全，后者以血尿为主要表现，预后明显不同。

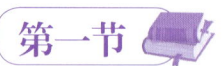

## 第一节 遗传性进行性肾炎

### 一、什么是遗传性进行性肾炎？

遗传性进行性肾炎又称Alport综合征、眼–耳–肾综合征。有报道其占儿童持续性血尿患者的11%～27%，儿童慢性肾功能衰竭患者的1.8%～3%。因编码肾小球基底膜（GBM）的Ⅳ型胶原α链的基因突变，引起Ⅳ型胶原$\alpha_3$、$\alpha_4$、$\alpha_5$链中的一种或两种链表达异常，导致肾脏、眼和耳的结构和功能受损。

## 二、Alport 综合征的遗传方式

有性染色体显性遗传、常染色体隐性和显性遗传三种方式，其中主要遗传方式是 X-连锁显性遗传，占 80%~85%，男孩、女孩皆可发病，男孩病情更重。

## 三、Alport 综合征的临床表现

多在 10 岁前发病，男孩多见。以肾小球性血尿最常见，可有持续性镜下血尿或感染、劳累后发作性肉眼血尿，伴蛋白尿、高血压、氮质血症，肾功能逐渐变差。男孩病情较重，常在 20~30 岁时进入终末期肾衰。一些患儿伴感音神经性耳聋，还有一些患儿伴眼部病变（圆锥形晶状体、白内障等）。部分家族中有肾炎或尿毒症患者。三种遗传型的临床特征及预后不尽相同。

## 四、Alport 综合征需要做的检查

血常规、肝肾功能、肾 B 超检查早期可无异常发现。眼睛、听力和皮肤活检可能发现异常。

肾活检：此种肾炎是做肾活检的指征，且需行电镜检查。

免疫荧光：应用特异性抗体检测 α 链的表达情况，显示 GBM 的 $\alpha_3$、$\alpha_4$、$\alpha_5$ 链缺失，染色阴性，或呈间断阳性。

电镜：可观察到特征性的病理改变。GBM 的弥漫性增厚、撕裂、分层改变为诊断 Alport 综合征的病理依据（图 9-1）。

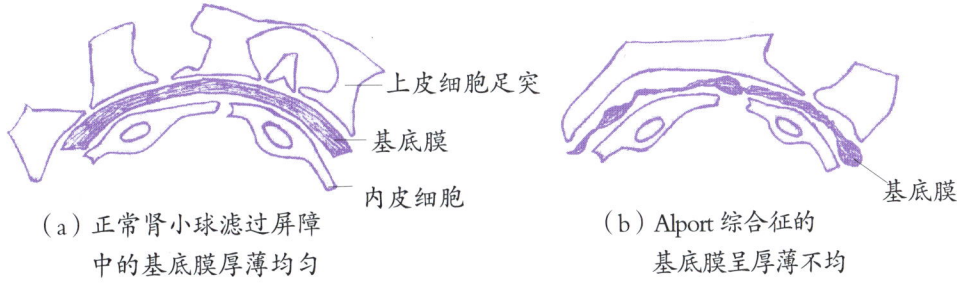

图 9-1 电镜检查

基因分析：可发现编码Ⅳ型胶原 $\alpha_3$、$\alpha_4$ 和 $\alpha_5$ 链的基因突变。基因分析与肾活检的结果互相印证。上述11岁男孩未行肾活检，做了基因检查（图9-2），结果为Alport综合征，X染色体显性遗传，即此病遗传自母亲，患儿的兄弟姐妹都有50%概率患病。

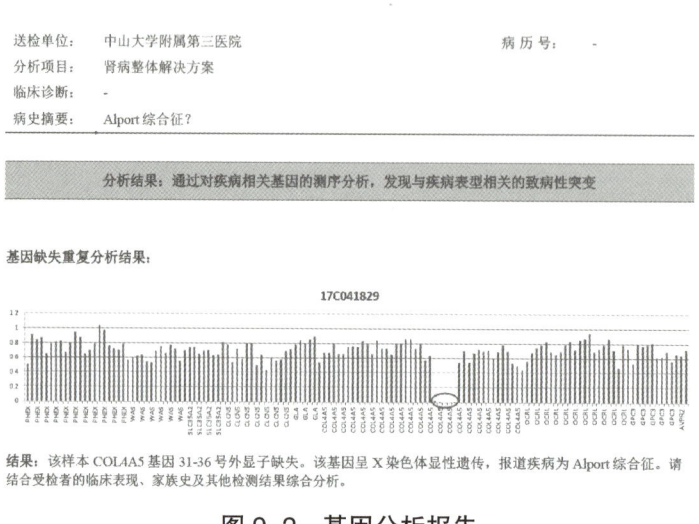

图9-2 基因分析报告

## 五、Alport综合征的诊断和筛查

该病的诊断可通过临床表现、家族史、肾活检、皮肤活检及基因检查结果综合作出。诊断包括：患者是否本病，遗传型，以及家族中基因携带者的筛查。

## 六、Alport综合征的治疗方法

目前尚无特效治疗方法。患者宜注意休息，避免过劳，避免感染，避免食用易导致肾损害的药物。肾功能不全时予对症治疗，发展至终末期肾病时，予透析或肾移植。

## 七、Alport综合征的预后

X-连锁显性遗传型的男性患者预后差，几乎全部发展至尿毒症。

从肾功能异常开始至肾功能衰竭通常为5～10年。故宜早期诊断，早期干预。

## 第二节

### 薄基底膜肾病

一位5岁女孩因查尿常规发现血尿来诊，考虑为肾小球性血尿，抽血和肾脏B超检查未见异常。虽经询问无肾病家族史，医生还是建议父母和亲属查尿常规。2周后，孩子妈妈说，患儿的姨妈、舅舅、表哥、表姐中多人检出血尿，连古稀之年的外婆也有血尿，但各人健康状况良好，无肾衰竭者。因患儿有血尿家族史，诊断其可能为良性家族性血尿，又称薄基底膜肾病（TBMN）。

#### 一、什么是TBMN？

TBMN，以血尿、肾功能正常和血尿家族史为临床特点，病理特征为肾小球基底膜（GBM）弥漫性变薄。约占原发性无症状性血尿的20%。

#### 二、TBMN是如何遗传的？

有研究认为本病以常染色体显性遗传为主，部分呈常染色体隐性遗传。即男女都可发病。发病与二号染色体上编码Ⅳ型胶原 $α_3$ 和 $α_4$ 链的基因突变有关。Alport综合征的基因突变也是此区域，为什么α链的基因突变会引起两种预后截然不同的病，尚有待研究。

#### 三、TBMN有何表现？应做何检查？

TBMN任何年龄均可发病，通常儿童期起病。男、女性发病率相近。表现为肾小球性血尿，持续或间歇性，感染、剧烈运动时加重或出现肉眼血尿。无或轻度蛋白尿，肾功能正常，无耳聋及眼异常。少数报道有大量蛋白尿、高血压和肾功能不全。30%～40%有血尿家族史。

实验室检查：

① 抽血及肾B超检查可无异常发现。

② 肾活检：该病就是以病理表现命名，肾活检电镜检查对诊断最重要，可见GBM弥漫性变薄，仅为正常厚度的1/3～2/3，常仅为150～225nm，甚至更薄。有报道认为弥漫性基底膜厚度小于200～220nm为诊断此病的标准。

③ 外周血基因分析：可发现与此病有关的基因突变。这也是目前常用的诊断方法之一。

### 四、TBMN如何诊断？

根据单纯性血尿、肾功能正常、血尿家族史及肾活检结果，可诊断。必要时进行外周血基因分析，可查到相应的基因突变。

### 五、TBMN可以治疗吗？

薄基底膜肾病是一种良性疾病，无需特殊治疗，目前也无特效疗法。宜保持良好的生活方式，避免感染、过劳及剧烈运动，避免易导致肾损害的药物。仍需定期复诊，长期观察。有报道其中少数进展性TBMN可出现高血压和慢性肾功能不全，需对症治疗。

### 六、TBMN的预后

该病长期预后好，极少发生肾功能不全。

（董婉秋　牟一坤）

# 第十章 儿童泌尿系统感染

## 一、儿童泌尿系统感染的基本概念

### 1. 儿童泌尿系统感染及分类

儿童泌尿系统感染，又称尿路感染，简称泌感，是指病原微生物入侵泌尿系统，并在尿中繁殖，侵入泌尿道黏膜或组织而引起的炎症反应。分上尿路和下尿路感染，前者指肾盂肾炎，后者指膀胱炎和尿道炎。有时两者难以区别，故常统称为尿路感染（UTI）。反复尿路感染可形成肾瘢痕，严重者可致继发性高血压和慢性肾功能衰竭。

### 2. 为什么儿童泌尿系统感染常见？

婴幼儿经常使用尿布或开裆裤，女孩的尿道较短，而且肛门离尿道口距离较近，易引起上行感染；婴儿机体抗菌能力差，易患菌血症致下行感染；肾盂积水、输尿管狭窄等均可致引流不畅而继发感染。泌感应迅速治疗，以避免肾瘢痕形成。肾瘢痕常发生于5岁以下的儿童。

### 3. 儿童尿路感染的常见病因

引起感染的病原体绝大多数是肠道杆菌，有以下感染方式，其中最常见为上行感染，少见血行感染（图10-1）：

① 上行感染：细菌经尿道口，逆入膀胱、肾。
② 血行感染：细菌进入血液，经血液到达泌尿系统。
③ 淋巴感染：肠道感染时细菌通过淋巴引起肾脏感染。
④ 直接感染：肾脏邻近的器官发生感染蔓延到肾脏。

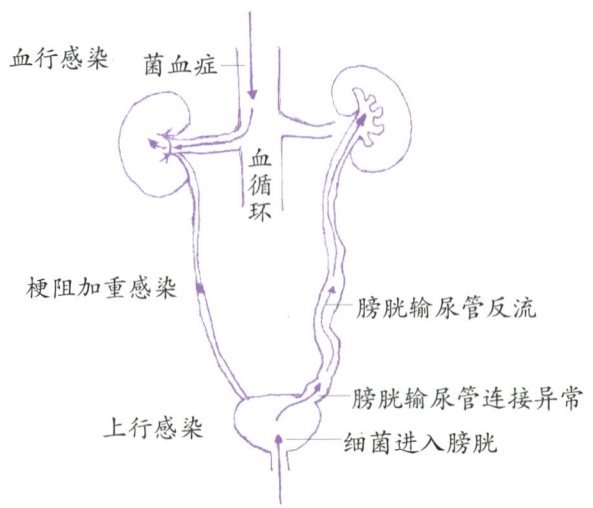

图 10-1 尿路感染的途径

### 4. 儿童尿路感染的常见表现

以急性感染为主，各年龄段的症状不一。

❶ 新生儿期：轻者可以没有症状，仅在检查尿液时发现异常。

❷ 婴幼儿期：多以全身症状为主要表现，如发热、精神萎靡、易怒，而尿频、尿痛表现不明显。儿童发热的常见原因之一是泌感，应及时查尿常规。

❸ 年龄较大的儿童：症状比较明确，包括尿频、尿痛、血尿、腹痛、尿床，也会有全身症状，如发烧等。

## 二、儿童尿路感染的诊断

### 1. 儿童尿路感染确诊需做的检查

需做尿常规检查及尿液细菌培养（包括药物敏感试验），最好留取晨尿检测，并复查至正常。若感染反复发作，还需排查是否存在泌尿系统的畸形。

### 2. 儿童尿路感染的诊断

除了结合儿童的症状、尿常规检查及尿细胞计数外，尿细菌培养及菌落计数是诊断尿路感染的主要依据。临床高度怀疑泌尿系统感染而尿普通细菌培养阴性的，应作 L－型细菌和厌氧菌培养。

### 三、儿童尿路感染的治疗

应在 24 小时内去医院就诊，医生会使用抗生素治疗，病情重的患儿可能要在医院接受静脉抗生素治疗。

患儿要多饮水，使尿液稀释，从而缓解排尿时的痛苦和不适感，并且帮助排出细菌。同时要养成良好的个人卫生习惯，排便后，小孩的屁股应由前往后彻底擦拭干净。儿童应天天洗澡或冲浴，并且禁止使用诸如香皂或泡沫浴剂等刺激剂。

### 四、儿童尿路感染的预后

急性尿路感染经抗菌治疗后，多数于数日内症状消失、治愈。再发病例多伴有尿路畸形，其中以膀胱输尿管反流最常见，反流与肾瘢痕关系密切，肾瘢痕的形成是影响预后的最重要因素。因此及时对因治疗尿路感染，有利于减少将来肾脏损害的可能性。

### 五、如何预防儿童尿路感染？

注意个人卫生，不穿紧身内裤，勤洗外阴；注意纸尿裤的安全卫生和合理使用，保持皮肤黏膜通风透气、干燥滋润；注意培养孩子适时排便的习惯；及时发现和处理男孩包茎、女孩处女膜伞、蛲虫感染等；及时矫治尿路畸形，防止尿路梗阻和肾瘢痕形成。

（张萍萍）

# 第十一章 先天性肾脏及尿路畸形

儿科门诊经常有孕妈焦急地咨询，在孕 20 周及以后的胎儿 B 超产检中，发现肾盂分离、有一个肾长得慢、只有一个肾等问题。这些情况都要考虑这类疾病：先天性肾脏及尿路畸形。

## 一、先天性肾脏及尿路畸形的发病情况

先天性肾脏及尿路畸形（CAKUT），在先天性器官发育畸形中发病率最高，每 500 个新生儿中就有 1 个患此病。CAKUT 占儿童终末期肾衰竭病因的 50%。包括了肾脏发育不全及泌尿系梗阻，常见症状是血尿、排尿异常、腹痛、腹部包块等。其并发症与并存症以尿路感染最常见。此外，CAKUT 可增加高血压和心血管疾病的发生风险，对患者生活质量有极大影响。

## 二、常见的 CAKUT

包括肾脏数目异常（孤立肾）、结构异常（囊性肾病变）、位置异常（游走肾）、形态异常（马蹄肾）、肾血管异常（肾动脉狭窄），以及输尿管畸形及开口异位等。

## 三、儿童 CAKUT 的治疗

鉴于 CAKUT 的症状和危害实际上来源于并发症，故对于无症状、肾功能良好的病人可不予治疗，随访观察；对于有症状，影响到肾功能者，则需治疗。手术是主要的治疗手段。

## 四、儿童 CAKUT 的预防

儿童 CAKUT 的预防须从胎儿期做起，母亲备孕期及孕期要避免各种易导致胎儿发育异常的因素，如感染、化学药物、毒物及射线等。若孕期 B 超检查发现畸形，出生后需定期复查，如病情进展，出现肾盂积水、输尿管扩张等，需早期治疗，以利肾脏的发育及保护肾功能。

（梁秋菊　张萍萍）

# 第十二章 慢性肾脏病

第九章提到的患 Alport 综合征的 11 岁男孩，入院时，其两位姐姐已有血尿和蛋白尿，半年后其大姐已需要透析治疗。8 年前，一位 12 岁女孩因患狼疮性肾炎（肾病综合征型）入院治疗，且肾病渐加重，需做透析，因经济原因女孩的治疗断断续续，生命终止于 16 岁的花季。这几个孩子都属于慢性肾脏病，其中两个孩子进展至尿毒症，一个孩子因尿毒症病逝。本章将介绍慢性肾脏病和慢性肾功能不全。

## 一、慢性肾脏病（CKD）的定义

各种原因引起的慢性肾脏结构和功能障碍，当这些肾病的病情迁延难愈，时间超过 3 个月，病人尿液和相关的血液指标出现异常，肾脏病理学、影像学发现异常，或肾脏的肾小球有效滤过率低于 60% 时，都可称为慢性肾脏病或慢性肾病（CKD）。CKD 如未能及时有效救治，病程迁延、恶化，将发展成为慢性肾功能不全、肾衰竭、尿毒症。

## 二、如何早期发现儿童肾脏病？

许多成人肾脏病实际上是从儿童时期开始的。据资料显示，各种不同原因造成儿童的急性肾损伤都可能产生长期的后遗症，致多年后发生 CKD，部分出现尿毒症，给家庭带来沉重负担。家长需留心儿童的每一个不良症状，因为孩子很少会主动诉说乏力、腰疼等不适症状，以及主动发现水肿、尿液改变，最好每年做 1～2 次尿常规检查。一旦孩子出现倦怠乏力、纳差、睑肿、腰酸，或尿液泡沫多，且不易消失，需到医院检查，以早期发现肾脏病。

### 三、引起 CKD 及慢性肾衰的原因

儿童慢性肾衰竭的病因与成人并不相同，主要包括以下几个方面：

① 遗传性肾脏病。
② 围产期低血氧或某些引起肾缺血、栓塞等致 CKD 的病因。
③ 肾发育异常。
④ 梗阻性泌尿系统疾病。
⑤ 膀胱输尿管反流伴反复泌感。
⑥ 急性肾炎、肾病综合征、狼疮性肾炎、紫癜性肾炎等肾小球疾病。

### 四、生活中会影响儿童肾脏的不良习惯及肾病预防措施

儿童的脏腑娇嫩，不良的饮食、生活习惯都有可能会影响到孩子的肾脏健康。

① 重口味或腌制的食品。吃得太咸，不仅加重肾脏的负担，还是高血压的诱发因素，因此，建议孩子饮食上应清淡、少盐，吃易消化的食物。

② 过度剧烈运动。孩子过度疲劳也会加重肾脏的负担，因此，运动要适量，保持充分休息。

③ 乱吃药，尤其是乱吃中草药，容易引起药物性肾损伤。家长要避免乱给孩子吃药，有些药有肾毒性，更要避免给孩子吃，如含马兜铃酸的中草药，以及一些解热镇痛药，如消炎痛等。

### 五、儿童 CKD 的表现及并发症

CKD 的肾功能损害是一个慢性的发展过程，不同阶段有其不同的程度和特点。根据肾小球滤过率（GFR）可以将慢性肾脏病分为 5 期（表 12-1）。

表12-1 慢性肾脏病分期（KDOQI，2002）

| 分期 | GFR[mL/(min·1.73m$^2$)] | 说明 |
| --- | --- | --- |
| 1 | ≥90 | GFR正常或增加的肾损害 |
| 2 | 60～89 | GFR轻度降低的肾损害 |
| 3 | 30～59 | GFR中度降低 |
| 4 | 15～29 | GFR重度降低 |
| 5 | <15（或透析） | 终末期肾病 |

KDOQI：肾脏病预后质量倡议（美国肾脏病基金会发布）

总体来说，血尿、蛋白尿、高血压、水肿、肾功能不全为慢性肾病的基本表现。在CKD 3期之前，病人可无症状；或仅有乏力、腰酸、夜尿增多等症状；少数病人可有食欲减退、体重不增、代谢性酸中毒及轻度贫血。CKD 3期以后，上述症状更明显，可表现为面色苍白、不长高、出现皮肤瘙痒、流鼻血、消化道出血、抽筋等尿毒症症状。CKD到了5期，症状严重，可出现肺水肿、急性心衰、严重高钾血症、低钙血症、昏迷等，危及生命。

感染是最常见的并发症，一些患儿在有感染的情况下可出现恶心、严重呕吐，甚至进展至脓毒性休克。

## 六、肾衰竭的分类

肾衰竭简称肾衰，分为急性和慢性，急性肾衰竭的病情进展快速，通常是因肾脏血流供应不足（如外伤或烧伤），肾脏受到毒物的伤害，或是因某种因素阻塞造成功能受损而引起急性肾功能衰竭（图12-1）。

慢性肾衰竭（CRF）是指各种肾脏疾病引起的缓慢进行性肾功能减退，最后导致尿毒症和肾功能完全丧失。从原发病起病到肾功能不全的开始，间隔时间可为数年到十余年。

## 二、遗尿症的常见原因

遗尿症由多种因素综合作用所致，包括以下几类：

❶ 大脑皮层发育延迟：不能抑制脊髓排尿中枢，在睡眠后不能控制排尿。

❷ 睡眠过深：未能在入睡后膀胱膨胀时立即醒来，即中枢睡眠觉醒功能与膀胱联系出现障碍。

❸ 心理因素：患儿心理上受不良精神因素刺激，如惊吓、精神紧张、焦虑等。

❹ 遗传因素：患儿的父母或兄弟姐妹中有较高的遗尿症发病率。

❺ 抗利尿激素（ADH）分泌减少：有研究显示夜间ADH分泌不足致尿量增多是夜间遗尿的病因之一。

此外，患儿入睡前饮水过多或没有给儿童进行及时的排尿训练，如使用纸尿裤的时间过长等，都会造成患儿尿床。

## 三、遗尿症的种类

遗尿症有原发性和继发性之分。

**原发性遗尿症**，是指孩子睡觉时尿床，多在夜间深睡眠时发生。多为单纯性，即自幼遗尿，没有6个月以上的不尿床期，除尿床外无其他伴随症状，各项常规检查均在正常范围，称单症状性夜遗尿。遗尿症患者绝大多数都是原发性的，有2%～4%的患儿遗尿症状可持续到成年期。

**继发性遗尿症**，指遗尿不分白天夜晚、床上或非床上、清醒或非清醒状态均可发生，除尿床外还有如尿路感染、尿路梗阻及神经病变引起的排尿功能障碍等疾病，遗尿可随其他病变好转而好转。从出现时间看，之前已经有长达6个月或更长的不尿床期后又再次出现尿床。

继发性遗尿症主要是针对原发病处理，以下着重探讨的是原发性遗尿症。

## 四、遗尿症的诊断

诊断原发性遗尿症的原则主要是排除继发性遗尿症的各种病因，最基本的检查有尿常规、泌尿系 B 超，选择性做尿培养、腰骶部 X 线、磁共振检查、膀胱尿道造影及尿流动力学检查、膀胱内压测定等。

2014 年中国儿童遗尿疾病管理协作组将儿童夜遗尿定义为：年龄 ≥5 岁儿童平均每周至少 2 次夜间不自主排尿，并持续 3 个月以上。对于大年龄儿童诊断标准可适当放宽夜遗尿的次数。例如：≥10 岁，每个月遗尿次数 ≥1 次。

排除常见的、可能引起尿床的器质性疾病，如尿路感染、泌尿道畸形等。

家长应详实记录患儿液体摄入、排尿、白天漏尿及夜间遗尿的情况，以助于诊断、分析病因、选择治疗策略和判断疗效。排尿日记（表 13-1、表 13-2）的准确记录不容易，需要医生、家长、患儿间的有效沟通和互相配合。

表 13-1　日间日记

| 时间 | 液体摄入量（mL） | 尿量（mL） | 漏尿（mL） | 备注 |
| --- | --- | --- | --- | --- |
|  |  |  |  |  |
|  |  |  |  |  |
|  |  |  |  |  |
| 合计 |  |  |  |  |

注：至少须记录 3~4 天（上学期间可于周末或假期记录）。
漏尿：指白天不知不觉将尿液排出体外。

表 13-2　夜间日记

| 时间 | 夜间起床排尿量（mL） | 晨起尿布增重（g） | 早晨第1次排尿量（mL） | 备注 |
|---|---|---|---|---|
|  |  |  |  |  |
|  |  |  |  |  |
|  |  |  |  |  |
|  |  |  |  |  |
| 合计 |  |  |  |  |
| 夜间总尿量（TVV） |  |  |  |  |

注：睡前2小时限水、睡前排空膀胱之后进行评价，连续记录7个夜晚。

## 五、遗尿症的治疗

### 1. 一般治疗

一般治疗很重要，即使有后述的药物治疗，这也是不能省略的基本措施，尤其是限水。

❶ 养成良好的作息和卫生习惯。白天避免过度兴奋或剧烈运动；睡觉前也别兴奋，不要让孩子看惊险的影视节目，也不要给孩子讲会使他（她）"激动"的故事。因为日间或睡前过于兴奋，孩子就会睡得很深，容易尿床。睡觉前排空膀胱内的尿。

❷ 晚餐及睡觉前少喝水，目的在于减少入睡以后的尿量。摄入饮料、牛奶和水果安排在上午、中午及下午5点前完成，晚餐少进食粥、汤类食物。如活动后欲饮，则晚饭后至睡前饮水总量应小于200毫升。

❸ 定时叫醒排尿。一般要求孩子定时睡觉（一般晚上9点），定时叫醒孩子（一般晚上11点）排尿。为什么要定到11点呢？因为

绝大多数尿床的孩子首次尿床时间是在入睡后的最初3小时以内。所以家长要提前1小时（11点）唤醒孩子。或者在以往夜间经常尿床的时间提前半小时用闹钟结合人为叫醒，让其在神志清醒状态下把尿排尽，有助于建立条件反射。

❹ 家长要及时发现孩子尿床，督促孩子自己排空残余尿、擦干局部、更换内裤及干床处理。

❺ 树立信心，减轻患儿的心理负担。父母要多鼓励，少责罚，纠正孩子害羞、焦虑及恐惧等情绪或行为。了解导致遗尿的诱因，正确处理并尽快解决引起遗尿的精神刺激因素，对生活中客观存在且无法解决的矛盾和问题，要耐心地教育，消除精神紧张。

2. 行为疗法

❶ 排尿中断训练：鼓励孩子在每次排尿中间中断排尿，自己从1数到10，然后再把尿排尽，这样能训练并提高膀胱括约肌控制排尿的能力。

❷ 忍尿训练：白天让孩子多饮水，尽量延长两次排尿的时间，当有尿意时，让孩子忍住尿，每次忍尿不超过30分钟，每天训练1~2次，使膀胱扩张，增加容量，从而减少夜间排尿的次数。但要记住，排尿不能遗留，要排干净。

3. 药物、报警器疗法

❶ 去氨加压素：商品名弥凝，是一种人工合成的抗利尿激素，通过浓缩尿液和减少尿液的产生达到治疗目的。用法：0.1~0.2mg/d，于每晚睡前半小时以少量水送服，效果欠佳时可渐增量到0.4mg/d，服药前1小时及服药后8小时不宜喝水及饮料，以免引起水潴留。总疗程3~6个月。

❷ 自主神经类药物中的抗胆碱药物：代表药物有奥昔布宁（别名尿多灵）及丙咪嗪，可增加功能性膀胱容量，减少膀胱的无抑制性收缩，故对尿动力学紊乱所致遗尿症有效。此类药物不推荐常规使用。

❸ 药物联合遗尿报警器治疗：儿童单症状性夜遗尿者，尤其是膀胱容量偏小的患儿，还可以选择遗尿报警器治疗，或去氨加压素和遗尿报警器联合治疗。遗尿报警器是通过尿湿感应唤醒患儿起床排尽余尿，通过反复训练建立"膀胱胀满—觉醒"之间的条件反射，使患儿自觉醒来排尿。因遗尿报警器会打扰患儿和家长的睡眠，起效时间需8周或更长时间，并有具体的使用适应症，故医生会根据患儿遗尿的类型选择是否使用，并考虑家长和患儿的意愿。

## 六、遗尿症的家庭养护

### 1. 记录及分析

家长宜每天记录尿床的原因、次数，在日程表上对尿床、不尿床都作个记号，每周总结一次，找出原因，当孩子有进步时应给予鼓励。

### 2. 遗尿症可能引发的心理问题

尽管遗尿症是一种无意识的行为，但大多数患儿仍会觉得是一种难以启齿的病。持续的遗尿症对于8～16岁儿童来说，是一种创伤性事件，孩子常感到羞愧、沮丧和自卑，容易性格孤僻、内向、敏感，缺乏自信心，不愿和同学交往，恐惧集体生活等。

### 3. 针对孩子的心理状况，家长如何做？

家长不要在孩子尿床后进行训斥，更不要在人前提起孩子尿床的话题，以免刺激孩子的情绪。尽管遗尿症是儿童常见病，但家长甚至儿科医生对其重视不够，很多人觉得"尿床不是病，大了自然好"，或者认为孩子是调皮捣蛋，体罚、棒喝能让他们改正过来，忽视了就诊。而拖延治疗会给孩子的生理、心理带来伤害。因此，宜积极治疗遗尿症，还孩子一个开心的童年。

（张萍萍　牟一坤）

# 第十四章 儿童常见外生殖器疾病

这部分内容其实涉及多个学科内容，如肾科、内分泌科、泌尿外科、胃肠外科等。但常有家长向儿童肾科医生咨询，故在此做简要介绍。

## 一、两侧阴囊大小不一：鞘膜积液或腹股沟疝？

### 1. 鞘膜积液和腹股沟疝是如何形成的？

胚胎发育时期，睾丸在从腹股沟管进入阴囊的过程中，下腹部腹膜形成鞘状突进入腹股沟，紧贴睾丸进入阴囊，称为鞘突管。当鞘突管未闭合，腹腔液体可进入鞘突管，形成积液，根据闭合异常的部位，可形成精索鞘膜积液或睾丸鞘膜积液（图14-1）。如果鞘突管较粗，腹腔内的肠管、大网膜等也可进入，则称为腹股沟疝。

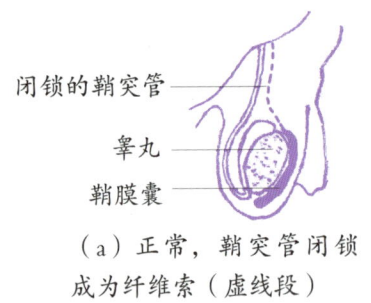

图14-1 鞘膜积液类型

### 2. 临床表现及做哪些检查？

小儿阴囊一侧或双侧肿大，触之呈囊性波动感（图14-2）；如为交通性鞘膜积液，卧位时积液回流肿块会变小或消失。如果鞘膜积液的张力高，睾丸可因血液循环受影响而发生萎缩。

新生儿鞘膜积液常见，与鞘突管还在继续闭合中有关，1岁以内积液还会有自行消退的机会。

医生会通过触诊、透光试验或必要时做阴囊B超等手段判断是鞘膜积液还是疝气，并与其他疾病鉴别。

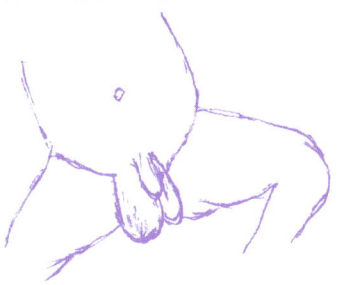

图 14-2　右侧阴囊肿大

### 3. 该如何治疗？

根据年龄、鞘膜积液的体积及张力确定是观察或是手术。如果是腹股沟疝，在患儿咳嗽、哭闹不安、吐泻等导致腹压增加时，易有肠管进入疝内嵌顿，严重时可致肠坏死。医生会根据患儿情况，病情急缓，选择急诊手术或择期手术。

## 二、阴囊小：隐睾？

### 1. 什么是隐睾？

家长发现患儿一侧阴囊小于对侧，或双侧阴囊小于其他同龄儿，阴囊松垮，触不到睾丸。此种情况称为隐睾，也称睾丸未降或睾丸下降不全。

### 2. 睾丸是如何发育和移行的？

胚胎时期睾丸形成于腰部腹膜后肾下方，经腹股沟管，于第9个月时下降至阴囊内。当睾丸不能正常下降至阴囊时，则为隐睾。隐睾的病因认为与性激素有关的内分泌因素和睾丸血管、引带等机械因素有关。

### 3. 隐睾如何分类？

根据睾丸存在的具体部位和是否有睾丸，分为以下三大类：睾丸下降不全、睾丸异位和睾丸缺如。睾丸下降不全又细分三类：腹内型、腹股沟型和阴囊上型。睾丸异位为睾丸离开正常下降途径，停留在耻骨上、会阴、股部或对侧阴囊（图14-3）。单侧隐睾较双侧多，比例约为5：1。

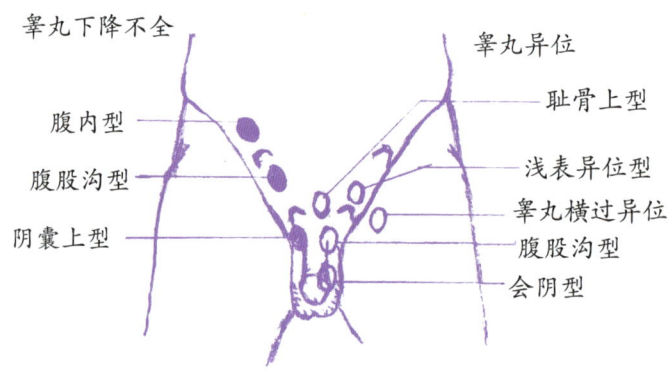

图14-3 隐睾的分类

### 4. 隐睾常见么？

早产儿隐睾发病率约为30%，健康新生儿约为3%，睾丸在出生后仍会继续下降，6个月后隐睾下降的概率已极低。至1岁时隐睾发生率仅为1%～2%，在成人约为0.4%。

女孩会有隐睾么？部分女性外表的两性畸形患儿，腹股沟的包块可能是未下降的睾丸。

### 5. 隐睾的临床表现有哪些？

隐睾本身没有明显的症状，常因家长发现阴囊小而就诊。阴囊是睾丸较安全的港湾，未能进入此处的睾丸有较多的风险，如易受伤、睾丸扭转、合并腹股沟疝、男性不育、睾丸恶变等，故应及时诊断和手术治疗。隐睾与其他症状或畸形同时存在，如伴肥胖、智力低下、小阴茎、身材矮小或特殊面容等时，需注意遗传性疾病。

阴囊内触不到睾丸就一定是隐睾么？不一定。部分小儿尤其是大孩子，在精神紧张、害怕、寒冷等情况下，睾丸可以缩到靠近腹腔附近，称为回缩性睾丸，此为提睾肌兴奋性较高引起的生理状态，在缓解紧张情绪后或热敷后，或洗热水洗澡后进行触诊，此时阴囊内可以触到睾丸。

### 6. 为明确诊断需做何检查？

B超、CT、MRI、腹腔镜，均有助于寻找、定位睾丸。绒毛膜促性腺激素刺激试验，有助于了解睾丸分泌性激素的功能是否存在和正常。疑有遗传性疾病时，需做染色体核型分析和基因分析。

### 7. 如何治疗？

原则是宜早不宜迟。因6个月后隐睾下降的概率已不大。2～5岁以后会引起睾丸发育不全或萎缩。2014年美国泌尿外科协会的隐睾治疗指南指出，手术是可靠的治疗方式，以往的绒毛膜促性腺激素疗法已不被推荐，建议6个月后的婴幼儿在1年内完成睾丸固定术。因此手术的最佳时间是6～18个月；如果查出睾丸缺如则无需手术。

## 三、阴茎异常：包茎和小阴茎

### 1. 包茎

**❶ 什么是包茎？**

婴儿排尿时哭闹、身体突然抖动；小男孩爱抓裤裆、挠尿道口、尿道口红肿不肯拉尿；大孩子述说尿道口痒、拉尿痛；排尿时尿线细，包皮球状膨大，或者包皮下有小肿块。出现这些情况时，家长常

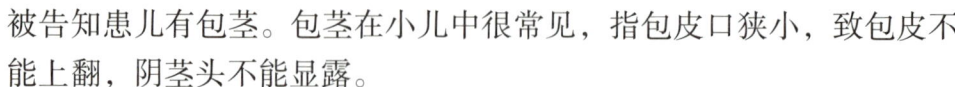

被告知患儿有包茎。包茎在小儿中很常见，指包皮口狭小，致包皮不能上翻，阴茎头不能显露。

❷ 包茎如何分类？

包茎分为先天性和后天性。先天性包茎可见于正常新生儿及婴幼儿，因出生时包皮内板与阴茎头之间有自然粘连，数月后粘连渐渐吸收，包皮与阴茎头分离，随着阴茎变长和勃起，至3～4岁时包皮可自行退缩，阴茎头可以显露，包茎自愈。故3岁时包茎的发生率只有10%。

后天性包茎为包皮口有瘢痕性挛缩，并常伴尿道口狭窄，常继发于阴茎头炎症和损伤，不能自愈。

❸ 包茎有何表现？

常有排尿不畅、尿线歪，合并尿道口炎和包皮炎时可有尿频、尿急、尿痛、尿道口和包皮红肿等表现。包皮下靠近冠状沟附近的黄白色小结节，为阴茎头与包皮囊之间集聚的包皮垢形成，非肿瘤。包皮垢可从包皮口排出，呈豆渣样。

❹ 包茎如何治疗？

婴幼儿期的先天性包茎，需注意包皮和阴茎头的清洁，可将包皮反复轻柔上翻，以逐渐扩大包皮口，以患儿可耐受为原则，不能强行上翻，以免造成嵌顿包茎。如嵌顿需紧急行手法复位，时间长可导致阴茎头坏死。

行包皮环切术的适应症：①包皮口有纤维性狭窄环；②反复发作阴茎头包皮炎；③5～6岁以后包皮口狭窄，不能显露阴茎头。具体由小儿泌尿外科医生决定。

### 2. 小阴茎

❶ 什么是小阴茎？

小阴茎指小儿阴茎的伸展长度小于相同年龄正常阴茎长度平均值的2.5个标准差以上，但外观形态正常。

❷ 如何测量阴茎长度?

阴茎长度测量应规范准确。隐匿型阴茎常见于肥胖的小儿;蹼状阴茎为阴囊中缝皮肤与阴茎腹侧皮肤相融合。两种情况都易误判为小阴茎,故测量时要尽量推挤阴茎周围组织及脂肪,量至根部(图14-4,图14-5)。隐匿型阴茎和蹼状阴茎都可以在学龄期手术解决。而小阴茎,则要寻找原因。

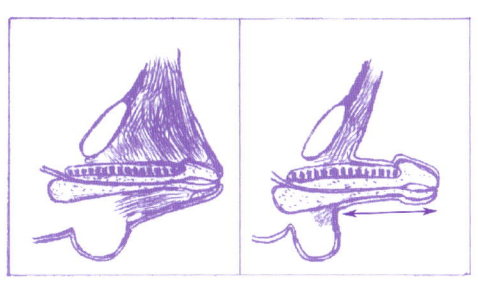

(a)隐匿型阴茎　　(b)测量时推挤阴茎周围组织及脂肪,量至根部

图 14-4　隐匿型阴茎及测量方法

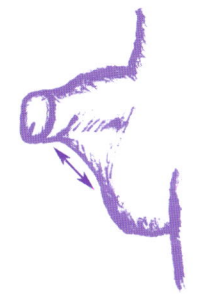

图 14-5　蹼状阴茎侧面观

❸ 小阴茎有哪些病因?

激素不足:阴茎的发育受睾丸分泌的雄激素控制,因此脑部的下丘脑-垂体或睾丸本身的病变,使得雄激素睾酮的分泌减少或无,或者无睾丸,都可以导致小阴茎。

原发性小阴茎:体内激素分泌正常,但小阴茎到了青春期也可增长，原因不明，可能与雄激素受体异常有关。

❹ 需要作哪些检查？

性激素相关的检查：性激素水平（睾酮、黄体生成素和卵泡刺激素）；促性腺激素释放激素刺激实验。还可做脑部 MRI、阴囊和睾丸 B 超，甚至行腹腔镜探查术寻找睾丸。

染色体核型分析和基因分析：与前述的隐睾类似，如果小阴茎伴其他症状或畸形同时存在，如智力低下、小脑畸形、肥胖、身材矮小或眼距宽、耳位低、多指（趾）、并指（趾）等表现时，需注意遗传性疾病。这些疾病可分别伴有下丘脑 – 垂体 – 睾丸组织激素分泌功能的异常。

❺ 如何治疗？

激素替代疗法：根据病情予促性腺激素释放激素、绒毛膜促性腺激素或睾酮治疗。

手术治疗：激素治疗无效时，予整形或变性手术。

心理治疗。

### 四、外生殖器和尿道损伤

常可在媒体上看见令家长们痛心、担心的报道："6 岁男童遭同学拳击下体，睾丸被打爆""英 8 岁男孩被踢中下体致睾丸遭切除""小孩从尿道口塞入谷粒"等。笔者在临床接诊时，也遇到过调皮的 4 岁男孩从茶几上跳下被沙发绊倒，阴囊被茶几角碰伤（骑跨伤）；10 岁农村留守女孩被男邻居猥亵至外阴尿道损伤和感染等情况。

从上述情况可见，儿童外生殖器和尿道因各种原因易遭受损伤，家庭和学校宜加强对儿童的安全教育，增强儿童自我保护意识。医生问诊时应详问病史，并做细致检查，有助于诊断，必要时会推荐至小儿外科或妇科做进一步处理。

（罗湘琴　牟一坤）

# 参考文献

[1] 王卫平. 儿科学. 8版. 北京：人民卫生出版社，2013.

[2] 杨霁云，白克敏. 小儿肾脏病基础与临床. 北京：人民卫生出版社，2000.

[3] 中华医学会儿科学分会肾脏学组. 紫癜性肾炎诊治循证指南（2016）. 中华儿科杂志，2017，55（9）：647-651.

[4] 中华医学会儿科学分会肾脏学组. 儿童常见肾脏疾病诊治询证指南（试行）（六）：狼疮性肾炎诊断治疗指南. 中华儿科杂志，2010，48（9）：689-690.

[5] 中华医学会儿科学分会肾脏学组. 儿童常见肾脏疾病诊治询证指南（试行）（五）：儿童乙型肝炎病毒相关性肾炎诊断治疗指南. 中华儿科杂志，2010，48（8）：592-595.

[6] 陈文彬，潘祥林. 诊断学. 6版. 北京：人民卫生出版社，2008.

[7] 米杰，王天有，孟玲慧，等. 中国儿童青少年血压参照标准的研制. 中国循证儿科杂志，2010，5：1-14.

[8] 中国高血压防治指南修订委员会. 中国高血压防治指南2010. 中国医学前沿杂志：电子版，2011，3（5）：42-93.

[9] 中华医学会儿科学分会肾脏学组. 儿童激素敏感、复发/依赖肾病综合征诊治循证指南（2016）. 中华儿科杂志，2017，55（10）：729-734.

[10] 中华医学会儿科学分会肾脏学组. 激素耐药型肾病综合征诊治循证指南（2016）. 中华儿科杂志，2017，55（11）：805-809.

[11] 中华医学会儿科学分会肾脏学组. 原发性IgA肾病诊治循证指南（2016）. 中华儿科杂志，2017，55（9）：643-646.

[12] 中华医学会儿科学分会肾脏学组. 狼疮性肾炎诊治循证指南（2016）. 中华儿科杂志，2018，56（2）：88-94.

[13] 党西强，易著文. 狼疮性肾炎诊治循证指南（2016）解读. 中华儿科杂志，

2018,56(2):95-99.

［14］VANDE W J,RITTIG S,BAUER S,et al. Practical consensus guideline for the management of enuresis. European Journal of Pediatrics,2012,171(6):971-983.

［15］中国儿童遗尿疾病管理协作组. 中国儿童单症状性夜遗尿疾病管理专家共识. 临床儿科杂志,2014,32(10):970-975.

［16］KOLON T F,HERNDON C A,BAKER L A,et al. Evaluation and treatment of cryptorchidism:AUA guideline. The Journal of Urology,2014,192:337-345.

［17］陆国辉,徐湘民. 临床遗传咨询. 北京:北京大学医学出版社,2007.

# 附 录

## 附录一 常用食物、水果含水量表

### 附表 1 常用食物含水量表

| 食物 | 单位 | 原料重量（g） | 含水量（mL） | 食物 | 单位 | 原料重量（g） | 含水量（mL） |
| --- | --- | --- | --- | --- | --- | --- | --- |
| 米饭 | 1中碗 | 100 | 240 | 藕粉 | 1大碗 | 50 | 210 |
| 大米粥 | 1大碗 | 50 | 400 | 鸭蛋 | 1个 | 100 | 72 |
| 大米粥 | 1小碗 | 25 | 200 | 馄饨 | 1大碗 | 100 | 350 |
| 面条 | 1中碗 | 100 | 250 | 牛奶 | 1大杯 | 250 | 217 |
| 馒头 | 1个 | 50 | 25 | 豆浆 | 1大杯 | 250 | 230 |
| 花卷 | 1个 | 50 | 25 | 蒸鸡蛋 | 1大碗 | 60 | 260 |
| 烧饼 | 1个 | 50 | 20 | 牛肉 | | 100 | 69 |
| 油饼 | 1个 | 100 | 25 | 猪肉 | | 100 | 29 |
| 豆沙包 | 1个 | 50 | 34 | 羊肉 | | 100 | 59 |
| 菜包 | 1个 | 150 | 80 | 青菜 | | 100 | 92 |
| 水饺 | 1个 | 10 | 20 | 大白菜 | | 100 | 96 |
| 蛋糕 | 1块 | 50 | 25 | 冬瓜 | | 100 | 97 |
| 饼干 | 1块 | 7 | 2 | 豆腐 | | 100 | 90 |
| 煮鸡蛋 | 1个 | 40 | 30 | 带鱼 | | 100 | 50 |

注：摘自《基础护理学》第5版，李小寒、尚少梅主编，人民卫生出版社，2012.

附表2　常用水果含水量表

| 水果 | 重量（g） | 含水量（mL） | 水果 | 重量（g） | 含水量（mL） |
| --- | --- | --- | --- | --- | --- |
| 西瓜 | 100 | 79 | 葡萄 | 100 | 65 |
| 甜瓜 | 100 | 66 | 桃 | 100 | 82 |
| 西红柿 | 100 | 90 | 杏 | 100 | 80 |
| 萝卜 | 100 | 73 | 柿子 | 100 | 58 |
| 李子 | 100 | 68 | 香蕉 | 100 | 60 |
| 樱桃 | 100 | 67 | 桔子 | 100 | 54 |
| 黄瓜 | 100 | 83 | 菠萝 | 100 | 86 |
| 苹果 | 100 | 68 | 柚子 | 100 | 85 |
| 梨 | 100 | 71 | 广柑 | 100 | 88 |

注：摘自《基础护理学》第5版，李小寒、尚少梅主编，人民卫生出版社，2012.

# 附录二　出入量登记表

出入量纪录：水肿、尿少或严重高血压的患儿，宜详细记录每日饮食情况并根据含水量表换算成相应水量，加上静脉补液量为总入量。出量为尿量、吐泻量、引流量。

**每日摄入量和出量表**

| 三餐 | 入量 | | | | 出量 | | | | |
|---|---|---|---|---|---|---|---|---|---|
| | 时间 | 食物 | 含水量（ml） | 备注 | 时间 | 尿量（ml） | 呕吐（ml） | 腹泻（ml） | 备注 |
| 早餐 | | | | | | | | | |
| | | | | | | | | | |
| | | | | | | | | | |
| 午餐 | | | | | | | | | |
| | | | | | | | | | |
| | | | | | | | | | |
| 晚餐 | | | | | | | | | |
| | | | | | | | | | |
| | | | | | | | | | |
| 水果 | | | | | | | | | |
| | | | | | | | | | |
| 饮水 | | | | | | | | | |
| | | | | | | | | | |

# 后 记

当我们身边有小孩出现水肿、血尿的情况时,往往会想到:孩子是不是有肾炎或者肾脏疾病呢?该怎么预防和治疗,又该怎么护理呢?很多家长都非常关心这些问题。

儿童肾脏病确实是影响小孩健康的一大类疾病。它的临床表现多样,涉及多个系统,影响着处于生长发育期的儿童及青少年,部分还可能迁延至成人。随着人们对健康生活的需要和医学的进步,肾脏病病因、发病机制、检查手段、防治措施等方面的研究也疾速发展,儿童肾脏病受到全球的广泛关注。国际上把每年3月份的第二个星期四定为"世界肾脏日",2016年3月10日是第11个"世界肾脏日",当年的主题就是"预防肾脏病,从娃娃抓起"。

儿童肾脏病病程长,部分甚至延至成年,需终生治疗。然而对于肾脏病的相关知识,家长普遍知晓率低、防治率低,故健康教育非常重要。为了增强家庭应对儿童肾脏疾病的信心,帮助家长及患儿在认识疾病的基础上积极防病,配合治疗,提高生活质量,使儿童能更好地成长,让更多的患儿及家长受益,因此编写本篇。

感谢恩师陈述枚教授、古洁若教授的培养,对我影响深远,让我受益终生。感谢肾病风湿领域里的师兄弟姐妹的帮助。感谢省医学会儿肾分会,经常组织同道对遇到的难题研究、讨论,使我得以不断提高。感谢科研出色、科普热心的我科陈壮桂主任,给予本篇出版机会。感谢杨丽芬和黎雅婷医生,对书稿、图片进行认真细致的审校。感谢张宇明先生不辞辛劳,手绘本篇大部分插图。感谢本篇引用的所有参考文献和图片资料的作者。

牟一坤

2018年10月13日

2018年天河区科技计划项目医疗联合体项目（2018YT026）
国家自然科学基金资助项目（81470219）

# 浅浅的医学知识
## 儿童常见病科普加油站

陈壮桂　主编

· 耳病篇 ·

李　鹏　分册主编

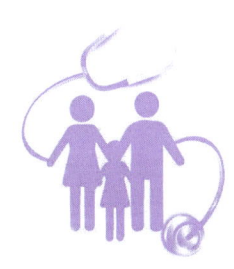

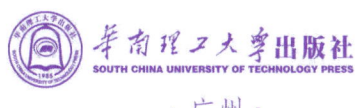

· 广州 ·

图书在版编目（CIP）数据

浅浅的医学知识：儿童常见病科普加油站.耳病篇/陈壮桂主编；李鹏分册主编.—广州：华南理工大学出版社，2019.3
ISBN 978-7-5623-5887-9

Ⅰ.①浅… Ⅱ.①陈…②李… Ⅲ.①耳疾病-儿童读物 Ⅳ.①R-49

中国版本图书馆 CIP 数据核字（2019）第 009392 号

Qianqian De Yixue Zhishi——Ertong Changjianbing Kepu Jiayouzhan：Erbing Pian
**浅浅的医学知识——儿童常见病科普加油站：耳病篇**
李鹏　分册主编

出 版 人：卢家明

出版发行：华南理工大学出版社
　　　　　（广州五山华南理工大学 17 号楼，邮编 510640）
　　　　　http：//www.scutpress.com.cn　　E-mail：scutc13@scut.edu.cn
　　　　　营销部电话：020-87113487　87111048（传真）

责任编辑：黄丽谊

印 刷 者：广州市新怡印务有限公司

开　　本：787mm×960mm　1/16　印张：33.5　字数：449 千

版　　次：2019 年 3 月第 1 版　2019 年 3 月第 1 次印刷

定　　价：135.00 元（全九册）

版权所有　盗版必究　　印装差错　负责调换

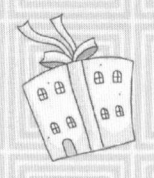

## 《浅浅的医学知识——儿童常见病科普加油站》

# 编 委 会

主　编：陈壮桂
顾　问：方建培
主　审：檀卫平

## 《耳病篇》编委会

主　编：李　鹏
副主编：曾祥丽　黄健聪
编　委：吴喜福　尹根蒂　王志远
　　　　徐惠清　高志杰　周琪琳
　　　　黎志成　卞山岩　陈愈彬
　　　　岑锦添　顾　晶　黄子真
　　　　张姝琪　袁　涛　谭静芊
绘　图：卢红飞

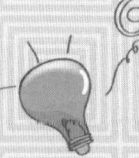

# 序

由中山大学附属第三医院儿科主任陈壮桂教授领衔的儿科学团队，联合皮肤科、感染科、口腔科、耳鼻喉科等学科，为普及儿童健康与常见疾病防治的知识，在百忙的工作之余，以丰富的一线工作经验为基础，充分照顾到儿童，尤其是少年阶段对知识的渴求和理解力水平，以实用、通俗易懂、图文并茂、深入浅出的角度解读，讲述了包括急救以及皮肤、呼吸、血液、口腔、耳鼻、肝肾等特定组织、系统、器官的医学知识。让读者做到"开卷有益"，并且明显感觉到各位作者为达到"喜闻乐见"的效果，花费了大量的心血。在当今一切"唯SCI"的年代，这群大学附属医院的医生们愿意花时间和精力，为科普发力，更值得点赞。

我从事儿科临床医教研工作35年，深知儿童健康科普知识在国内的重要地位，同时却又十分"贫乏"。因此，非常乐意向儿童、少年，甚至非医学群体的家长们推荐这套书。衷心祝愿该书的出版能得到大众的喜爱，并能解决一些儿童健康的实际问题，此为序。

方建培

中华医学会儿科学分会常务委员
中华医学会儿科学分会基层儿科发展委员会主任委员
广东省医学会儿科学分会前主任委员
中国妇幼保健协会脐带血应用专业委员会副主任委员
广东省妇幼保健协会脐带血应用专业委员会主任委员
中山大学博士生导师
中山大学孙逸仙纪念医院儿科主任

2019年1月

# 前　言

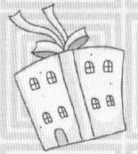

　　儿童是祖国的花朵，是冉冉升起的太阳，是家庭和祖国的未来和希望，少年强则中国强。儿童的健康成长关系着国家和民族的未来和发展。为儿童成长创造一个安全健康的生活空间，既是父母的责任，也是社会共同的责任。

　　《浅浅的医学知识——儿童常见病科普加油站》编者均为来自临床工作的医生专家，具有丰富的临床知识和科普经验，通过长期的工作体会以及对社会人群调研的反馈总结，依托社会各界的力量，发起了此次中国儿童健康知识普及计划，希望为儿童的健康成长贡献自身的一分力量。本丛书主要针对儿童日常生活中经常遇到的健康问题进行科普，包括呼吸、血液、泌尿、肝胆、耳鼻、口腔、皮肤健康以及相关疾病的科普，与儿童健康成长息息相关。内容丰富实用，语言通俗易懂，图文并茂，适合儿童及青少年、家长、教师及学校保健工作者阅读。

　　感谢各位编者在百忙之中仍然积极投身至本丛书的编写及审核之中。真诚感谢各位读者的厚爱，期待大家阅读后提出宝贵意见，共同参与到儿童健康问题的探讨之中。此外，还要特别感谢广州市合力科普基金会的热心资助，与我们在科普的路上并肩作战，一同为繁荣科普创作、提高市民科学素质而努力。感谢您们的支持！

　　最后，愿祖国的花朵健康成长，如日之升，照亮祖国的未来！

陈以植<br/>2019年1月

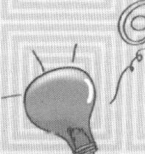

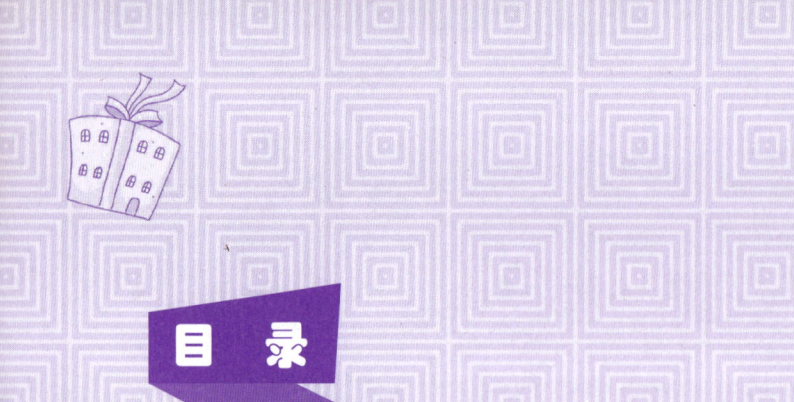

# 目 录

**第一章 耳朵的自述：解剖和功能** /1

第一节 外耳 /2

第二节 中耳 /6

第三节 内耳 /10

第四节 人的听力范围 /11

**第二章 耳朵"生病"了** /13

第一节 形状怪怪的耳朵——畸形的耳朵 /13

第二节 "发烧"的耳朵——急、慢性化脓性中耳炎 /22

第三节 耳朵"进水"了——分泌性中耳炎 /35

第四节 反应"迟钝"的耳朵 /43

第五节 天旋地转——儿童眩晕 /48

### 第三章　人工耳蜗和助听器 /55

第一节　什么是人工耳蜗？ /56

第二节　关于人工耳蜗的一些问题 /57

第三节　关于助听器的一些问题 /63

### 第四章　新生儿耳聋的防治 /67

### 参考文献 /72

# 第一章　耳朵的自述：解剖和功能

提到耳朵，小朋友能想到哪些美丽的句子来形容它呢？

"耳朵是通向心灵的路"，这句话说的就是耳朵的重要性。确实，耳朵主管着人体的两大功能：听觉和平衡。

大家日常生活中所说的"耳朵"，其实多指露在外面，能被直接看见的耳廓。

"耳朵"的结构非常复杂，可分为外耳、中耳和内耳（图1-1）。

外耳收集声波并传递至中耳，中耳各结构把声波放大，内耳将声信号转换为神经冲动，并由听神经传递到大脑皮层，最终形成听觉感受。

说到这里，小朋友是否觉得耳朵是那么的神奇呢？好了，现在我们就慢慢来揭开耳朵的神秘面纱吧。

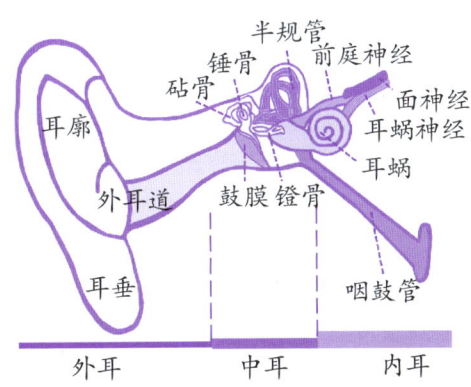

图1-1　耳朵的解剖结构

## 第一节 外耳

外耳类似一个漏斗状的结构,包括耳廓及外耳道。

### 一、耳廓

耳廓就像一把小扇子,突出于头颅的侧面,它的主要功能是收集声波。由于耳廓皮肤血管位置表浅、皮肤菲薄,因此容易因寒冷而冻伤;耳廓前面的皮肤与耳廓软骨粘连较紧密、皮下组织少,故耳廓发生炎症时耳廓疼痛较剧烈。此外,由于耳廓突出于头颅的侧面,故容易受到外伤、蚊虫叮咬等(图1-2)。所以在日常的生活中,小朋友要注意保护好耳廓哟!

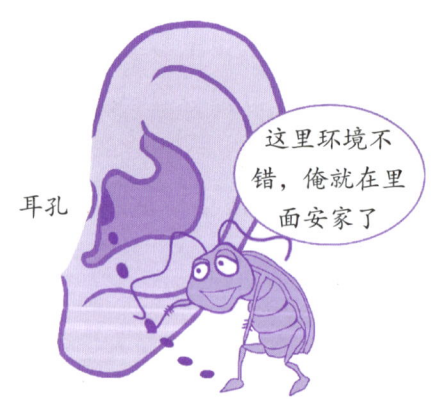

图1-2 耳廓、外耳道容易受到昆虫等攻击

### 二、外耳道

小朋友是否有掏耳朵的习惯呢?在掏耳朵的过程中是否会出现不适症状呢?小朋友对外耳道有着怎样的认识呢?下面让我们一起借助

耳镜去窥探一下外耳道吧。

外耳道并不是一条笔直的小管道，而是略呈 S 形。成人的外耳道分为外 1/3 的软骨部以及内 2/3 的骨部，长 2.5～3.5 厘米。如果小朋友想看清楚外耳道的深部，那就需要将耳廓向后上方提起（图 1-3），使外耳道成一条直线才行。

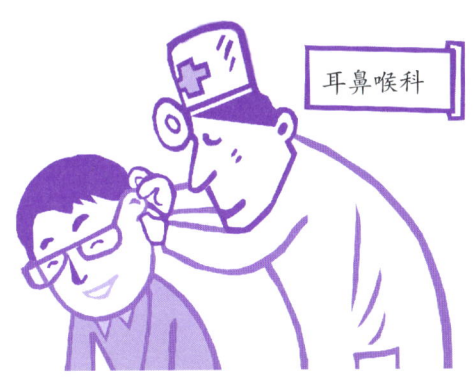

图 1-3　看外耳道的深部

平时我们掏的耳垢（耵聍）是从哪来的呢？外耳道的软骨部皮肤含有类似汗腺构造的耵聍腺，能分泌耳垢，并富有毛囊和皮脂腺。耳垢其实就是耵聍腺分泌的耵聍和皮脂腺分泌的皮脂、外耳道皮肤脱落上皮共同构成的。其实平常并不需要经常掏耳，因为耳垢具有抑制外耳道内的真菌和细菌的作用，而且通过颞下颌关节的运动、外耳道内耳垢可自然向外侧排出。如果外耳道被耳垢堵塞，可以采用外耳道冲洗的方法将耳垢取出（图 1-4）。

生活中，有的小朋友很淘气，经常在玩耍时将小物体塞入耳内，如小果核、豆类、石子、玻璃珠等；或者在野外玩耍时，有昆虫入侵外耳道。这时，不管是家长还是小朋友都不要自己去掏耳朵，因为豆类遇水会膨胀，阻塞外耳道；尖锐的果核会损伤鼓膜；活昆虫会爬行乱动，引起剧烈耳痛、噪声，使得人惊慌失措，甚至损伤鼓膜。这时需要及时去医院耳鼻喉科就诊，由专科医生在专业设备下清理耳道。

需要提醒小朋友的是：虽然是小小的耳道异物，但在有些时候甚至需要手术才能将其取出，一定要记住！

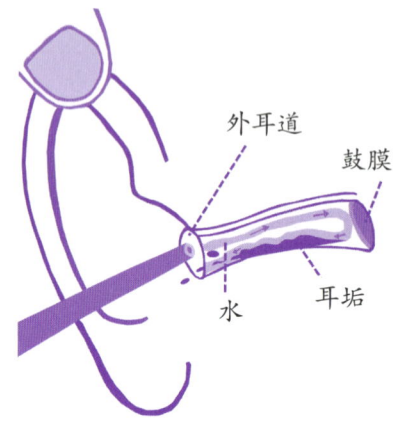

图1-4　冲洗耳垢

## 三、外耳的功能

外耳的主要功能是将声波传到鼓膜。

耳廓像一个喇叭，外边大，往里缩成一个小口，它的作用类似收集电视无线信号的"电视卫星锅"，主要是收集声波（图1-5）。

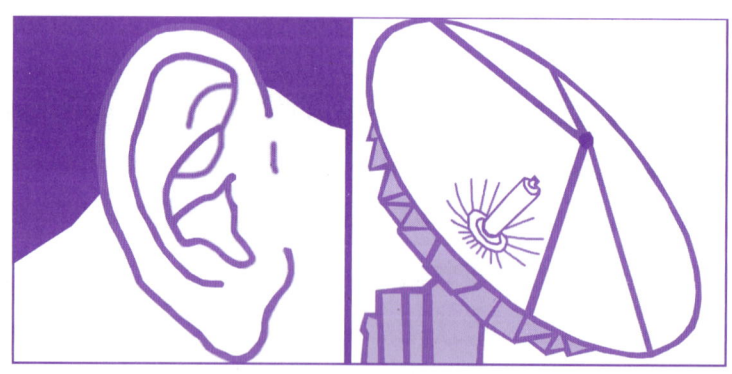

图1-5　耳廓形状和功能

随着人类的进化，前肢得以解放并能直立行走，转动身体和颈部变得更加容易，人类能迅速发现周围环境中的危险，所以耳廓转动的功能已经退化，不能像兔子、狗等动物那样，能够朝声源转动增加耳廓的收集功能。但当听力减退时，把手放在耳廓后能增强这种收集功能，就能听得清楚些（图1-6）。

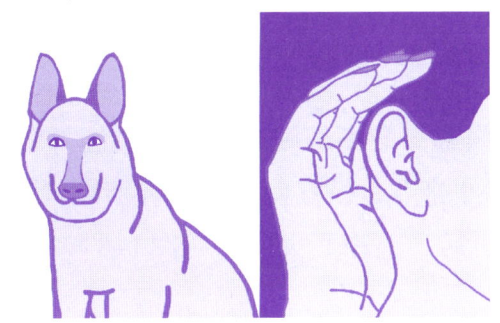

图1-6　把手放在耳廓后能增强收集声波功能

小朋友们都有这样的经验，早晨闹钟响了，我们闭着眼睛就能大致判断闹钟的位置并顺利把闹钟关掉，这正是因为耳朵具有对声源的定位功能。位于头颅两侧的左右耳可检测出到达两耳声波的时间差和强度差，经中枢神经系统处理后，可判断声源的方向和远近，从而实现耳朵对声源的立体定位能力。这跟蝙蝠判断空气中蚊虫位置的能力有异曲同工之妙（图1-7）。

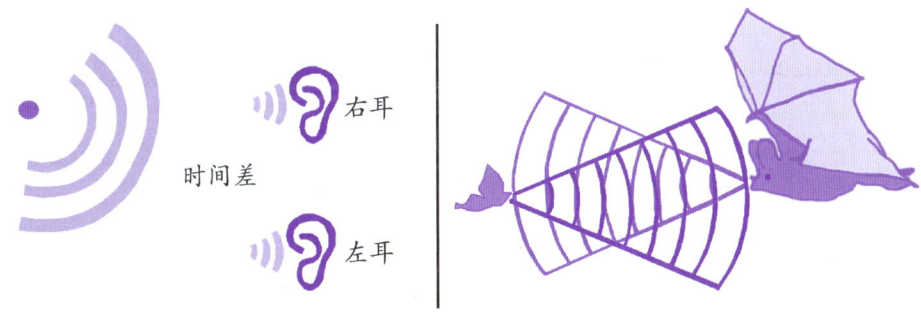

图1-7　蝙蝠判断空气中蚊虫的位置

## 第二节

# 中耳

中耳介于外耳及内耳之间，包括鼓室、听骨链、咽鼓管、鼓窦及乳突。下面主要介绍前三个结构的功能。

## 一、鼓室

鼓室是颞骨内最大的不规则含气腔，我们可以把鼓室想像成一个盒子，容积约1～2毫升，鼓室盒子里有听小骨、肌肉和韧带，它的外围被内、外、前、后、上和下六个壁（图1-8）包围着。

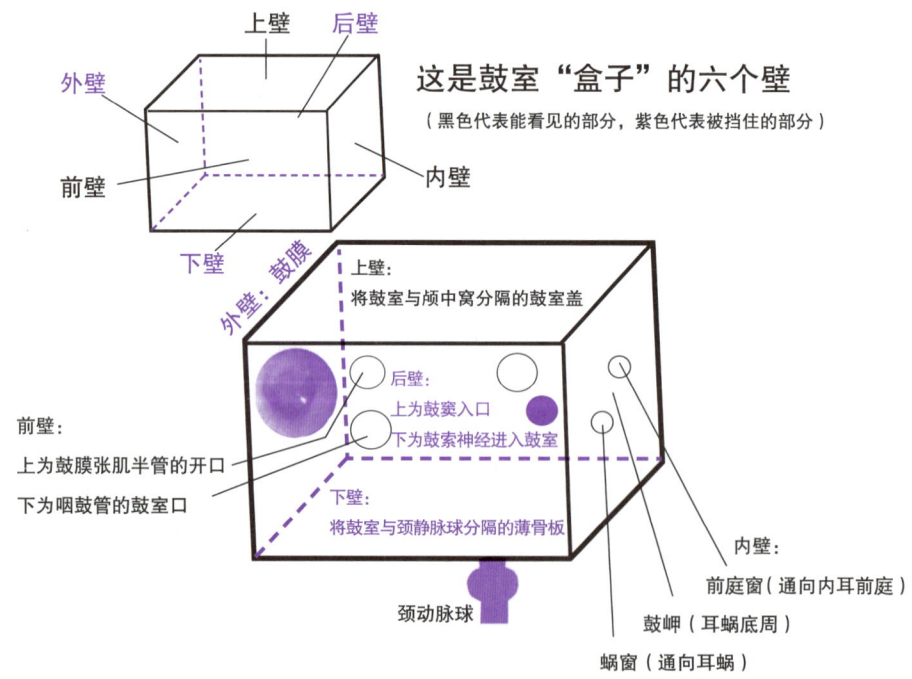

图1-8 鼓室的六个壁

1. 外壁

外壁主要由骨部和膜部，也就是由鼓膜构成。鼓膜为椭圆形（成人）或圆形（小儿）的半透明膜。鼓膜周边稍厚、借纤维软骨环嵌于鼓沟内，称为紧张部；上方鼓膜较松弛，称之为松弛部。鼓膜可分为3层，由外向内依次为上皮层、纤维组织层和黏膜层。在外伤性鼓膜穿孔中，虽然绝大多数外伤性鼓膜穿孔可于3～4周自愈，但在鼓膜再生过程中，纤维组织层较少增生，故愈合处的鼓膜较正常鼓膜会显得薄一些。

2. 内壁

鼓室的内壁也就是内耳的外侧壁，包括多个凸起及凹陷。内壁中央较大的膨凸称为鼓岬，是耳蜗底周所在的位置。鼓岬后上方有一小凹，为前庭窗龛，龛的底部有前庭窗，被镫骨足板及其周围的环韧带所封闭，可通向内耳的前庭。鼓岬的后下方有一小凹，为蜗窗龛，龛的底部有蜗窗，被蜗窗膜封闭，可通向耳蜗的鼓阶。

3. 前壁

前壁、下壁以极薄的骨板与颈内动脉相隔，上部有两个开口，上为鼓膜张肌半管的开口，下为咽鼓管的鼓室口。

4. 后壁

后壁又称为乳突壁。其上部有一小孔，为鼓窦入口，上鼓室通过鼓窦入口与鼓窦相通。后壁下内方，约前庭窗的高度，有一小锥状突起，为锥隆起；在锥隆起的外侧和鼓沟内侧之间有鼓索小管的鼓室口，鼓索神经即由此穿出，并进入鼓室。

5. 上壁

上壁为鼓室的顶壁，又称为鼓室盖，将鼓室与颅中窝分隔。婴幼儿位于鼓室盖的岩鳞裂尚未闭合，硬脑膜的细小血管经此裂与鼓室相通，可成为中耳感染向颅内扩散的途径。

6. 下壁

下壁为 薄骨板，将鼓室与颈静脉球分隔。鼓室先天性缺损时，颈静脉球可突入下鼓室，鼓室下壁呈蓝色。在此种情况下，如施行鼓膜切开术时容易损伤颈静脉球而发生严重的出血。

## 二、听骨链

说到听骨链，小朋友的脑海中是不是浮现出数个骨头连接成像链子一样的画面呢？我们这里说的听骨链，是人体最小的一组骨头，但是作用却很大呢！它是中耳传导声音的重要组成部分。

具体来说，听骨链是指锤骨、砧骨、镫骨三个听小骨以关节的形式形成链状，外侧以锤骨连接鼓膜，内侧以镫骨连接前庭窗。声波首先作用在鼓膜上，通过杠杆作用，将鼓膜感受到的声音传入内耳（图1-9）。

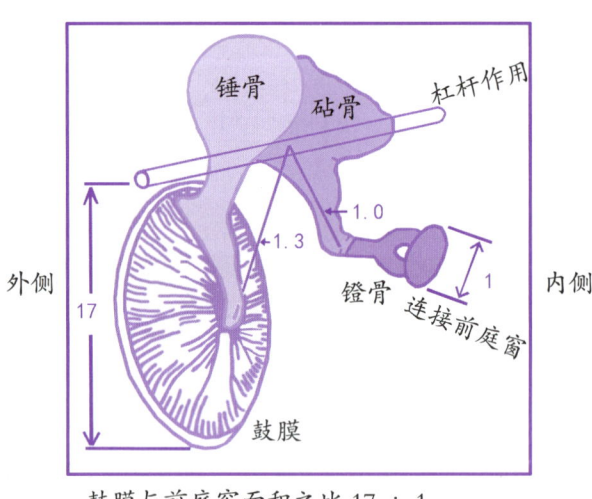

鼓膜与前庭窗面积之比 17∶1；
听骨链长、短臂的长度比为 1.3∶1.0

**图 1-9 听骨链的结构及其增压效应**

根据水力学原理，作用于鼓膜上的总压力应该与镫骨足板的总压力相等，但是鼓膜在声波作用下，有效振动面积约为其解剖面积的 2/3，约 55mm²，是镫骨足板面积 3.2mm² 的 17 倍，所以鼓膜表面的声压传至镫骨足板时增加了 17 倍。

### 三、咽鼓管

当你在感冒、潜水或乘飞机后,是否有耳堵塞感、耳鸣或回声增强呢?如果有,那么你要注意了,你的咽鼓管可能出现了问题。

下面让我们一起来看看咽鼓管到底具有什么样的功能。

首先,当我们平时张口、吞咽及唱歌时,借助咽部肌肉的作用,咽鼓管咽口开放,可调节鼓室气压,保持鼓膜内、外压力平衡。

其次,咽鼓管的黏膜为假复层纤毛柱状上皮,纤毛运动方向朝向鼻咽部,可使鼓室分泌物得以排出;软骨部呈闭合状态,具有活瓣作用,能防止鼻咽部分泌物进入鼓室。

因此,咽鼓管既能调节鼓膜内外压力的平衡,还能防止鼻咽部的分泌物进入内耳。当咽鼓管的功能出现障碍时,我们又恰好感冒了、潜水了或乘飞机了,就会出现耳痛、耳堵塞感、耳鸣或回声增强等症状。

值得重视的是,成人的咽鼓管并不是一条水平的管道(图1-10),咽鼓管鼓室口高于咽口2~2.5厘米;但在小儿,其咽鼓管较短、管腔较宽、接近水平状,故小儿的咽部感染容易经咽鼓管侵犯到鼓室。

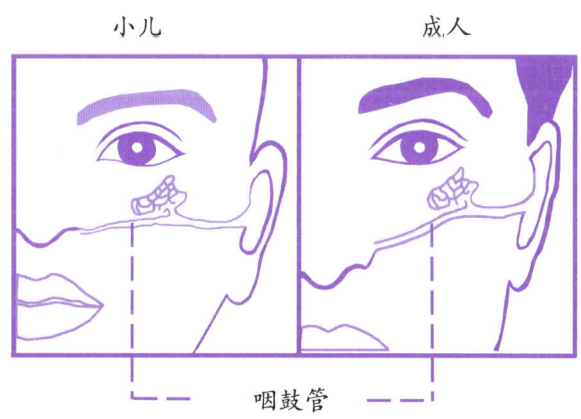

图1-10 儿童和成人的咽鼓管解剖特点

## 第三节

## 内耳

内耳的结构精细而复杂,分为前庭、半规管及耳蜗三个部分。

骨性耳蜗像个蜗牛壳(图1-11),三个骨性半规管互成直角(图1-12),前庭则是它们的连接部分。

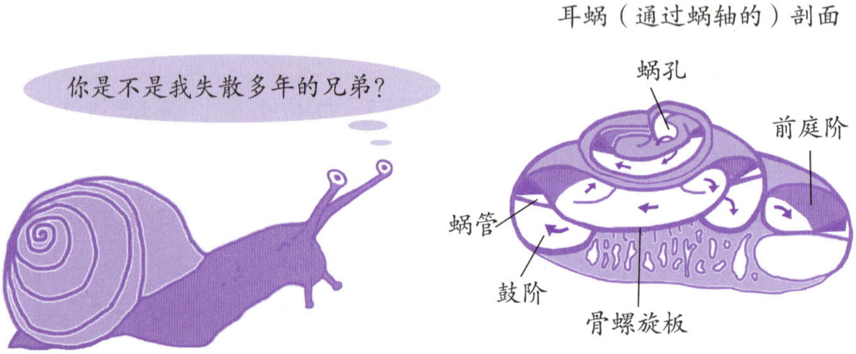

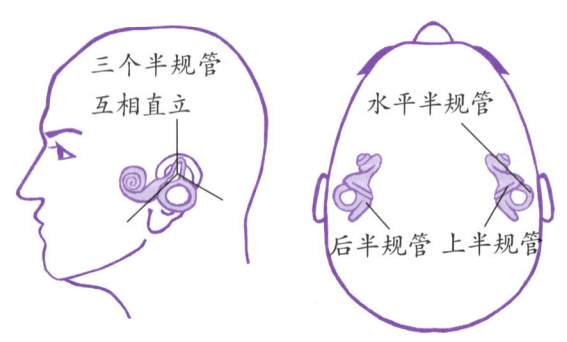

图1-11 骨性耳蜗的结构

图1-12 三个骨性半规管的空间结构

膜迷路(图1-13)是藏在骨性结构里面形成的一个密闭内淋巴系统,球囊和椭圆囊合称为耳石器官,因为它里面有许多像小石头一样的碳酸钙结晶,称为耳石,当人做直线加速运动时,耳石会向相反的方向运动。和瓶子里的石子一样，当向右晃动瓶子的时候，石子会滚动到瓶子左边，向左晃动瓶子的时候，石子会滚动到瓶子右边，从而产生平衡感觉。

耳朵的平衡功能是通过感受各种位置变化来实现的，通俗地讲就是耳朵感受到人体的各种运动、位置变化，大脑同时综合眼睛看到的、肌肉和关节感受到的，来调节全身的肌肉使之维持一个平衡状态，于是我们就可以站得稳或者可以做各种各样的动作了。

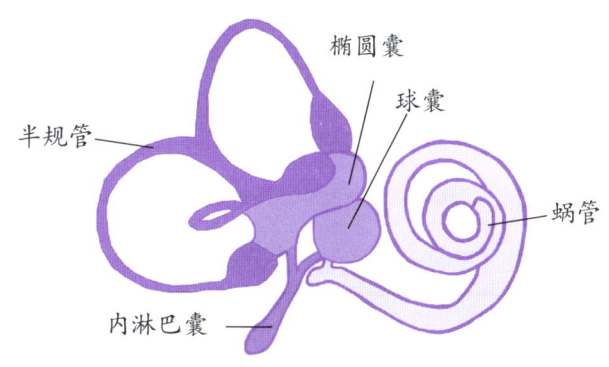

图 1-13 膜迷路的结构

## 第四节

### 人的听力范围

听觉是声音作用于听觉系统引起的感觉，声音必须达到一定的强度才可以被人类听见。人类能感受到的声波频率为 20～20 000Hz，对 1000Hz 的声音最为敏感。

让我们一起看看下面这张听力分布图（图1-14），来直观感受下人类的听力吧。

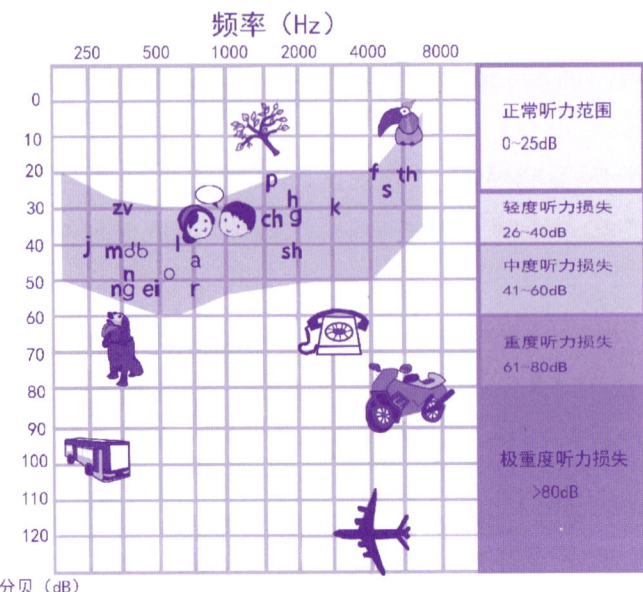

图1-14　听力分布图

小朋友知道吗，声音的强度以分贝（dB）为单位。我们在日常环境里常听到的各种声音都可以在上方的听力分布图上找到相应的强度和频率区间。例如，小鸟的叫声为0～40dB，频率为3000～8000Hz，属于高频率低强度的声音，所以高频有听力损失的人，就很难听到小鸟的叫声；电话铃声为60～85dB，频率为750～3000Hz，属于中频率中等强度的声音，所以重度听力损失的人就听不到电话铃声。

人类的言语声也能在听力图上找到对应的区域。总体来看，人类正常言语声的主要频率和强度范围就是听力图中浅紫色阴影的部分，根据此范围描画出的曲线形似香蕉，因此称言语香蕉图。汉语拼音中的"s""p""h""m"都代表着不同频率和强度的言语声。

（吴喜福　尹根蒂）

# 第二章 耳朵"生病"了

## 第一节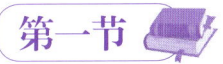
### 形状怪怪的耳朵——畸形的耳朵

小丽今年 3 岁半了,是一个眼睛大大、活泼可爱的小女生,小丽最喜欢的事情就是每天上幼儿园之前妈妈在镜子前帮她梳头发扎小辫子了。但渐渐地,小丽在镜子中发现她两边耳朵长得不太一样:"我左边的耳朵跟妈妈的一样漂亮,圆圆的、软软的,下面还有一块柔软的小肉,在耳朵中间还可以摸到一个小洞,如果我把小洞堵住了,我就听不到声音了。但是我右边的耳朵只有一个像花生壳一样的突起,摸起来比左边耳朵软,中间也没有小洞。平时妈妈叫我,我都是左边耳朵听到声音,而右边耳朵好像什么声音也听不到,真奇怪啊!"

于是小丽就问妈妈:"妈妈,我右边的耳朵好像没有了,我的耳朵去哪里了?平时跟一些小朋友玩,他们都说我的右耳是小时候被小狗咬掉了,我好害怕啊!"妈妈揉了揉小丽的脑袋,温柔地说:"宝贝,不用害怕啊,你右边耳朵不是被小狗咬掉了,而是你生下来的时候就是这样的,这是你和其他小朋友不一样的地方,其他小朋友取笑你,也是因为你的耳朵和他们不一样,但这就是你的特点啊,每个小朋友

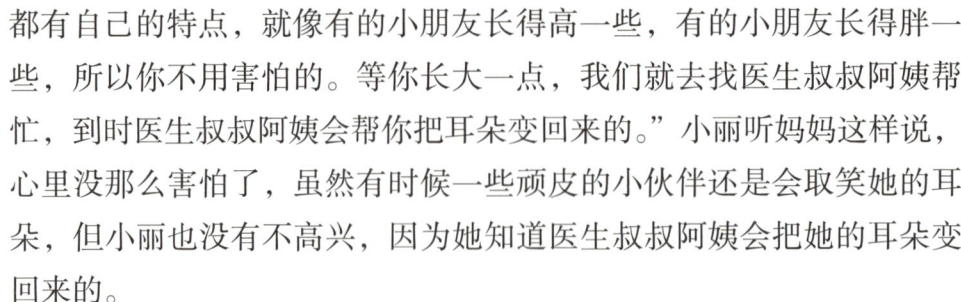

都有自己的特点,就像有的小朋友长得高一些,有的小朋友长得胖一些,所以你不用害怕的。等你长大一点,我们就去找医生叔叔阿姨帮忙,到时医生叔叔阿姨会帮你把耳朵变回来的。"小丽听妈妈这样说,心里没那么害怕了,虽然有时候一些顽皮的小伙伴还是会取笑她的耳朵,但小丽也没有不高兴,因为她知道医生叔叔阿姨会把她的耳朵变回来的。

小丽慢慢长大,她已经满6岁了,变成一个人见人爱的小姑娘。叔叔阿姨都夸小丽长得真漂亮,小丽听到也美滋滋的,但小丽仍然在意她右边耳朵没有了的事情,所以平时小丽都喜欢把长头发放下来,盖住两边耳朵,这样别人就不知道她右边耳朵没有了。有一天,她终于忍不住了,问妈妈:"妈妈,我们什么时候去找医生叔叔阿姨把我的耳朵变回来啊?"妈妈叫小丽过来量了一下身高,发现小丽已经有120厘米了,于是妈妈开心地对小丽说:"上次我问过医生叔叔了,说你满了6岁,身高有120厘米以上就可以去找他帮你把耳朵变回来了。你现在已经有120厘米了,我们马上就可以去找医生叔叔了。"

于是,妈妈带着小丽来到了医院,医生叔叔见到小丽,慈祥地对小丽说:"小丽真漂亮啊,一看就知道是个乖宝宝。今天妈妈带你来,就是希望我帮忙把你的右边耳朵变回来的,我也会尽力帮你。我们要先给你做一些检查,这些检查都不会痛的,但是需要你配合我们,你能不能做到啊?"小丽听了医生叔叔的话,坚定地点了点头说:"我一定能做到的!"医生叔叔高兴地摸了摸小丽的头,说:"小丽真棒,真是个懂事的乖宝宝,让我们一起努力吧。"

之后妈妈带着小丽在医院做了一些检查,护士姐姐让小丽躺在一张床上,并叫小丽不要动,然后这张床把小丽送进一个圆形的大机器里面,虽然大机器嗡嗡作响有点吓人,但勇敢的小丽记住医生叔叔的话,一动不动地完成了检查。做完检查后,小丽问妈妈:"妈妈,我刚

才做的是什么检查啊？"妈妈说："你刚才做的检查叫CT。"

随后，小丽又躺在另外一个类似的机器里面做了检查，虽然这次时间比较长，但有了上次的经验，小丽一点也没感觉到害怕。妈妈告诉小丽，这次做的检查叫MR。小丽开心地说："这是我第一次见到CT机和MR机，别的小朋友都没见过呢，回去我要把做检查的感觉告诉他们！"

最后，小丽和妈妈来到一个很安静的房间，小丽好像还听到了自己呼吸和心跳的声音，房间里面的阿姨给小丽戴上了一个耳机，并叮嘱小丽："小朋友，等会儿你会在耳机里面听到响声，如果你听到嘀嘀嘟嘟的声音就按一下手上的按钮，但如果只听到沙沙沙的声音而没有滴滴嘟嘟的声音就不要按，你明白了吗？"小丽说："我明白了。"

随后小丽按照阿姨的话完成了检查，感觉像在打游戏一样好玩，而且小丽发现，她的右边耳朵好像也能听到声音了，真的很神奇。最后阿姨让小丽躺在床上，在小丽头上贴了一些电极，做了最后的检查。整个过程小丽都很乖，闭上眼睛躺着一动不动，就像睡着一样。做完检查小丽就和妈妈回家了。

过了几天，小丽的检查结果出来了。小丽的爸爸妈妈一起到医院见了为小丽主诊的李医生。从李医生处了解到，小丽患的是一种叫"先天性小耳畸形"的疾病，小耳畸形不仅外观上表现为耳廓畸形，也常常合并外耳道、中耳及内耳畸形，所以需要详细的临床检查才能明确诊断。之前小丽做的颞骨CT、迷路MR、听力学检查就是为了明确小丽耳朵畸形的严重程度、听力下降的程度及性质，为制定进一步治疗方案提供帮助。

小丽的爸爸妈妈从李医生处了解到，先天性耳廓畸形（图2-1）从临床上分为四级：

**一级** 小耳畸形表现为较正常略小的耳朵，但耳廓各部分已发育。

**二级**表现为耳廓明显变小,约为正常耳朵的1/3~1/2,耳廓卷曲,形状不规则。

**三级**表现为耳廓处仅有零星而不规则的软组织突起,部分软组织突起内可有软骨。

**四级**则表现为无任何耳廓结构。

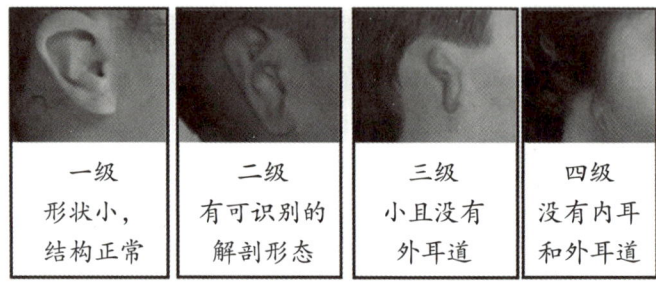

图2-1　各种程度的小耳畸形

而先天性外耳道畸形(狭窄)则分为三级。

**轻度狭窄**表现为外耳道全段狭窄,或靠外侧的软骨部和峡部狭窄,而骨性外耳道正常。

**重度狭窄**表现为靠外侧的软骨段仅为一瘘道,鼓骨发育不良,骨段外耳道为一裂隙状孔道,鼓室外侧壁由骨质形成完全性或不完全性闭锁板。

**外耳道闭锁**则表现为外耳道软骨段由软组织填充,骨性外耳道由骨质取代,常有中耳畸形。

根据李医生对小丽耳朵检查的结果看,小丽的情况属于耳廓畸形三级合并外耳道闭锁。

听完李医生的耐心介绍,小丽的爸爸妈妈更担心了,因为他们得知这是一种先天性疾病,那会不会跟基因有关系呢?如果跟基因有关系，那为什么小丽的爸爸妈妈都是正常的呢？

李医生说："先天性小耳畸形虽然是一种先天性疾病，但目前具体病因仍未明确，大部分病例都是散发性的，也就是说家族成员里并没有类似的患者。这个病也可能跟小丽妈妈怀孕期间受到一些病毒的感染，或接受了一些放射线照射，或服用了一些药物有关，但大部分都找不到病因。它的发病率为1/10 000～1/7000，但生育了先天性小耳畸形宝宝的父母，再次生育的宝宝的患病几率会明显增高，大约为1/20，风险比普通人高了350倍。目前在宝宝出生前，仍然没有很好的办法确定他（她）是否患有先天性小耳畸形，所以是否生育二胎是您二位需要认真考虑的问题。"小丽的爸爸妈妈听后，觉得确实需要好好考虑一下要不要再生一个小宝宝，他们决定等小丽的耳朵治好以后再说。

小丽的爸爸在和李医生见面前，已经查找了一些相关的科普文章，对这个病已经有了一些了解，他问李医生："我听说先天性小耳畸形的小朋友可能同时会有内耳畸形，不知道我女儿有没有内耳问题呢？如果内耳也有问题，治疗起来是不是比较麻烦？"

李医生回答说："内耳畸形确实属于比较严重的耳部畸形，因为内耳畸形直接影响耳朵最重要的功能：听觉和平衡。内耳畸形分类比较复杂，最后都会导致耳朵功能受损，即听力或平衡功能障碍。而且内耳畸形和外耳、中耳畸形不同，目前还没有很好的办法通过手术矫正这些畸形，人工耳蜗植入可以代替耳蜗的功能，使一部分内耳畸形的患儿听力有所提高，但不是每个患儿都适合做人工耳蜗植入术。"

小丽的爸爸妈妈都若有所思地点了点头。李医生继续说道："小丽的检查报告我仔细帮她分析过，从颞骨CT扫描和内耳MR检查结果看来，小丽耳朵畸形的部位在外耳和中耳，诊断为耳廓畸形三级合并外耳道闭锁、锤砧骨融合，但内耳结构是正常的，也就是说没有内耳畸形。从她听力检查的结果看，小丽内耳功能是正常的，所以我们只需要帮她治疗外耳跟中耳畸形就可以了。"

听了李医生的话，小丽的爸爸妈妈悬着的心稍微安定一点了，小丽的情况还不算太严重，接下来就需要为小丽制定治疗方案了，而且还要做好手术的准备，于是他们问李医生："那我们小丽下一步应该怎么治疗呢？麻烦李医生给我们介绍一下治疗方案吧，谢谢！"

李医生说："先天性耳廓畸形的矫正手术属于比较复杂的手术，手术的方案也有好几种，具体的手术方案需要你们根据家庭经济情况和小丽自己的意愿来做选择。"小丽的爸爸妈妈点了点头，表示理解。

目前耳廓矫正手术分为三种：第一种是**自体组织耳廓再造术**（图2-2）。我们把小丽的肋软骨取出来后雕刻成耳廓的形状，再把软骨植入小丽右耳部位的皮肤下面，通过3～4次手术，一步步地创造出一个新的耳廓。这个方法的优点是用的材料是自身的软骨组织，不会发生排斥反应，而且再造的耳廓可以随着年龄增长同步长大，这也是比较成熟的方法。同时它也有缺点，首先再造的耳廓形状跟正常相比有一定差距，仔细看还是能看出来是人工做的新耳廓。另外整个治疗过程需要做3～4次手术，每次都需要在全身麻醉下进行，这需要小丽足够勇敢，能充分配合我们的治疗。此外还可能会出现局部皮肤坏死，有需要植皮的风险。

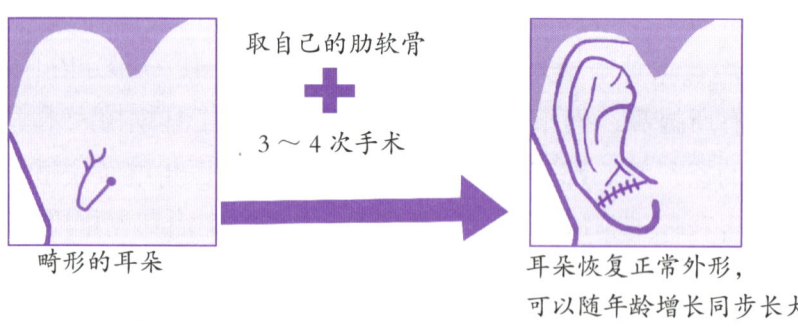

图2-2 自体组织耳廓再造术

第二种是**佩戴义耳**（图2-3）。所谓义耳就像义肢一样，是完全人造的东西，现在我们有新技术可以对小丽正常的耳朵进行3D扫描，然后进行3D打印，保证人造耳朵跟正常耳朵是完全一模一样的，耳朵做好后根据小丽的肤色帮耳朵上色，再把它用特殊的胶水黏在正确的位置上。它的优点是可以避免手术，而且做出来的新耳朵形状和正常耳朵完全一样。同时它的缺点是义耳不会自己长大，随着小丽长大，义耳要2年左右换新的，而且义耳会老化褪色，即使小丽长大成人，义耳也要3年左右更换一次。

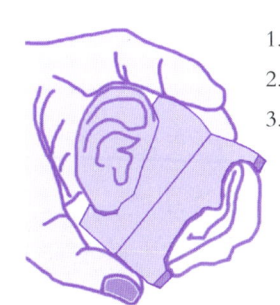

1. 对患儿正常的耳朵进行3D扫描+3D打印
2. 根据患儿的肤色给耳朵上色
3. 用特殊的胶水黏在正确的位置上

义耳不会自己长大
2～3年需更换一次

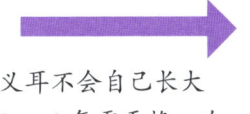

图2-3 佩戴义耳

第三种方法是**异体材料耳廓再造**。就是利用其他材料做成耳廓软骨的形状，再把这个材料植入到耳廓部位的皮肤下面。它的优点是手术相对简单，只需要一到两次手术就可以完成，而且做出来的新耳朵形状跟正常的基本一样。它的缺点是目前用的人工材料不可避免地会出现一定的排斥反应，这需要使用抗排斥药物，对小丽的免疫力会有一定影响。

现在也有新的研究试用体外培养的细胞再造新耳廓，但目前这项技术还不成熟。

李医生继续介绍:"刚才说了耳廓再造的几个方案,下面我再给你们介绍一下外耳道闭锁的处理方案:一是通过手术重建一个新的外耳道。这需要在耳廓重建手术最后一个阶段一起完成,大概的手术方法就是用电钻在合适的位置磨出一个新的外耳道,然后取小丽自己的筋膜组织重建新的鼓膜,恢复中耳正常的结构,小丽她同时合并有听骨链畸形,我们手术当中需要探查一下,必要时可能要去掉部分没用的听小骨,再想办法重建听骨链。磨出新的外耳道后,裸露的皮肤还需要植皮。它的优点是可以最大程度恢复外耳、中耳结构,手术成功后耳朵可以达到最接近自然的状态。它的缺点是手术过程复杂,重建的外耳道有一定机会发生再狭窄或者闭锁,移植的鼓膜也有愈合不佳或者再次穿孔的可能,像小丽这样外耳道完全闭锁的小朋友发生再次狭窄的机会高达30%～50%,遇到这些情况可能还需要再次手术。

第二种是单做耳廓重建。不进行外耳道成型,右耳听力障碍则通过骨锚式助听器或者振动声桥来帮助提高。所谓骨锚式助听器(图2-4)就是把声音通过骨头传递到内耳,不用经过中耳的传导,类似于目前市面上出售的骨传导耳机,你们可以去体验一下。振动声桥就是一个微型的振动器,这个振动器可以把声波直接转化成振动,我们通过手术把振荡器植入并固定在小丽的听骨链上,这样声音就可以不经过外耳道而改由这个装置传入内耳。它的优点是手术成功率比较高,创伤较小,避免了重建外耳道引起的反复感染、再次手术等的风险。它的缺点是费用较高,而且需要在耳后长期佩戴一个类似于助听器的小装置。"

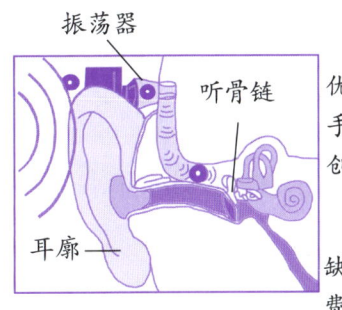
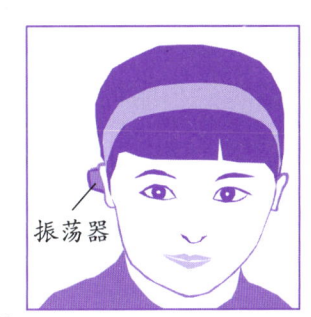

优点：手术成功率高，创伤小

缺点：费用高，且需在耳后佩戴类似助听器的小装置

通过手术把振荡器植入患儿的听骨链

图 2-4　骨锚式助听器原理与佩戴方法

小丽的爸爸妈妈听后，思考了一会，说："李医生，按您这样说，这几种方案都各有利弊，似乎没有一种两全其美的办法啊！我们回去举行一个家庭会议，好好商量一下手术方案。"

爸爸妈妈回家后对小丽说："今天李叔叔说了，他可以帮你把耳朵变回来，但李叔叔不是魔术师，你的耳朵不是变魔术就能变回来的，李叔叔要帮你的耳朵做手术，通过手术的方法帮你再做一个新耳朵。"

小丽高兴地说："那我们快点去找李叔叔做手术吧！"

小丽妈妈表情严肃地说："小丽啊，手术可不是闹着玩的，虽然做手术的过程你是睡着的，但是手术完成后你还是会觉得有点痛，还有痒，你要忍住不能抓耳朵，你能做到吗？"小丽听了勇敢地点点头。

随后爸爸说："手术不只是做一次，可能还要做好几次的。但如果你不做手术，耳朵就不能变回来了，你以后就只能一直少一个耳朵了。"小丽想了一会，坚定地对爸爸妈妈说："爸爸妈妈，我决定还是要做手术，请你们带我去找李叔叔吧。"

小丽的爸爸妈妈权衡再三，结合小丽的性格特点，决定先帮小丽做耳廓成型手术，植入骨锚式助听器帮助小丽恢复听力，至于外耳道和鼓室重建,可以等小丽长大了,自己有意愿做手术的时候再说,这个方案能使小丽拥有基本正常的外观,又可以恢复她右耳的听力,手术的次数较少,可以减少小丽受的痛苦。

最后,爸爸妈妈带着小丽来到医院,李医生帮小丽办住院,在评估了她的身体状况后,分两次做了手术,虽然手术后伤口有点痛,但小丽都坚持了下来。

小丽的右耳终于被李医生变回来了!

小丽对自己的新耳朵很满意,还帮自己设计了新发型,特地把耳朵露出来,见到小丽如此自信,爸爸妈妈都开心地笑了。

(黄健聪　谭静芊)

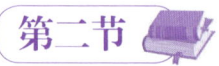

## "发烧"的耳朵——急、慢性化脓性中耳炎

身体是由很多器官组成的,当某些器官罢工的时候,就会出现一些相应的症状。例如,当我们抵抗力不足时,呼吸道被病毒、细菌入侵了,我们便会出现发烧、鼻塞、流涕等感冒的症状。同样,我们的耳朵如果被致病的细菌入侵了,我们就会出现耳朵的"感冒发烧",会表现为耳痛、耳流脓、听力下降、耳鸣(耳朵自己产生的声音,听起来有各种各样的,比如像蝉叫声、电视机没信号的声音、下水管道放水的声音或警报声)、耳朵堵闷、发烧等症状。这一节我们就介绍"发烧"的耳朵之急、慢性化脓性中耳炎。

## 一、什么是急性化脓性中耳炎？

我们的中耳黏膜经常会受到诸如肺炎球菌等细菌入侵，当身体健康时我们可以抵抗这些外来的入侵者，而一旦我们抵抗力下降时，这些细菌就会产生毒素，破坏中耳黏膜、骨质，这时急性化脓性中耳炎便发生了（图2-5），可表现为耳鸣、耳痛、听力下降和耳道流脓、发烧等症状。

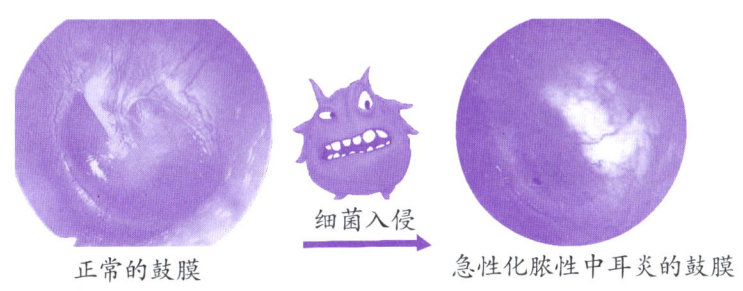

图 2-5　正常的鼓膜与化脓的鼓膜对比图

### 1. 为什么会得急性化脓性中耳炎？

小朋友会想：这种疾病是如何发生的呢？为什么有些人得这个病而其他人就不会？它有什么特点呢？

❶ 多由感冒或由附近的炎症通过咽鼓管"蔓延"到中耳所致。因此，冬春季节既是感冒的高峰期，也是中耳炎的高发期。

❷ 好发于儿童。因为儿童的抵抗力较差、易感冒，而且儿童的咽鼓管宽、短、直，鼻部细菌更容易逆行入侵中耳。另外，婴幼儿哺乳方法不当时，乳汁等也可能通过咽鼓管进入中耳，引发感染。

❸ 不正当的擤鼻涕，特别是感冒、鼻窦炎等伴有大量脓黄鼻涕时，双侧鼻腔同时擤鼻涕会将鼻部的细菌带入中耳，导致感染。

❹ 游泳、跳水、潜水、乘坐飞机时，脏水及鼻部细菌同样可循咽

鼓管入侵中耳，导致感染。

**2. 急性化脓性中耳炎有哪些症状？**

❶ 全身症状有：畏寒怕冷、发热、乏力（图2-6）、食欲减退等。小儿常伴呕吐、腹泻等消化道症状。婴幼儿甚至会出现惊厥（身体僵直，不停颤抖）。

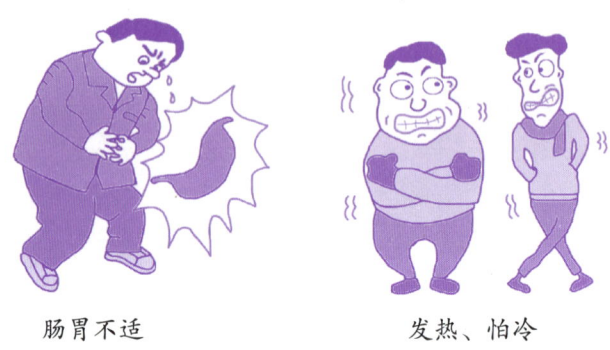

肠胃不适　　　　　发热、怕冷

图2-6　全身症状

❷ 耳痛。婴幼儿因不会表述疼痛，所以常表现为哭闹、抓耳（图2-7）、不愿进食等症状。

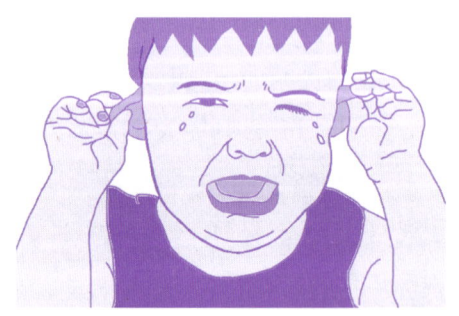

图2-7　婴幼儿耳痛

❸ 听力减退及"嗡嗡样"等低调耳鸣（图2-8）。婴幼儿不会表

述自己的症状，可表现为对声音反应迟钝，没有惊吓反应等。

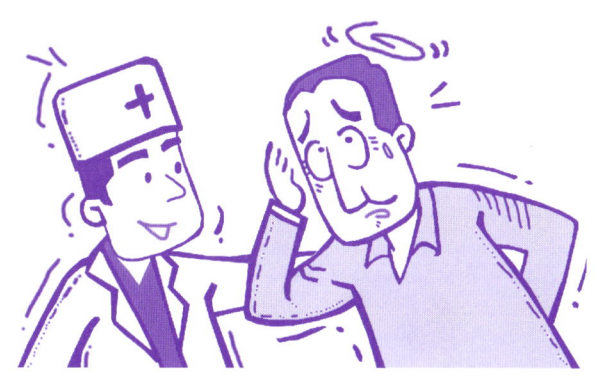

图 2-8　耳鸣及眩晕

❹ 耳朵流脓，长时间后可有臭味。因症状不明显，很多幼儿直到耳朵流脓了家长才发现。

### 3. 如何检查急性化脓性中耳炎？

如果患儿出现了上述的耳痛、流脓、听力下降、耳鸣以及全身等症状时，应高度怀疑急性化脓性中耳炎的发生，这时家长一定要带患儿及时到医院就诊，以免延误病情，导致并发症的发生。

急性化脓性中耳炎患儿来医院一般进行如下的检查：

❶ 最基本、最重要的就是耳镜检查（图 2-9）。

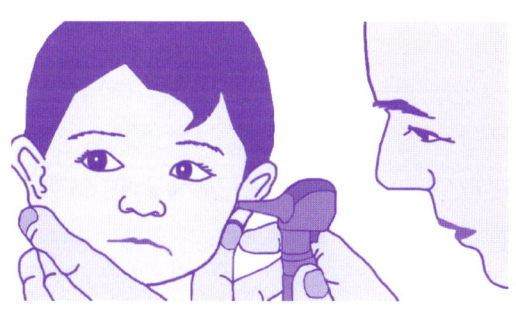

图 2-9　耳镜检查

❷ 触碰患儿耳朵后面突起的骨头（乳突区）可有疼痛感。

❸ 如患儿有发热、畏寒等全身症状，一般建议行血常规检查。

❹ 患儿听力下降、耳鸣明显的话，医生会通过音叉（图2-10）大致判断患儿的听力下降情况，或者进一步在听力室通过仪器（纯音听力计，图2-11）测试患儿的听力情况。

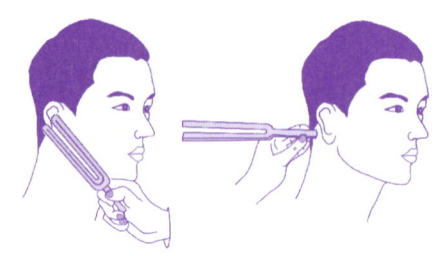 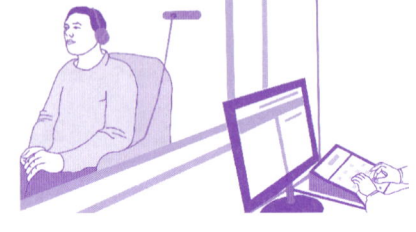

图2-10 音叉试验　　　　图2-11 纯音听力测试

❺ 细菌学检查：对于用药效果不佳者，鼓膜穿孔后医生会取脓液进行细菌培养检查，明确致病菌和选择有效的抗菌药物，以消灭细菌。

❻ 对于症状较重或者效果欠佳的患儿，必要时做耳部CT检查。

4. 如何治疗急性化脓性中耳炎？

如确诊为急性化脓性中耳炎，应尽快治疗。

总体的治疗原则为全身治疗控制感染、局部治疗引流脓液、祛除病因。

可滴鼻（图2-12），用抗生素水溶液滴耳，或者行手术治疗、病因治疗。千万不要吹药粉进耳朵里，因为药粉遇到脓液会结块，堵塞穿孔处，加重感染。

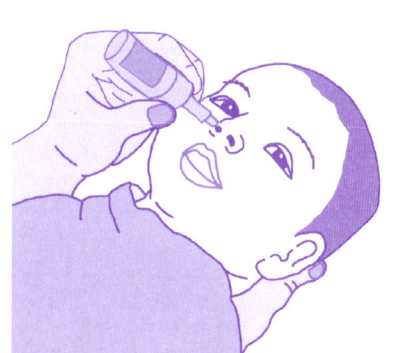

图 2-12　正确滴鼻

### 5. 小儿急性中耳炎的家庭照护

小儿患急性中耳炎时，较大的儿童会说耳内疼，婴幼儿则表现为哭闹不止、烦躁不安、抓耳摇头、食欲减退。严重时患儿可表现为发热，体温可升至40℃，甚至出现惊厥。若发生鼓膜穿孔，脓液从耳道流出后，耳痛会减轻，体温也会随之下降。患儿情绪会恢复稳定。

家庭护理要注意以下几方面：

❶ 疼痛护理：宜让患儿进食易消化、清淡、富含营养的流质饮食或半流质饮食，如米汤、去油鸡汤、面条等，以免因咀嚼而引起疼痛加重不适感；哺乳期的母亲也要遵从此饮食原则，并禁烟禁酒。避免挤压、碰撞患耳；家长可以通过讲故事、唱儿歌等方式分散患儿的注意力，以缓解其疼痛感。

❷ 耳道护理：禁止耳道进水、挖耳；对于流出的脓液，可用75%酒精在外耳道口表面擦拭，用无菌棉球轻轻塞在外耳道口，减轻患儿耳部脓液流出所致的外耳道周围皮肤不适感，并及时更换干净棉球。

❸ 发热护理（图2-13和图2-14）：居室内开窗通风，保持空气清新。若患儿体温高于38.5℃并出现明显不适时，严格按用药说明先服用乙酰氨基酚类药物（如泰诺林）或布洛芬混悬液类药物（如美林），

并配合用冷毛巾或退热贴敷额部；鼓励患儿多饮水；及时更换出汗衣物，保持皮肤干洁。若体温持续不退反而上升至39℃时，建议送往医院处理，避免病情加剧引起高热惊厥。

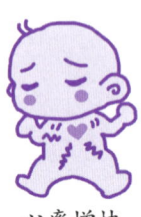 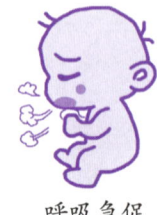 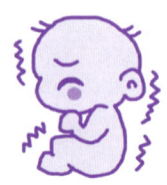

心率增快　　　呼吸急促　　　寒战、四肢冰冷

图2-13　儿童高热反应

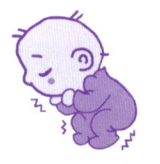 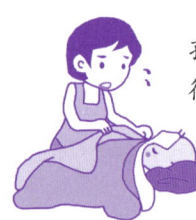

孩子高热时会出现寒战，这是正常人体反应

孩子发寒战，肯定是冷了，得多添些被子衣服

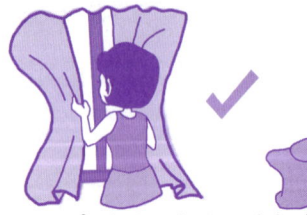

孩子高热时，应尽可能提高环境温度，适当减少衣物，这样有利于体表散热，预防高热惊厥

图2-14　预防高热惊厥

④ 若患儿高热后出现牙关紧闭、意识丧失、头部后仰和四肢抽搐等症状，说明已发生高热惊厥（图2-15）。家长要及时把患儿的衣物松解开，头偏向一侧，将鼻腔和口中的分泌物充分清除，避免窒息；

抽搐时不能强行将患儿肢体复位，应整个抱起使其平卧床上，确保其呼吸道通畅；若牙关紧闭，可用金属勺子缠上布块，横放在牙齿之间，并将患儿下颌托起。病情稳定后应及时送往医院治疗。

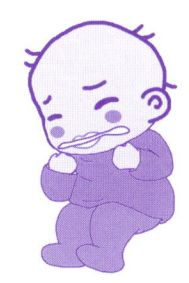

若孩子牙关紧闭，可用金属勺子缠上布块，横放在牙齿之间

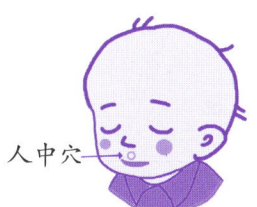

按压人中穴，尽快止住惊厥

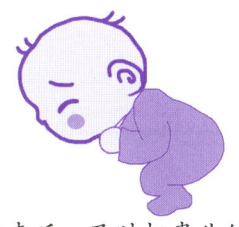

惊厥结束后，及时把患儿的衣物松解开，头偏向一侧，清除鼻腔和口中的分泌物，避免窒息

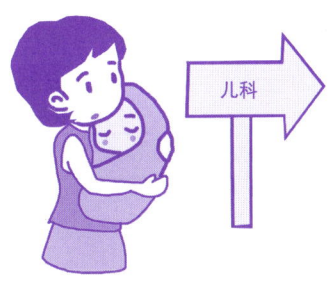

病情稳定后及时送往医院治疗

图 2-15　处理儿童高热惊厥

❺ 饮食护理：宜让患儿进食易消化、清淡、富含营养的软质食物，如瘦肉粥、面条、水饺等，随着患儿的好转再过渡到普通饮食；鼓励患儿多饮水。

❻ 生活护理：患儿睡觉时取患侧卧位，以利于分泌物引流。小儿洗澡、洗头时应避免污水进入耳朵加重感染。给小儿喂奶应避免过急，避免奶嘴口径过大，以防呛咳；哺乳时，小儿采用头高足低位，禁止卧位喂奶（图2-16）。掌握正确的擤鼻方法（图2-17），对于还不懂

自行擤鼻的小儿,可以购买吸鼻器帮助吸除鼻腔分泌物,保证鼻腔通畅。家庭有吸烟者,应嘱其戒烟或避免让小儿吸二手烟,香烟中的有害物质会刺激鼻腔通道和中耳腔内膜,加重炎症。

❼ 用药护理:严格遵医嘱用药,掌握正确的外耳道滴药方法。

❽ 加强小儿的身体锻炼,增强体质和抵抗力,预防上呼吸道感染。

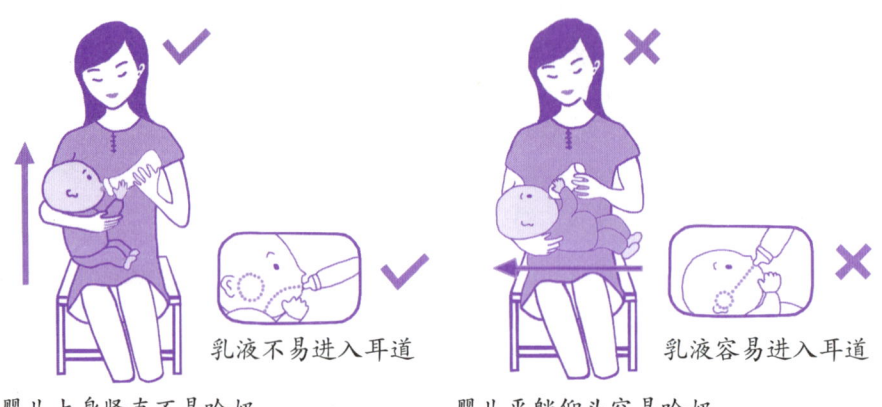

图 2-16　正确的哺乳体位

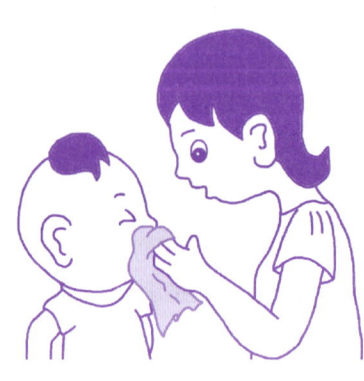

从2岁开始练习擤鼻涕,
妈妈捏着孩子的鼻子,
教"哼"的要领。
让孩子练习用纸巾捏着鼻子,
妈妈一手按着一边的鼻孔,
让孩子擤另一边的鼻涕,这
样轮流2～3次就可以了

图 2-17　正确的擤鼻方法

耳病篇

**6. 如何预防急性化脓性中耳炎？**

❶ 保持积极乐观的情绪。若长期出现精神紧张、焦虑、烦躁、悲观等情绪，机体抵抗疾病的能力就会下降。

❷ 积极锻炼身体、劳逸结合、生活有序，不过度劳累、熬夜，养成良好的生活习惯，增强身体抵抗力。

❸ 规律饮食、合理膳食（图2-18）、保持大便通畅。可多摄入一些高纤维素以及新鲜的蔬菜和水果，均衡营养。忌辛辣刺激性、油腻、海鲜等食物。

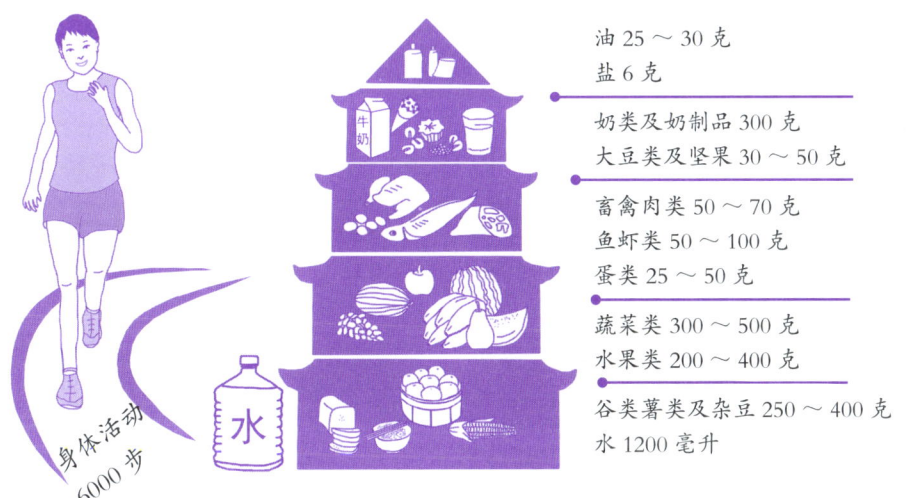

图 2-18　中国居民平衡膳食宝塔图

❹ 掌握正确的擤鼻方法。当感冒、鼻窦炎时，脓涕较多，应交替按压住一侧鼻孔，从另一侧鼻孔擤出鼻涕，切勿双侧鼻腔一起按压擤鼻涕，此时很容易将鼻腔的细菌、脓液擤入咽鼓管，逆行感染中耳。

❺ 预防上呼吸道感染，积极治疗鼻腔鼻窦、鼻咽部、口腔等疾病，以免引起中耳炎。

❻ 正确掌握小儿哺乳、喂奶姿势，防止奶水反流。

❼ 保持外耳道干燥，洗澡时避免外耳道进水，如进水应原地跳将水流出外耳道或用棉签擦拭干净。

❽ 在感冒、急性传染病、鼻-鼻窦炎、鼻咽部炎症、鼓膜穿孔、鼓膜穿刺、鼓膜置管等情况下，禁止游泳、跳水，避免潜水、乘飞机等。外耳道耵聍（耳屎）较多时应清理干净再游泳，以免外耳道积水难以排除，造成中耳感染。游泳后应及时清理干净外耳道积水，消毒外耳道。

❾ 定期到医院进行身体检查。至少每年检查一次外耳道、鼓膜、鼻腔、鼻窦、口咽等部位有无炎症等病变，在有条件的情况下可行听力学检查。

## 二、慢性化脓性中耳炎

若耳朵急性"发烧"未予以积极控制，导致急性化脓性中耳炎迁延不愈或遗留相关并发症，反复出现耳流脓，并有听力下降等症状时，耳朵急性的"发烧"便转变成慢性的"发烧"，会导致慢性化脓性中耳炎的发生。

### 1. 什么是慢性化脓性中耳炎？

急性化脓性中耳炎病程超过6周时，病变侵及中耳黏膜、骨膜（骨头表面一层筋膜）或深达骨质，造成不可逆性损伤，常合并慢性乳突炎症，称为慢性化脓性中耳炎。临床上以长期或间歇耳流脓、鼓膜穿孔及听力下降为特点。严重者可引起颅内外并发症危及生命，是耳科常见多发病。

### 2. 为什么会得慢性化脓性中耳炎？

小朋友知道了什么是慢性化脓性中耳炎，那么它又是如何发生的呢？我们在此总结一下：

❶ 急性化脓性中耳炎未及时治疗或用药不当、身体抵抗力差，或致病菌毒性过强，都可能是急性化脓性中耳炎迁延为慢性化脓性中耳炎的病因。

②常见致病菌多为变形杆菌等，可见两种以上细菌的混合感染，且菌种常有变化。细菌侵入人体中耳后，不断繁殖，产生大量毒素，引起中耳黏膜肿胀、化脓。

③乳突有很多气房（房间），发育较好时，房间较大，脓液容易引流出去。当乳突发育不好，房间较小时，脓液引流不畅，病变发生后很难消散。

④鼻腔、鼻窦（鼻腔周围的气房、房间）、咽部慢性疾病，如鼻窦炎、扁桃体炎及腺样体肥大等，炎性分泌物通过咽鼓管逆行感染中耳。

⑤慢性全身疾病如贫血、糖尿病、肺结核和肾炎等，机体抵抗力下降。

⑥患有过敏性疾病，如过敏性鼻炎、哮喘患儿上呼吸道黏膜反应性水肿，渗出，累及咽鼓管和中耳。

### 3. 慢性化脓性中耳炎有哪些症状呢？

①听力稍差。大多数慢性化脓性中耳炎都是由急性迁延不愈形成，静止期时除听力稍差外，无明显症状。

②流脓，脓液不臭。有些患儿可数十年不发作，但当感冒或耳道进水后，可导致流脓发作，积极抗感染治疗后，耳流脓可控制，脓液一般不臭。

③流脓，脓液臭。在活动期时，则可有耳持续流脓，脓液有臭味，脓液可混有血丝等表现。

④耳鸣、眩晕、听力迅速下降。说明中耳脓液引流不畅，细菌脓液入侵内耳。

⑤颈部脓肿。细菌脓液破坏中耳骨质，侵入颈部。

⑥面部麻木感、闭眼无力等。细菌脓液入侵面神经。

⑦严重的颅内并发症。中耳房间的顶就是颅底，脓液破坏颅底骨质，入侵人体的司令部——大脑。

因此，大家不要小瞧了中耳炎这个病，控制不好会引起严重的并发症呢。当患有慢性化脓性中耳炎时，如有不适应尽快去医院就诊，不要耽误治疗，以免造成不可逆的影响。

4. 慢性化脓性中耳炎需做哪些检查？

首先最基本、最重要的是耳镜检查。接着是听力学检查，包括用简单音叉来粗略评估患儿的听力情况，或用更为准确的纯音听力计进行听力测试。明确听力损失类型及程度，可助于指导手术方式及评估预后。在必要时也会采用细菌学检查和影像学CT检查耳朵。

5. 慢性化脓性中耳炎怎么治疗？需要手术治疗吗？

慢性化脓性中耳炎诊断不难，症状可轻可重，轻者不需特殊处理，重者则应尽快手术治疗，防止严重的颅内外并发症发生。

6. 慢性化脓性中耳炎患儿围手术期准备工作如何？如何手术的？

慢性化脓性中耳炎经保守治疗，效果欠佳者，或中耳内伴有肉芽或息肉者，在耳流脓控制后，需要进行中耳手术。中耳手术一般要求患儿住院10天左右。

**术前准备工作：** 入院后首先完善术前相关检查，包括心电图、胸片、生化、凝血、血型、乙肝、梅毒、HIV等检查，明确患儿心肺、凝血等功能，有无传染病等，有无手术禁忌等。

另外，完善颞骨CT及听力学检查，明确中耳病变性质、听力损失类型及程度，以便手术前医生评估患儿病情、制定手术方案。手术前医生会跟患儿家长确定手术方案、麻醉方式（局麻还是全麻，局麻患儿是清醒的；全麻患儿完全没有意识，即睡眠状态）、签署手术知情同意书。麻醉医生会跟患儿家长交代麻醉情况及签署麻醉知情同意书。护士会宣教手术前后注意事项，并做好备皮工作，耳朵周围6厘米区域的毛发都要剃掉，暴露好手术区域，以免伤口感染。

术前工作准备完毕，医生会安排好手术时间。

**手术中：** 送患儿到手术室，麻醉医生及护士给患儿接上心电监护，监测患儿的生命体征。手术医生及助手准备好显微镜及显微手术器械，麻醉后，耳朵后面做切口，该位置较为隐蔽，小朋友不必担心形象问题哦！术毕医生会在患儿外耳道加填抗生素纱条，用绷带包扎

耳朵。待麻醉清醒后，送入普通病房。

**手术后：**手术后主管医生及护士会严密观察患儿的生命体征及有无并发症发生，有些并发症待患儿清醒后才能发现，发现问题要及时处理，患儿及家长要积极配合，与医生一起共同打败同一个敌人（病魔）。

手术后1周，伤口拆线，护士及医生交代出院后注意事项（牢记出院后注意事项，要定期复诊），就可以出院啦。

7.慢性化脓性中耳炎的预防

预防慢性化脓性中耳炎的主要措施在于彻底治疗急性中耳炎，以绝后患。因此，慢性化脓性中耳炎的预防措施同前述的急性化脓性中耳炎的预防措施。

（王志远　徐惠清）

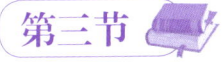

## 耳朵"进水"了——分泌性中耳炎

如果把人体比作机器的话，那小朋友的耳朵就好比身体的一个零部件。正如机器零件会故障一样，我们的耳朵也有出毛病的时候。现在，大家想不想了解下如果自己的耳朵出毛病了会怎样，该如何发现呢？大多时候耳朵生病往往会出现耳痛的症状，当然这症状我们很容易发现。那耳朵有没有可能出现生病了但却没有疼痛这样的症状的情况呢？确实有！下面让我们来了解其中一种不易发觉的疾病——分泌性中耳炎，也叫渗出性中耳炎。

## 1. 什么是分泌性中耳炎？

一般急性炎症，都有红、肿、热、痛四大症状，而分泌性中耳炎，虽然也有一个"炎"字，但它不是急性起病，因此不仅没有四大症状，而且大多数时候也没什么特别不舒服。既然不会造成痛苦，是不是就可以不用管它？如果你这么想就大错特错了。

分泌性中耳炎，也叫渗出性中耳炎，其实就是中耳积水了。

那这水又是从哪来的呢？是洗头、游泳时进的吗？

不是，水是中耳腔自己生成的！我们又要问了，那这水怎么生成的？中耳出水了又会怎样呢？

正如前面说的，中耳内有听骨链，其作用是传递、放大声音。正常情况下它是处于充满空气的中耳空腔内，中耳空腔的外侧是薄薄的鼓膜，鼓膜外面又是空气。只有这样，声音才能在空气中震动鼓膜，正如我们打鼓一样，会有"砰砰"声（图2-19），把震动沿听骨链传入中耳直至内耳。

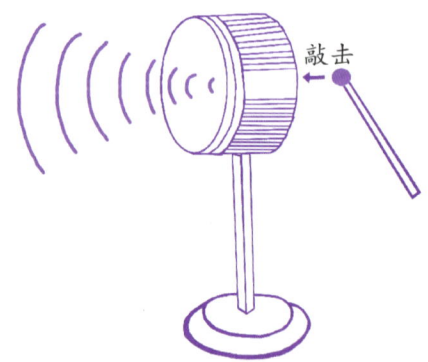

图2-19 鼓膜类似于鼓皮

如果中耳的空气换成水之后，那么鼓膜泡在水里就不能很好地震动，而且听骨链的活动也受限制了。就好比小朋友现在处在房间里，手脚活动自如，但若在水里，手脚活动就费劲多了。因此，活动受限后，它对声音的传递与放大功能随即下降，此时我们的感觉就是听力下降，还有闷胀感，像洗澡时外耳道进了水一样的感觉。

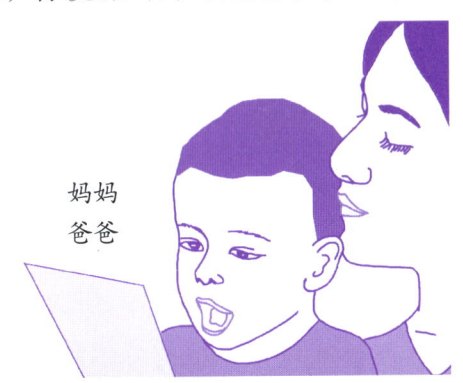

图 2-20　幼儿处于言语发育关键时期，需要良好的听力

幼儿处于发音（图 2-20）的发育期，此时如果患有分泌性中耳炎，不仅会造成听力下降，还会影响言语发育；而且这种疾病在儿童发育过程中发病率很高，为儿童耳鼻喉最常见疾病，应高度警惕和及时观察治疗。

**2. 为什么会得分泌性中耳炎？**

知道了分泌性中耳炎的危害后，我们就来看看它的由来。所谓"知己知彼"，才会有对付的方法。其实分泌性中耳炎的发生机制与我们之前认识的重要结构——咽鼓管，密切相关。

❶ 凡是咽鼓管功能异常，均可引起分泌性中耳炎。包括感冒、腺样体和扁桃体的炎症也会波及咽鼓管，进而引起分泌性中耳炎。

❷ 过敏性鼻炎。每当春季鲜花绽放或者打扫屋子扬起灰尘时，会有很多人出现流鼻涕、打喷嚏等不适的症状，这就是鼻炎。此时患儿不仅鼻腔结构，如鼻甲会肿胀，向后压迫咽鼓管口，分泌黏液堵塞管口，

影响其开放；而且其释放的炎症因子（炎症的传播者）会直接蔓延至咽鼓管口，引起其水肿。

❸ 鼻咽部肿瘤。比如鼻咽癌患者需要行放射治疗，正所谓"以毒攻毒"，但也"杀敌一千，自损八百"，放疗后的病人往往会出现咽鼓管及中耳黏膜损伤，引起中耳积液。不过不用过于紧张，这个疾病在小孩中很少见。

那么如何知道中耳有没有积水呢？大多时候积液并不明显，很难被发现。首先，应注意听力是否有下降；是否有耳闷胀和闭塞感、耳鸣（安静时，感到耳朵会有声音），摇头是否会听见水声，并随体位变化而变化。少数人可能伴有轻微的耳痛。所以一旦有上述情况，并出现这些感觉症状时，就要注意是否患有分泌性中耳炎了！

**3. 分泌性中耳炎的危害**

如果得了分泌性中耳炎后，自以为症状轻微，不理会、不接受治疗，长此以往，鼓室里的积水就会破坏听骨链。相信什么东西长期泡在水里，都会泡坏的。如果水干了，留下里面的沉淀物（因为中耳积液不是单纯的水，里面混有很多杂质，如胶原蛋白、死去的细胞、纤维组织等），变成胶冻样或直接机化、钙化，会包裹住听骨链，引起听骨链的粘连、固定（如粘连性中耳炎、鼓室硬化症等），进而影响听力。

另外，长期鼓室负压，鼓膜内陷，会像口袋一样陷入鼓室内形成内陷袋，袋子里脱落的上皮会像落叶慢慢堆积，久而久之就形成中耳胆脂瘤（图2-21）。这是中耳疾病中较为严重的一种，它虽不是肿瘤（肿瘤是一种体内异常生长的新生物，不仅会汲取人体的营养长大，还会破坏周围正常的器官，比如鼻咽癌），却有着肿瘤一样的破坏性，比如逐渐生长会破坏周围的组织而损害临近的听小骨、听神经、面神经甚至脑组织，严重者会感染颅脑，危及生命。

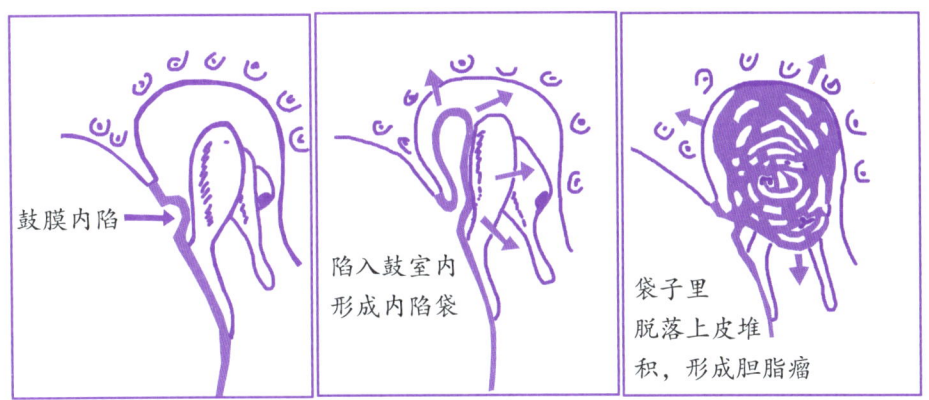

图 2-21 胆脂瘤的发病过程

### 4. 分泌性中耳炎的诊疗

分泌性中耳炎是儿童很常见的疾病，绝大多数都可以治愈，所以不必过于担心，但要给予足够的重视，以免延误治疗导致并发症的发生。要知道："病从浅中医。"因此小朋友要勇敢地来医院检查，不要害怕。首先医生会问一些你的病史，比如：你有什么不舒服啊、怎么引起的、病了有多久啦，等等。这时你要很详细地告诉医生，因为这对于医生判断疾病种类、病因、严重程度很重要。然后医生会给你做一些无痛、简单快速的小检查：电耳镜、耳内镜、鼻内镜、各项听力检查、CT、X-ray 等！需要做多少检查，要视病变情况而定。

通过上述的询问病史及相关检查，医生明确了有主观的听力下降、耳闷病史，检查有中耳积液、鼓膜内陷、客观的听力下降；然后排除其他一些相似的疾病，以及明确是哪种病因后，最终才能得出诊断，进而给予相对应的治疗。

治疗上保持咽鼓管咽口通畅是治疗分泌性中耳炎的关键，针对病因治疗，改善通气及清除中耳积液为本病的治疗原则。

保守的药物治疗：医生会在给你开药口服的同时，教你做咽鼓管运动体操——重复捏鼻鼓气，做吹气球动作，或多做吞咽动作。如果无效，就要考虑进行手术了。

手术治疗：鼓膜穿刺术（就是在鼓膜上打个孔，抽出里面的水）简单易行，不仅可以抽出积液，还可迅速改善中耳的压力状态，效果立竿见影。穿刺点一般会迅速愈合，所以可以多次穿刺。

若中耳里面的水已经吸收变稠，甚至呈胶冻样，则鼓膜穿刺术的效果可能不好，这时可以考虑行鼓膜切开及置管手术。通气管留置时间一般为3～12个月，大部分患儿可自行通过通气管将积液排出耳道外。在这期间需要特别注意的是：耳朵不能进水！如果导致耳内感染，则发生鼓膜切口不愈合的可能性会大大增加！

如果连鼓膜置管都无效时，可以行咽鼓管球囊扩张术。

**5. 分泌性中耳炎的预防及护理**

不管是哪种疾病，我们都要明白一点——预防胜于治疗。只有在日常生活中注意一些细节，才能防止疾病的发生发展，做到早预防，早发现，早治疗。分泌性中耳炎由于症状不明显，常在不知不觉中导致听力下降，与比较容易发现的化脓性中耳炎相比，患儿的早期就诊率低，有时中耳内已是粘连状态才就诊，处理起来很麻烦。其中儿童期是分泌性中耳炎的"好发人群"，因为儿童的咽鼓管比较平直，当发生急性上呼吸道感染时，咽鼓管黏膜容易水肿，继发咽鼓管阻塞，导致分泌性中耳炎。儿童一般很少能准确描述出耳闷的症状，很容易延误治疗。国外有资料统计显示90%的儿童在学龄前会罹患分泌性中耳炎，并且平均每年发病四次。反复发作的分泌性中耳炎会损害儿童的听力，最终影响患儿的言语发育和学习，因此小朋友和家长要重视分泌性中耳炎。我们平时要做到：

❶ 强身健体，预防感冒，感冒鼻塞时，及早治疗。擤鼻涕时采用一侧擤的方法，即手指轻轻按住一侧鼻孔，另一侧擤出鼻涕，不能过

分用力，以防鼻涕进入中耳。上呼吸道感染是引起学龄前儿童分泌性中耳炎的主要原因，其次是被动吸烟。

❷ 积极治疗原发病。如经常流涕、打喷嚏的鼻炎；流脓鼻涕的鼻窦炎；经常咽痛的扁桃体炎；反复咳嗽；睡眠打呼噜严重的腺样体肥大等。

❸ 因为急性中耳炎（与分泌性中耳炎不同，一般在感冒后出现明显耳痛，夜间最明显，部分患儿会发热、耳流脓）治疗不当会转化为分泌性中耳炎。因此，如果急性中耳炎经治疗后，症状缓解或消失，不应该以为痊愈了就不再理会，而应积极找医生复诊，以免发展成分泌性中耳炎。

❹ 洗澡时避免污水进入耳内，不要做激烈的跳水运动。

❺ 家长要注意观察孩子，不同年龄段的患儿对疾病有不同的心理生理反应。

**幼儿期：** 此时期的患儿能辨认陌生人和熟人的面孔，对母亲有着强烈的依赖性。患病后，情感十分脆弱，比平时更怯懦、好哭、依恋感增强，甚至无理取闹。分泌性中耳炎患儿还表现为对周围的声音反应迟钝，没有将头转向声源，语言发育迟缓。

**学龄前儿童：** 此时期患儿生病后，往往容易激动，表现出不安、发脾气、大喊大叫、睡前大哭大闹或闷闷不语、拒绝食物等。分泌性中耳炎患儿还表现为听不清别人跟他说话，或是家长反复叫几次才应答，患儿会告诉家长耳朵不舒服，但无法具体描述。

**学龄期儿童：** 此时期的患儿好奇多动，能表达出自己的不适。患儿能告诉家长自己有耳朵闷、有嗡嗡声、感觉听东西不清楚的症状。患儿还可有学习成绩下降、注意力不集中等表现。

❻ 家长要掌握正确的耳内滴药的方法（图2-22）：可让孩子侧卧在床上或坐在椅子上，头偏向一侧，然后进行滴药。

滴药时，3岁以下儿童将耳道向下方牵拉，3岁以上儿童及成人将耳道向后上方牵拉，以便药液顺利流入耳道。滴入药液后，要用手指轻压孩子的耳屏，好使药液到达患处，并保持体位10分钟。

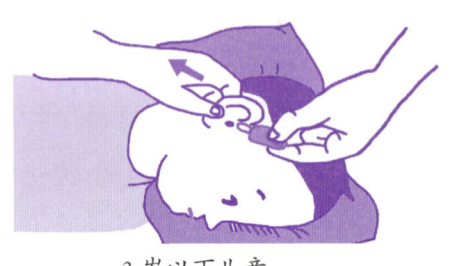
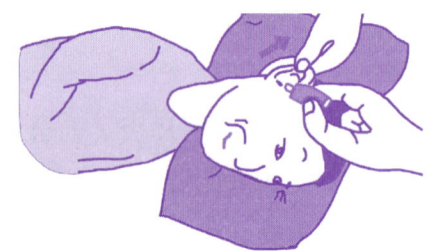

3岁以下儿童　　　　　　　　　3岁以上儿童及成人

图2-22　耳内滴药的方法

❼ 康复期间1个月以内给患儿洗头、洗澡时要用消毒棉球填塞孩子的双耳，禁止游泳，防止污水进入耳朵。保持外耳道清洁。

❽ 鼓膜置管术后患儿的护理：睡觉可取自由体位。患耳不能进水，不能挖耳；置管后一般4~6个月可拔管，拔管后鼓膜小孔一般2周后愈合，家长要按时带患儿回医院检查小孔愈合情况。若是4周后小孔还未达到愈合，需行鼓膜贴补试验。拔管后应定期做咽鼓管吹张或行鼓膜按摩。其具体方法如下：

**咽鼓管吹张：** 多咀嚼多吞咽，捏鼻吞口水，捏鼻鼓气。注意鼻咽炎症未控制或分泌物较多时，不宜做捏鼻鼓气。

**鼓膜按摩：** 两手五指并拢稍屈卷，掌心紧压外耳道作一松一紧的压迫活动4~6次，重复操作3~4回。

（高志杰　周琪琳）

## 第四节

### 反应"迟钝"的耳朵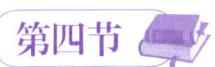

只有当我们的听觉系统各部分协同工作时，才能有助于我们更好地聆听声音。若它们中的任何部分出现了故障，我们的听力也会随之下降，耳朵的反应也就变迟钝了。按照听力下降发生在出生前，还是出生后，可分为先天性及后天性两种类型。下面为大家介绍一下这两种类型的听力下降包括哪些情况吧。

### 一、先天性听力下降的预防和治疗

外耳、中耳及内耳的结构发育异常，以及基因变异等情况都能造成先天性听力下降。这些异常可以是基因突变造成的（遗传性），也可以是胚胎发育过程中因母体受到巨细胞病毒、弓形体、风疹等感染所造成的，或接触到过多的放射线及化学药品，如服用了氨基糖苷类抗生素等从而出现发育畸形（非遗传性）。

对于先天性听力下降，预防比治疗更为重要，也更为有效。主要方案有：

❶ 应用遗传学与生物芯片等技术，加强孕期、产期的妇幼保健，减少新生儿听力下降的发生率，广泛开展新生儿听力及基因筛查，力求对听力下降进行早期预警与预防。

❷ 开展与听力保健相关的营养与食品卫生学的宣教，积极预防营养缺乏性疾病，增加机体对致聋因素的抵抗能力。

❸ 尽量避免使用可能损伤听力的药物，严格掌握适应证，力求小剂量、短疗程，同时加强用药期间的听力检测，一旦出现听力受损征兆应立即停药并积极治疗。

对于已经出现听力下降的患儿，应马上积极治疗或干预。主要方案有：

❶ 药物治疗：根据听力下降的病因与类型选择合适药物。如，病

毒或细菌感染所致听力下降可试用抗病毒、抗细菌药物；自身免疫性听力下降可试用类固醇激素和免疫抑制剂等。

② 人工辅助听觉：若药物治疗无效，可考虑采用助听器或耳蜗等辅助听觉技术帮助患儿更好地聆听声音。

③ 听觉言语康复。

## 二、后天性听力下降的预防及治疗

后天性听力下降是指出生后发生的，非基因或染色体异常导致的，而且包括感染、噪声、药物、外伤等因素造成的听力下降。

① 在突然遭遇强声暴露时，迅速的张口动作可以通过改变中耳的压力以减少声波对内耳冲击。然而，张口动作只能减少对内耳的损伤，小朋友们应尽可能地避免暴露在强脉冲噪声中。

② 通常用分贝（dB）这个单位来描述我们听到的声音大小，任何持续8小时及以上的超过85分贝的声音都被认为是不安全的。首先，小朋友先来了解一下生活中有哪些不安全的声音吧。比如：鞭炮声、烟花爆竹声（80～120dB）；音乐会、演唱会（100～140dB）；割草机（90～110dB）；大型机动车（100～120dB）。

在可预见的噪声环境下应使用护耳罩（图2-23），避免长时间聆听音乐，远离高噪声环境等。小朋友们千万不要长期佩戴高音耳机、耳麦，特别是在室外环境和睡眠时。

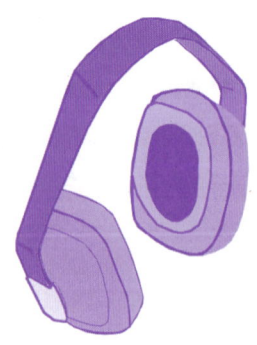

图2-23 在噪音环境下戴护耳罩

❸ 由中耳炎引起的听力下降已在前面提及，不再赘述。

❹ 家长在喂小孩子喝东西的时候应尽量把小孩子的头抬高一些，不要平躺着。另外，如果发现孩子外耳道有分泌物，而且味道比较臭的时候要注意了，可能是患有中耳炎了，要及时就诊看医生。家长不要随意往孩子耳朵里面滴药水或者自行掏耳朵。

❺ 游泳是一项有益健康的运动，但若不小心也会引起中耳炎和外耳道炎。

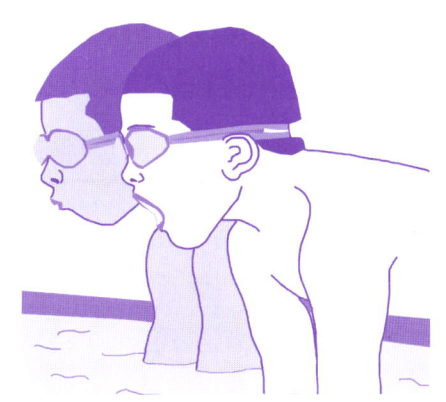

图2-24 游泳

游泳（图2-24）引起的外耳道炎症往往是因为没有搞好外耳道的卫生，积累了太多脏东西的缘故。如果我们的外耳道耵聍栓塞（耳屎积聚太多），在遇水浸泡后耵聍会膨胀压迫外耳道，导致疼痛、发炎。因此小朋友在游泳前最好把外耳道清理一下，如果清理过程中有外耳道擦伤，一定要停止游泳，避免引起感染。此外，有些天然浴场的水质不太干净，水中细沙和其他杂质进入外耳道也会引发炎症。这时候，佩戴一对耳塞就是一个非常好的办法了。

游泳引起的中耳炎是比较严重的一种疾病，尤其是初学者，没有把握好换气技巧，就很容易呛水，污水可能通过鼻腔—鼻咽—咽鼓管蔓延到中耳腔内，导致中耳发炎生病。尤其是儿童，由于他们的咽鼓管较成人的短、平、粗，因此一旦呛水，易引发中耳炎。另外一些喜欢潜水、跳水的爱好者，由于下水前没有做好充分准备，因为水下压力急剧变化可能会导致鼓膜穿孔，引起急性中耳炎，这时要立刻到医院耳鼻咽喉科就诊。

当然，我们不能因为害怕引起中耳炎而放弃游泳运动，只要小朋友注意以下几点，就可以尽情享受游泳的乐趣啦！

（a）游泳时尽量避免大幅度动作（跳水、潜水）；

（b）掌握正确的换气方法；

（c）掌握正确的擤鼻方法；

（d）患有感冒、鼻窦炎、慢性中耳炎，或鼓膜穿孔正在流脓的患者暂时不宜游泳；

（e）游泳时使用游泳专用耳塞；

（f）游泳后保持外耳道内干燥，千万不要乱挖乱掏。

❻ 外伤所致。现在很多小朋友很淘气，经常早出晚归、学习不认真、沉迷于电子产品等。家长跟孩子沟通不了，一怒之下就会打孩子一巴掌（图2-25），结果没想到这一巴掌就把孩子打聋了，还伴随出现耳鸣，甚至外耳道出血等严重症状，这样的报道的确不少哦！

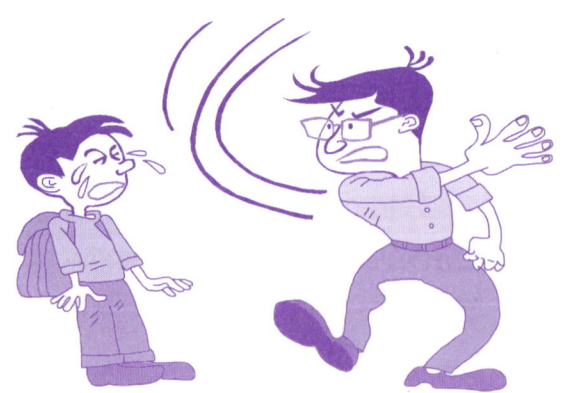

图2-25　扇巴掌

这种耳聋主要与巴掌带来的强烈气流有关，强烈气流可能冲击鼓膜，导致短暂听力损失。这种情况下如果鼓膜穿孔不大，大多数可以自己长好，否则就需要通过手术来修补穿孔的鼓膜。

❼ 药物性听力下降，其中以氨基糖苷类抗生素、袢利尿剂、顺铂及水杨酸盐较为多见。

基于药物的耳毒性，除非必需，应尽量少用此类药物；若必需使用，建议定期检测听力，并根据听力情况对治疗方案进行调整。

大量科学研究成果已经证实，药物性耳聋的发病原因是由于患儿的线粒体基因12SrRNA编码基因发生突变，使个体对耳毒性药物敏感所致。当患儿使用致耳聋性药物，如氨基苷类抗生素或含有氨基苷类抗生素的疫苗等时，就会发生"一针致聋"。目前常规的耳聋基因筛查已包括12SrRNA编码基因，因此小朋友可以通过耳聋基因筛查知道自己是否属于"一针致聋"的情况，可有效避免药物性耳聋的发生。

❽ 突然发生的、原因不明的、三日内急剧发展的听力下降，常伴有耳鸣及眩晕。虽然一部分突发性听力下降的病因不明，但大多数已能通过临床诊疗技术推测其原因。突发性听力下降接受系统治疗的时间对治疗效果影响很大，所以一旦明确诊断，应尽早开始治疗。

❾ 婴儿期的听力损失。

过去，人们常说"聋哑"，这个概念是错误的。因为以前没有助听工具可以帮助生下来就有听力损失的孩子去正常地聆听声音，因而不能进行语言模仿（模仿是语言学习的必要步骤），结果难以学会清楚地说话。但随着科技发展及助听工具的改进，现今大部分的听障患儿都能与人正常沟通。

对于小朋友特别是一些刚出生的小宝宝，主要有两种听力的检查方式，包括主观检查和客观检查。需要受检者（小宝宝）根据外界声音的刺激，主动做出反应，我们称为主观反应，例如我们背对小宝宝敲击小鼓，小宝宝听到声音后做出转头寻找声源的动作就是主观反应，利用这种反应获得听力水平的评估手段就是主观检查。客观检查通常是在小宝宝睡眠状态下（图2-26）或麻醉状态下进行的检查，不需要小宝宝作出主动的反应。

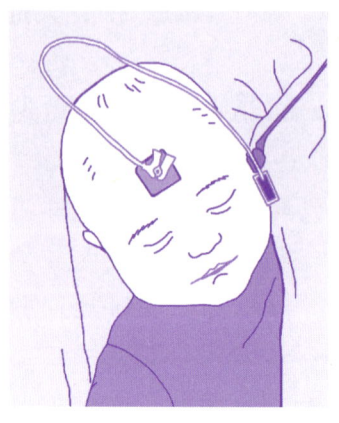

图 2-26 客观检查

（黎志成　卞山岩　陈愈彬）

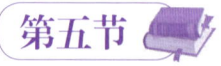

## 天旋地转——儿童眩晕

　　小朋友们应该都有过这样的体验：较长时间乘坐旋转木马或者原地转圈后会有头晕失衡甚至天旋地转的感觉，严重者甚至有恶心呕吐。那究竟是什么原因导致眩晕的发生呢？与耳朵有关吗？平时发生眩晕该怎么办？到医院求诊时该如何配合医生呢？通过下面的介绍，相信就能解开小朋友们心中的疑问。

身体平衡是人类正常进行日常活动的前提条件。前庭、视觉和本体感觉是维持身体平衡的三驾马车，但这三个系统在其中所起的作用不同，其中最重要的是前庭系统，前庭系统的外周感受器是耳朵的一部分，即内耳里面的球囊、椭圆囊及半规管。在维持身体平衡的三个系统中如果有一个发生功能障碍，在代偿功能发生后，靠另外两系统的功能仍能在一般日常活动中保持身体平衡；如果三个系统中有两个系统发生障碍，则在日常活动中就难以维持平衡。因此，前庭功能丧失者在暗光下行走时常感觉不稳。

眩晕与头晕、头昏是不同的概念，头晕是自身摇晃不稳的一种主观体验，常因本体觉、视觉等相关系统受损或是耳石症等所致；头昏是头脑持续昏昏沉沉或迷迷糊糊不清醒，常因大脑皮层功能整体弱化所致。

而眩晕是一种空间错觉，患儿感觉自身或者周围物体呈旋转性运动。

总的来说，眩晕的病因复杂，涉及多个学科专业知识，如耳鼻喉科、神经科、骨科、精神心理科、心内科等。近年来，人们对健康的需求日益增加，发生眩晕的患儿越发多见。由于眩晕发作时的体验比较吓人，且家长对儿童眩晕缺乏必要的了解，常常引发患儿及家长的恐慌。为了填补这方面的空缺，以下就儿童眩晕相关的知识进行简单论述，希望小朋友和家长读完后能有所收获。

## 一、儿童眩晕的常见表现

儿童眩晕（图2-27）多为外周性，伴有恶心、呕吐、面色苍白等，发作时间短，易反复发作，可伴有耳鸣和听力

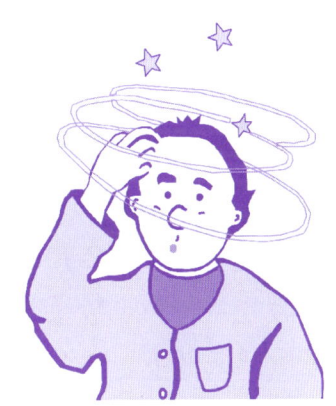

图2-27 儿童眩晕的表现

下降，不伴意识障碍。而另一种中枢性眩晕一般较轻，主要为平衡障碍，症状持续时间长，多不伴听力损失。

1. 儿童良性阵发性眩晕

对学龄儿童的一项调查发现，儿童良性阵发性眩晕的发病率可高达2%～2.6%。该病多见于2～4岁儿童，通常持续2～4年，男女均等。发病突然，多无明显诱因，发作时间短暂，很少超过几分钟，发作时伴有面色苍白、出冷汗、呕吐、不敢动等症状。缓解后活动正常，发作无定期，可间歇几日至数月，发作间期正常。往往有家族史，该病预后良好。

2. 前庭性偏头痛

本病主要表现为头痛后或者头痛时发生发作性眩晕，持续数分钟至数小时，可伴畏光畏声。治疗上首要避免环境与食物的触发因素，若效果欠佳可以考虑使用药物治疗。

3. 中耳炎相关性眩晕

这是在中耳炎的基础上伴发的眩晕，一般为原有中耳炎病史的儿童出现眩晕症状，表现为明显的行为笨拙、不灵活，有时会频繁跌倒，伴恶心、呕吐等自主神经症状。针对中耳炎的治疗措施可使眩晕大大缓解，如鼓膜穿刺抽取中耳积液等。

4. 运动病

俗称"晕车""晕船""晕机"等。学龄前儿童多见，女多于男。表现为乘坐某种车、船、飞机或旋转的玩具时出现头晕、恶心、呕吐、出冷汗、面色苍白等症状。以乘车引起者最多见，可能与汽油味刺激有关。约半数患儿有阳性家族史。检查时听力正常，前庭功能比较敏感或低下。每个患儿症状轻重不等。一般通过多次的、逐步的乘车训练，晕车的程度可以减轻或消除。

### 5. 头部外伤后眩晕

儿童头部的挥鞭伤、穿透伤、钝物伤导致颞骨骨折或者迷路震荡，可出现眩晕症状，伴恶心呕吐，可有眼震。前庭功能检查、转椅检查、冷热试验可出现异常。

### 6. 自主神经功能紊乱

本病多见于学龄儿童，神经较敏感、易激动或性格内向者容易发病。发病前可有精神刺激，发作时眩晕、外物旋转、不敢睁眼，一般伴有恶心、呕吐、出冷汗、面色苍白等症状，可反复发作，听力及前庭功能检查均可正常。

### 7. 中枢神经系统病变的眩晕

该病包括前庭神经元炎、良性阵发性位置性眩晕、梅尼埃病、迷路炎、迷路震荡、前庭系统药物中毒和先天性前庭水管扩大综合征等。

### 8. 眩晕性癫痫

眩晕可成为癫痫的先兆，表现为突然发作，伴意识丧失，一过性记忆力缺失，可有幻听或幻视，发作后不能诉说发作时的感受。多数听力和前庭功能正常，脑电图可有不正常图形。追问病史多有产伤或头部外伤史，部分有阳性家族史。

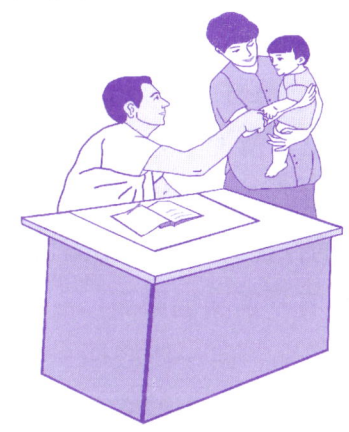

图 2-28 儿童眩晕的诊断：病史的询问采集

## 二、眩晕的检查方法

眩晕是一种主观体验，病史的询问（图2-28）在眩晕诊断中具有重要的作用。但儿童表达能力差，因此医生都会进行详细耐心的病史询问，家长与患儿应积极主动配合，向医生提供关键的诊断信息，以助于做出准确的诊疗决策。通常医生会从以下几个方面进行病史的询问：

### 1. 眩晕的性质

眩晕是否为发病的主要症状，询问中医生希望能鉴别出真性眩晕，如"房子转""自己在转，像坐旋转木马一样""墙要倒""我要跌倒"等，从中排除头晕眼花、眼发黑、头发沉闷、晕厥等一般头晕或头昏的症状。

### 2. 眩晕的时间变化

眩晕发作持续的时间对鉴别诊断很有帮助。前庭外周的病变多为发作性眩晕，发病突然，持续十几分钟到数小时不等，为一过性眩晕，发作间歇期症状可完全缓解，如梅尼埃病。中枢疾患起病缓慢且持续时间较长，多有平衡障碍且不能代偿，症状不易完全缓解。

### 3. 眩晕的诱发因素

诱发因素多见于精神和体力过劳。儿童眩晕多见于早熟的、神经质的及智力发育出色、自尊心很强的儿童。了解发作前有无感染史、发热史、外伤史、用药史、精神紧张、抑郁或者过于激动等，发作时与体位或头位改变有无相关性等，均有助于诊断。这些信息是家长或者儿童的监护人最清楚的，在日常生活中需加以留意。

### 4. 眩晕发作是否伴有平衡功能障碍

平衡障碍表现为不稳感、向一侧倾倒、摇晃感、坐船感等，只有平衡功能障碍而没有眩晕感时多为前庭中枢病变。两者同时存在则多为前庭外周性病变或外周和中枢均有病变。小朋友平时应该留意自己在走路或者游戏时有否容易跌倒等情况出现。

### 5. 眩晕是否伴有听力损失

耳源性眩晕在眩晕疾病中发病率最高，多伴有听力损失和耳鸣的症状。幼儿往往不会诉说，但常有挖耳、拽耳等动作，平时要大声叫唤才有反应，或看电视比以往音量调大了，或向家长反映耳朵里面有虫子在叫等，家长应对这些生活细节予以注意。

### 6. 有无其他神经系统症状

眩晕发作时神智是否清楚，有无眼、口角和四肢的抽搐等小动作，这是与癫痫鉴别的重要依据。

### 7. 有无眩晕病的家族史

运动病和良性发作性眩晕等有明显的家族史。医生会询问患儿既往坐车有无晕车、恶心、呕吐等不适情况的出现。

上述七个方面的问题信息完备了，眩晕诊断的大致方向就基本明确了。因此，患儿及家长在求诊前可以参照上述七个问题的方向回忆梳理一下自己的病史，在医生问诊时就能够有重点、有条理地诉说症状，提高看病效率。准确的诊疗决策离不开医患双方的精诚配合。

## 三、儿童眩晕的相关检查

眩晕虽然是一种主观症状体验，但随着医疗技术的发展，越来越多的检查手段已经成熟地运用于临床辅助诊断眩晕，为儿童眩晕的诊断提供客观的证据支持。另外，体格检查在儿童眩晕的诊断中也必不可少。这些检查能够为医生诊断提供非常有用的信息，儿童及家长应该积极配合检查。下面就儿童眩晕的相关检查进行介绍。

### 1. 体格检查（图2-29）

如给儿童测量血压，观察儿童的眼睛，了解有无眼震，测试眼睛上下左右运动是否正常，观察儿童走路的步态及有无倾斜，检查角膜反射，观察面肌运动情况，测试面部感觉等，指导儿童做指鼻试验及跟膝胫试验等。这些体格检查均无创，不会对儿童造成任何不适，家长应引导儿童好好配合。

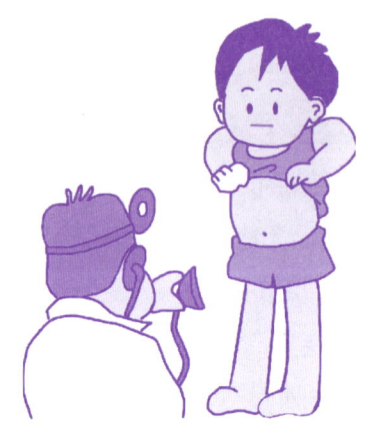

图 2-29　体格检查

## 2. 眼科和耳鼻咽喉科检查

小儿屈光不正、斜视、弱视与先天性眼震均会引起眩晕，因此医生会对眩晕患儿进行眼科的检查，如测试视力、检查眼肌运动功能等。此外，小儿鼻炎、鼻窦炎、外耳道耵聍栓塞、分泌性或化脓性中耳炎等耳鼻喉科常见疾病也会引起头晕，医生也会对此进行针对性的检查，如前鼻镜观察鼻咽部、鼻腔、鼻窦情况，电耳镜检查外耳道及鼓膜，音叉粗测听力等。

上述一系列儿童眩晕诊断相关的检查，并不是每个患儿都需要一个不落地完成，医生会根据个体病情有针对性地进行选择。医生在诊断过程中会结合病史对结果进行综合分析。

（岑锦添　顾晶）

# 第三章　人工耳蜗和助听器

小朋友们，通过前面的内容讲解，大家对我们耳朵的解剖结构和各个部位的相应功能都应该有了一定的了解，并掌握了那些发生在其他小朋友身上和自己身上的耳朵疾患，例如耳廓的畸形、外耳道的炎症、鼓膜穿孔、急慢性中耳炎等，以及如何去预防这些耳朵的常见疾病的方法。我相信这些内容一定会对小朋友有很大的帮助。

有些小朋友一定会问到："如果我们耳朵里的小蜗牛（内耳）坏掉了，是不是就听不到声音了，那医生叔叔阿姨们也没有办法了吗？"现在，我们就根据这个问题一起聊聊医生们手里的"高科技"武器——人工耳蜗（图3-1）。

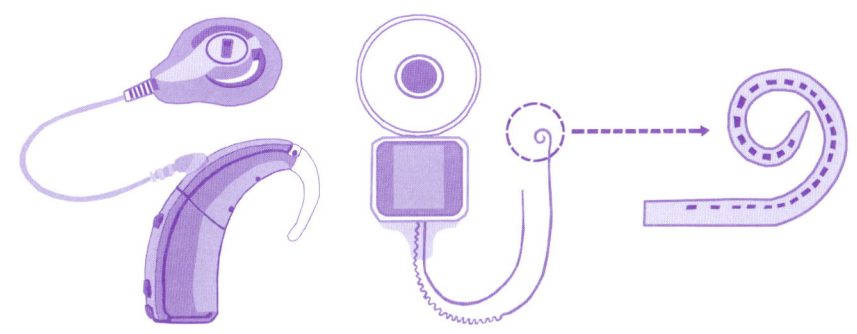

（a）体外装置　　（b）体内装置-植入体　　（c）体内装置-植入电极

图3-1　人工耳蜗

## 第一节

### 什么是人工耳蜗？

人工耳蜗又名电子耳蜗，能神奇地替代内耳中已损伤的神经细胞，是一种通过电流直接刺激听觉神经使人们重新获得声音信号的一种电子装置。

其体积虽然纤小，却包含着极其复杂的电子线路、语言处理器、植入电极和语言（数字）编码器等元件。人工耳蜗由体外装置和体内装置两部分组成。

体外部分包括麦克风、言语处理器、传送线圈，可由患儿自己佩戴；体内部分由植入体和植入电极组成，体内部分需医生通过手术植入完成。术后皮肤完好，无导线等任何东西与外界相连。由于人工耳蜗的体内体外两部分均安装有小吸铁石，故佩戴体外部分极为方便，如同戴眼镜一样，可随意拿下放上（图3-2）。

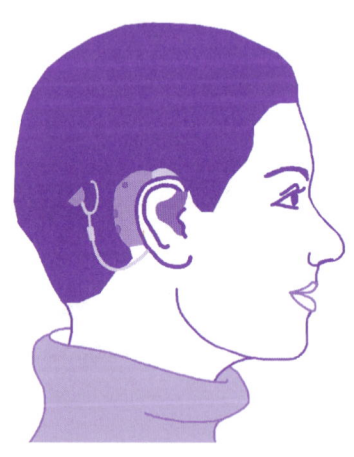

图3-2 人工耳蜗的佩戴

目前，植入人工耳蜗是国际医学界公认的能使患有重度和极重度感音神经性聋的成人和儿童在使用助听器收效不好的情况下获得或恢复听觉，进而恢复语言能力的唯一有效手段。20世纪70年代已在奥地利、澳大利亚、挪威、芬兰等国应用于临床。1984年美国FDA正式批准植入人工耳蜗作为一种进口三类医疗器械在美国上市。迄今为止，全球已有至少数十万名听障人士（一半以上为听障儿童）安装了人工耳蜗，重回有声世界。

## 第二节

### 关于人工耳蜗的一些问题

哪些患儿需要做人工耳蜗植入呢？总的来说，目前人工耳蜗植入主要适用于双耳重度或极重度感音性聋的患儿，也就是导致耳聋的病变部位位于耳蜗或耳蜗神经的突触部分。但个体是否适合做人工耳蜗植入还得看有没有不能或不适合做的禁忌证。所以除了听力检查，还需要做影像学检查，并进行家庭情况以及智力和精神等方面的评估。

#### 一、人工耳蜗植入的年龄要求

耳聋发生的时间不同，人工耳蜗植入的年龄要求就也不一样。根据耳聋时是否已学会语言，可将耳聋分为语前聋和语后聋。语前聋患儿最佳植入年龄应为12个月～6岁，因为人的听觉和言语中枢需要有声音刺激才能发育，在6岁以上中枢基本发育完成(脑可塑临界期)，7岁以后发育很慢或变化不大，这就是为什么语前聋人工耳蜗有年龄限制了；大于6岁的儿童或青少年需要有一定的听力语言基础，自幼有助听器佩戴史以及听力或语言训练史。语后聋患儿则各年龄段都可以做人工耳蜗植入。

## 二、哪些人群不适合接受人工耳蜗植入手术？

① 内耳严重畸形者，如Micheal畸形、无耳蜗畸形等，这些畸形导致耳内无人工耳蜗电极放置的空间，患儿只能考虑听觉脑干植入（ABI），但目前国内尚未开展此手术。

② 听神经（或称耳蜗神经）缺如者，耳内听道极度狭窄，或术前检查无听觉反应，同时内听道MRI水成像提示耳蜗神经发育不良或未发育，这种患儿也只能考虑听觉脑干植入。

③ 严重智力障碍无法配合语言训练者；严重的精神疾病；中耳乳突有急、慢性炎症尚未清除者，慢性中耳炎伴有鼓膜穿孔者，如果炎症得到控制，可选择一期或分期手术。一期手术是指根治中耳乳突病灶，在鼓膜修补(或乳突腔颞肌填塞和封闭外耳道)的同时行人工耳蜗植入术。分期手术指先行病灶清除，修复鼓膜穿孔或封闭外耳道，3～6个月后行人工耳蜗植入术。

④ 其他相对禁忌证包括全身一般情况差，不能控制的癫痫，没有可靠的康复训练条件等。

注：分泌性中耳炎和胶耳并非手术禁忌证。

## 三、常见疑问

**1. 语后聋患儿的发病年龄和耳聋时间与手术后的效果有关系么？**

一般来说，发病年龄早，耳聋病程较长者手术后效果较差。此外，手术后生活和工作中的聆听环境也可影响到人工耳蜗植入的效果。如在不同的噪声环境中，面对熟悉程度不同的环境和交流对象时，都会有差别。

### 2. 人工耳蜗手术通常需要多长时间，术后康复有哪些要求？

人工耳蜗手术通常需要1～3小时。术后伤口愈合需要7～10天。一般术后2～4周，患儿要回到医院接受体外设备的安装和调试。专业医师及听力学专家们会启动言语处理器内的电脑程序，根据儿童对声音的适应程度进行言语处理器中的程序调试，使患儿听到声音。由于患儿对植入后听到的声音需要有一段适应的过程，所以术后一段时间内需要到医院调试言语处理器数次。与此同时，患儿还要进行听力及言语的康复训练。对于语后聋的患儿，训练通常需要几个月的时间；而对于语前聋的患儿，则需要2～3年的康复训练才能达到较为理想的效果。

### 3. 人工耳蜗植入后的使用寿命是多久？

人工耳蜗的设计寿命是终身使用的，并且各个厂家宣传的也都是终身使用的。这项技术被应用到临床的35年中，第一例病人已经使用了35年，目前还在正常使用。但再好的东西还是有损坏的可能，如外伤等原因，但这种情况出现的概率极低。即便发生了，届时可以再次手术更换耳蜗，一般不影响听力。在有新型、功能更好的产品问世后，也可手术更换耳蜗。

### 4. 人工耳蜗手术准备有哪些？

一般在植入人工耳蜗前，有条件的患儿都应当有一个助听器试戴过程（3～6个月），确定进行人工耳蜗手术后，术前需要做一些详细的检查，这些检查包括：

❶ 医疗常规检查：包括耳科病史病因学检查、耳科常规检查（排除中耳炎、咽鼓管病变）、影像学检查（CT 和 MR）（了解中耳、内耳有无耳蜗畸形纤维化或骨化、内听道有无狭窄或占位，判断听神经及通路的完整性）。

❷ 全身状况检查：因手术在全身麻醉下进行，所以需要术前进行一些化验室检查，了解患儿的心肺肝肾功能情况，是否能耐受手术。

❸ 听力学检查：包括纯音测听或声场测试、言语测听、ABR、多频稳态、耳声发射及声导抗、鼓岬电刺激试验等。

❹ 精神学检查：成人患者精神心理应健康，有强烈的接受人工耳蜗的意愿，能坚持术后的康复训练，能正确认识人工耳蜗的作用和效果。儿童则需要家长的积极配合。

## 四、人工耳蜗植入术后的家庭照护

人工耳蜗效果的发挥取决于三个重要因素：人工耳蜗装置、手术植入效果和术后康复训练。目前人工耳蜗的发展已经日趋完善，手术植入技术也已成熟。术后康复护理已成为影响小儿言语功能的关键环节。

### 1. 生活护理（图3-3）

❶ 保持外耳道清洁，勿挖耳或塞耳，防止污水入耳。预防感冒，防止中耳炎发生。洗头勿用力摩擦切口位置；不可用化学剂如香水、发胶等喷于耳后。

❷ 勿剧烈活动，如奔跑、跳跃等，防止跌倒。患儿在蹦床或进行激烈游戏之前，要先摘掉耳机和言语处理器。

❸ 衣着以纯棉和天然纤维材料最佳。将导线放在衣服里面紧贴皮肤，以减少带静电对导线的吸引和影响。

❹ 佩戴耳机和言语处理器之前，请先触摸其表面，以便其与身体的静电水平相平衡。

❺ 由于有磁力作用于电子耳蜗的磁性部件，因此患儿应避免接触磁场，勿做MR检查。如必须做，应手术取出植入电极；如需行其他手术时，电极只能用双极电凝。

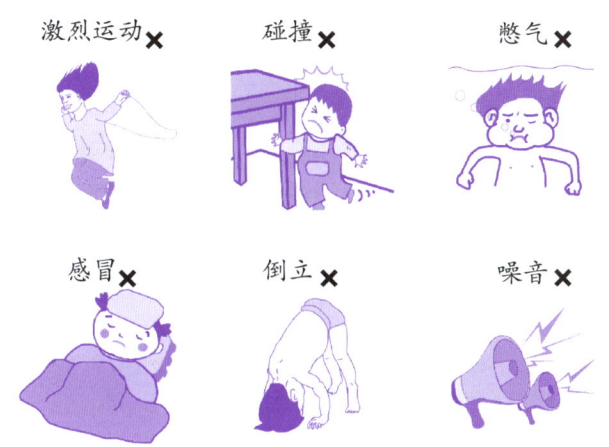

图 3-3 人工耳蜗术后的生活护理

## 2. 人工耳蜗植入术后的调试周期

调试时间：术后 4 周开机，开机后 2 周，开机后 1 个月，开机后 2 个月，开机后 3 个月，开机后 6 个月和开机后 12 个月。家长要遵医嘱定期门诊复诊，每次调试结束后，预约下一次调试时间，开机调试的方法和步骤按照人工耳蜗公司专业指导人员要求执行。

## 3. 家庭言语功能训练的注意要点

家长要认识到，患儿开机听到声音的听力年龄只能以 0 计算，他们要像正常儿童经历的那样：察觉声音→学会区别→确认声音→理解言语→发展说话→建立听觉言语系统。家长除了让患儿接受专业言语训练外，还要积极参与到患儿的康复训练过程中，认真钻研家庭语训的相关知识，努力纠正患儿的不良交流习惯，从听力察觉、声音分辨、语言理解和讲话等进行日常交流。

❶ 在良好的环境中进行训练。患儿在熟悉、喜欢、安全的环境中，会有更强的学习欲望，抵触情绪会降低，学习会更主动、积极。

❷ 与患儿对话发音要清晰，语速要慢，尽可能靠近麦克风，声音尽可能大一些。

❸ 在每天与患儿的语言交流中（图3-4），家长应采用适当的音调，取合适的距离、方位与患儿交流，避免患儿看口型的习惯；交流时注意采用适当的声调和声音强度，采用自然的声音和语气，抓住训练听力的好时机。

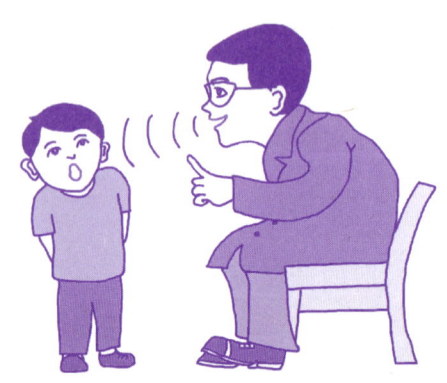

图3-4　与患儿的语言交流

❹ 当患儿对声音做出正确的反应时，家长要采用积极的方式鼓励患儿，增强患儿积极治疗的信心。鼓励患儿多说、多表达、反复强化训练。

**4. 人工耳蜗的保养和维护**

❶ 保养：从头上取下体外机时，不要拉伸导线；存放导线时，要自然弯曲，不要打死弯。

❷ 清洁维护：用小刷子清洁体外机表面的浮尘，尤其要小心处理麦克风孔、旋钮、开关等部位。用棉球蘸上医用酒精，轻挤棉签，使棉签呈半干状态（避免酒精直接滴在体外机上），轻轻擦拭金属部位包括导线及电池盒上的金属针、耳钩针、电池盒仓里的接触点。擦拭过程不要过度用力，避免人为损坏。处理器、麦克风、接口和线圈接

口要做重点清洁。清洁结束后要及时做一次加强干燥，如没有电子干燥盒可用电吹风凉风档吹干配件。

### 五、佩戴方式

耳背式（见图3-2）适合于大一些的儿童和成人；衣领式（图3-3）和儿童式适合耳廓较软的婴幼儿。

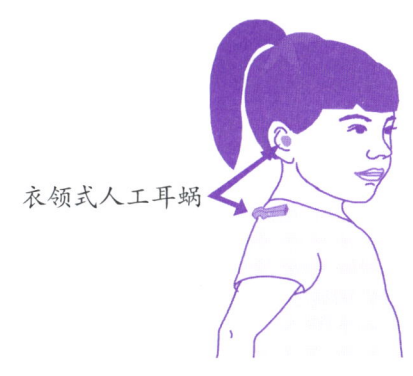

图3-5　衣领式人工耳蜗

## 第三节

## 关于助听器的一些问题

### 一、如何计算孩子的平均听力损失程度

临床上给患儿进行听力诊断的依据是按照世界卫生组织的标准，以平均气导听阈计算听力损失程度。它根据500、1000、2000和4000Hz的平均听力损失将听损程度分成四个等级：26～40dB为轻

度，41～60dB 为中度，61～80dB 为重度，大于80dB 为极重度。

## 二、不同的听力障碍会对孩子产生不同的影响

### 1. 轻度听力障碍

平均听力范围：26～40dB

轻度听力障碍的孩子，在安静环境下可以清楚听见轻声的说话声，而在有噪声的环境下或是远距离的交谈时，会感觉对方的声音模糊不清。

### 2. 中度听力障碍

平均听力范围：41～60dB

中度听力障碍的孩子，近距离听说话声会感到困难，在安静环境下如果谈论内容是已知的，孩子可以理解并回答；在有噪声的背景下，将难以理解语音对话。存在中度听力障碍的孩子其说话与语言发展一般会受到影响，言语表达会存在发音不标准、含糊不清或者初次说话时间较正常听力孩子要迟。

### 3. 重度听力障碍

平均听力范围：61～80dB

重度听力障碍的孩子，无法听见正常的说话声，其口语和语言不会主动发展，认知能力和反应较普通孩子迟缓。

### 4. 极重度听力障碍

平均听力范围：>80dB

极重度听力障碍的孩子，听不到言语的声音和环境的声音，只对大声偶尔存在反应，没有言语基础，某些孩子会根据口型模仿单音发音。

## 三、助听设备知识

助听设备主要包括助听器、人工耳蜗、人工中耳、听辅设备等。当发现孩子听力障碍时，家长可以根据孩子的听力情况选择合适的助

听器或者植入人工耳蜗重建孩子的听力。

### 四、助听器的外形

助听器的外形可以根据孩子的听力损失程度和年龄来决定（图3-6）。6岁以下患儿首选耳背式助听器，6岁以上患儿可以根据听力损失程度选择外形。除有禁忌证外，所有双耳听力障碍的儿童均应双耳佩戴助听器。

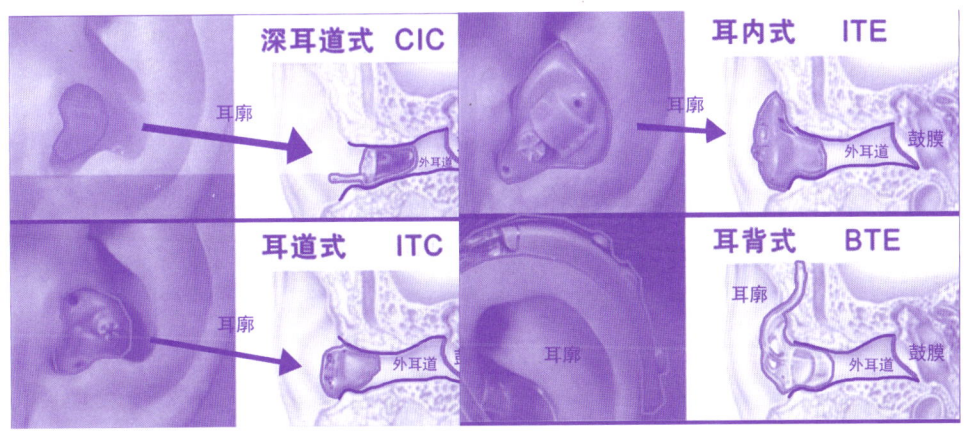

图3-6　助听器的外形

### 五、儿童佩戴助听器的注意事项

**1. 佩戴的时间**

初次佩戴时间应该逐渐延长，避免听觉疲劳，产生逆反心理。佩戴的参考时间如下：

第一周：每天1～2小时，可以上下午分开佩戴，每次佩戴的时间应不少于30分钟。

第二周：每天3～4小时，每次佩戴的时间不少于60分钟。

第三周：每天4～6小时，每次佩戴的时间不少于120分钟。

第四周：每天6～8小时，每次佩戴的时间不少于180分钟。

一个月后可以全天佩戴，佩戴的时间应不少于8小时，前3个月尽量在安静的环境下佩戴助听器，让患儿在安静的环境下建立对声音的意识。

每次佩戴后，给患儿进行聆听声音的训练，首先让患儿看见发声的物体，然后打击发声物，让孩子对声音建立意识后，可让孩子左右、前后转头寻找声源。每次3~5分钟即可。

**2. 建立起孩子对声音形成条件反射**

首先是在安静的环境下给患儿聆听声音，频率应该从低频逐渐过渡到中高频。

给声注意事项：

❶ 保证孩子能看到发声物，熟记发声物特有的发声频率特性，强度由小逐渐过渡到大，观察孩子对声音的反应。频率越高，反应可能越不明显，这是因为患儿年龄越小，对中高频的反应没有低频那么强烈，主要原因有多方面因素，需要具体问题具体分析。

❷ 正常儿童首先感受到的声音先是左右，再是前后，最后是上下，所以在给声的过程中，也要按照这个法则进行。物体的声音和言语声有其固有的频率特性，有些患儿对物体发声要比言语声敏感一些。

❸ 训练强度不要太大，以免引起婴幼儿听觉疲劳。

（黄子真　张姝琪　李鹏）

## 第四章　新生儿耳聋的防治

儿童时期的听力障碍发生率高，如不能在早期给予有效的干预，通常会影响儿童听觉言语发育、认知发育，最终难以适应主流社会。因此值得特别关注！随着科技进步，全球范围内对于新生儿听力障碍的防控措施逐步完善，从新生儿出生听力筛查开始，未通过筛查的接受再次筛查、听力障碍的诊断，通过助听器或人工耳蜗干预，干预后的随访，听觉言语康复教育，每一个环节的有效执行，才能帮助听障新生儿获得好的语言交流能力，进入主流社会。因此，总体上称为"从产房到特殊教育机构"的防控体系。

### 一、新生儿耳聋发病率有多高？

据2010年全国残疾人抽样调查，我国现有听力残疾人2780万，居最常见的五种残疾之首；我国每年约有1600万新生儿，按1‰～3‰的发病率计算，我国每年增加2万～5万的听力障碍的新生儿。

### 二、新生儿耳聋危害有多大？

新生儿时期的听力障碍可直接影响听觉神经系统的发育。耳聋患儿由于缺乏语言刺激，不能在11个月前进入学语期，在语言发育最关键的2～3岁内不能建立正常的语言学习，可能导致语言和言语障碍、社会适应能力低下、注意力缺陷和学习困难等心理行为问题。

### 三、切实有效的防控措施

新生儿耳聋筛查，包括听力筛查和耳聋易感基因筛查是有效的防控措施。而听力筛查成为每一个新生儿常规检查项目。

1. 新生儿听力筛查

新生儿听力筛查（universal newborns hearing screening，UNHS）是指使用客观的生理学方法和主观测试的方法，对所有活产的新生儿进行听力筛查（图4-1）。新生儿听力筛查最根本的目的是实现"早发现、早诊断、早干预"听力障碍患儿，并最大限度地使儿童、家庭和社会受益。为了配合普遍二胎政策的执行，使广大的有再生育计划的家庭受益，广州市政府自2016年3月起，对在广州市出生的新生儿实行免费的听力筛查。

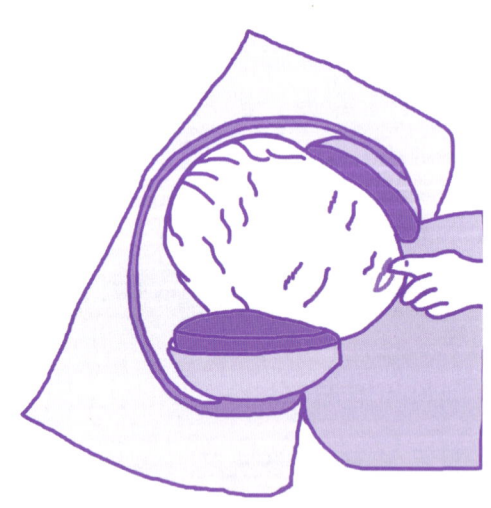

图4-1 听力筛查

2. 何时筛查，需要筛查几次？

新生儿出生后3天，运用耳声发射（OAE）或自动听性脑干反应（AABR）设备对新生儿进行初筛，初筛未通过的新生儿，需在42天后需回医院进行复筛。

3. 筛查未通过的新生儿该怎么办？

听力筛查两次均未通过的婴幼儿，应在3个月内接受听力学和医学评估，并确保在6个月龄内明确是否存在听力障碍。即复筛未通过的婴幼儿应至听力检测机构，进行听性脑干反应、畸变产物耳声发射、鼓室声导抗、镫骨肌反射、ASSR(多频听觉稳态诱发反应)和40Hz-AERP等检测，并结合小儿的行为测听进行交叉验证，做出诊断；对于结果提示听力障碍的患儿，应由专业的耳鼻咽喉医师或听力师进行医学评估，确定听力障碍的病因、程度及性质。确诊为听力障碍的患儿，应进行早期干预。对于确诊为先天性感音神经性听力障碍的新生儿，还要接受耳聋基因筛查或基因诊断，确认患儿耳聋基因型之后，再对其父母进行验证，当家庭有再次生育想法时，则可以进行一级或二级预防。

4. 对于确诊存在听力障碍的患儿，何时进行干预？如何干预？

确诊为听力障碍的患儿，应在6个月龄内实施干预。

❶ 由外耳或中耳病变导致的听力障碍，如外耳道耵聍、分泌性中耳炎、外耳及中耳发育畸形等，在明确病因后由医师采取相应的治疗手段，恢复听力。

❷ 先天性感音神经性听力障碍：轻度听力障碍儿童接受听能训练；听力障碍在中度至重度及听力损失不超过80dB的患儿选配助听器；极重度聋（纯音测听平均听阈大于80dB）患儿可行人工耳蜗植入。

❸ 佩戴助听器或植入人工耳蜗后，患儿需进行听功能训练和言语康复训练。

5. 为什么要进行耳聋基因筛查？

新生儿听力障碍是由环境和遗传因素引起的常见疾病，其中遗传因素导致听力障碍的比例占到60%。在长期的临床实践中发现，有一部分新生儿在出生时，通过了听力筛查，听力表现正常，但在随后的成长、发育过程中出现听力障碍的表现。美国学者Norris等在2006年报道了9名于1994年至2002年间出生于美国各州的患儿，这9名儿童均通过了采用标准听力学技术的听力筛查，然而却在12～60个月时被确诊听力障碍，且这9名患儿都携带有耳聋基因。从上面的例子可以看出，并非所有的听力障碍患儿都可以通过传统的听力筛查方法鉴别。因此，听力筛查结合耳聋基因筛查十分有必要。

对于重度以上感音神经性听力障碍，在明确基因型后，可为人工耳蜗适应证的选择提供依据，确保人工耳蜗植入的疗效。

6. 已生育听力障碍儿童的家庭有没有可能再生育听力正常的后代？

有，因为80%的耳聋遗传基因都是常染色体隐性遗传。

当父母为同一等位基因突变携带者时，再生育的后代中，有25%的概率生育耳聋患儿，75%的概率生育正常听力婴儿。

当父母因为不同基因而致聋时，其后代为听力正常的耳聋突变基因携带者。

当父母因相同突变基因纯合突变致聋时，后代100%发病。

因此，已生育听力障碍儿童的家庭，或有遗传性聋家族史的家庭，再次生育前，需要通过遗传诊断明确致聋基因及遗传方式，接受遗传咨询，指导再生育。

近三年来针对新生儿和听力正常孕妇的耳聋基因筛查发现，正常人群中耳聋基因突变携带率高达4.5%，在近亲结婚的人群中更高。因此，杜绝近亲结婚，并在人群中开展普遍耳聋基因筛查，有望实现遗传性聋的规模化预防，最大限度地降低遗传性耳聋患儿的出生率。

妊娠期间病毒感染亦为先天性聋的重要原因之一。因此妊娠期间的预防保健，包括针对风疹病毒的强化免疫等，也是预防先天性聋的重要途径之一。

**7. 可以通过哪些途径帮助听力障碍儿童的家庭再生育听力正常的后代?**

❶ 产前耳聋遗传诊断。孕妇在怀孕前或妊娠时抽血，进行耳聋基因筛查，若筛查未通过（即结果提示为耳聋基因携带者），在经过家属同意后，对其配偶行基因筛查。通过筛查结果评价生育患儿的风险。

❷ 产前诊断。母亲怀孕后根据妊娠期不同阶段对相应的胎儿组织取样：妊娠早期（9～12周）羊绒毛膜取样，妊娠中期（16～20周）羊水取样，妊娠晚期（22～37周）脐带血取样，对胎儿行相关耳聋基因的诊断，根据诊断结果进行遗传学生育指导。

❸ 植入前遗传学诊断（preimplantation genetic diagnosis，PGD）和植入前遗传学筛查（preimplantation genetic screening，PGS）是主要针对体外受精中植入前胚胎的遗传学检测。

（曾祥丽　袁涛）

# 参考文献

［1］中国数字科技馆. 人类感知的奥秘［G/OL］. http://amuseum.cdstm.cn/AMuseum/perceptive/index.htm